# 现代专科护理技术要点与管理

主 编 李淑君 张 妍 张爱东 张晓燕 崔素荣

XIANDAI ZHUANKE HULI

JISHU YAODIAN YU GUANLI

科学技术文献出版社
SCIENTIFIC AND TECHNICAL DOCUMENTATION PRESS

·北 京·

图书在版编目（CIP）数据

现代专科护理技术要点与管理/李淑君等主编. — 北京：科学技术文献出版社，2018.5
ISBN 978-7-5189-4466-8

Ⅰ.①现… Ⅱ.①李… Ⅲ.①护理学 Ⅳ.①R47

中国版本图书馆CIP数据核字(2018)第103333号

## 现代专科护理技术要点与管理

策划编辑：曹沧晔　　　责任编辑：曹沧晔　　　责任校对：赵　瑗　　　责任出版：张志平

出 版 者　科学技术文献出版社
地　　址　北京市复兴路15号　邮编　100038
编 务 部　(010) 58882938，58882087（传真）
发 行 部　(010) 58882868，58882874（传真）
邮 购 部　(010) 58882873
官方网址　www.stdp.com.cn
发 行 者　科学技术文献出版社发行　全国各地新华书店经销
印 刷 者　济南大地图文快印有限公司
版　　次　2018年5月第1版　2018年5月第1次印刷
开　　本　880×1230　1/16
字　　数　376千
印　　张　12
书　　号　ISBN 978-7-5189-4466-8
定　　价　148.00元

# 前　言

　　现代医疗技术的快速发展势必带动护理技术的不断提高，各科护理的新理论、新技术和新方法不断运用于临床。同时，随着护理模式的转变和整体护理观的确立，护士的专科知识、技术水平、业务素质和人文素养都面临着巨大的挑战。临床医务人员只有不断学习，才能更好地为患者服务。为此，我们组织编写了此书。

　　本书在力求内容覆盖面广、信息量大的同时，注重内容的实用性和先进性，首先介绍了临床护理基本操作，然后对临床各科室常见病、多发病的护理加以重点介绍。全书融汇了现代护理学最新科研成果，体现了当代护理学的水平，在贴近临床护理工作实际的同时，又紧密结合了国家医疗卫生事业的最新进展和护理学的发展趋势。参与编写的各位作者长期工作在繁忙的医、教、研第一线，在编写过程中付出了艰辛的劳动，在此表示衷心的感谢。

　　由于参编人数较多，文笔不尽一致，加上编者时间和篇幅有限，书中疏漏在所难免，望广大同仁提出宝贵意见和建议，以便再版时修订，谢谢。

编　者

2018 年 4 月

# 目　录

# 第一章

# 临床护理基本操作

## 第一节　口服给药法

药物口服后，经胃肠道吸收，可发挥局部或全身治疗的作用。

### 一、摆药

#### （一）药物准备类型

1. 中心药房摆药　目前国内不少医院均设有中心药站，一般设在医院内距离各病区适中的地方，负责全院各病区患者的日间用药。

病区护士每日上午在医生查房后把药盘、长期医嘱单送至中心药站，由药站专人处理医嘱，并进行摆药、核对。口服药摆每日 3 次量，注射药物按一日总量备齐。然后由病区护士当面核对无误后，取回病区，按规定时间发药。发药前须经另一人核对。

各病区另设一药柜，备有少量常用药、贵重药、针剂等，作为临时应急用。所备的药物须有固定基数，用后及时补充，交接班时按数点清。

2. 病区摆药　由病区护士在病区负责准备自己病区患者的所需药品。

#### （二）用物

药柜（内有各种药品）、药盘（发药车）、小药卡、药杯、量杯（10～20mL）、滴管、药匙、纱布或小毛巾、小水壶（内盛温开水）、服药单。

#### （三）操作方法

1. 准备　洗净双手，戴口罩，备齐用物，依床号顺序将小药卡（床号、姓名）插于药盘上，并放好药杯。

2. 按服药单摆药　一个患者的药摆好后，再摆第 2 个患者的药，先摆固体药再摆水剂药。

（1）固体药（片、丸、胶囊）：左手持药瓶（标签在外），右手掌心及小指夹住瓶盖，拇指、示指和中指持药匙取药，不可用手取药。

（2）水剂：先将药水摇匀，左手持量杯，拇指指在所需刻度，使与视线处于同一水平，右手持药瓶，标签向上，然后缓缓倒出所需药液。应以药液低面的刻度为准。同时有几种水剂时，应分别倒入不同药杯内。更换药液时，应用温开水冲洗量杯。倒毕，瓶口用湿纱布或小毛巾擦净，然后放回原处。

3. 其他　①药液不足 1mL 须用滴管吸取计量，1mL = 15 滴。为使药量准确，应滴入已盛好少许冷开水药杯内，或直接滴于面包上或饼干上服用。②患者的个人专用药，应注明床号、姓名、药名、剂量、时间，以防差错。专用药不可借给他人用。③摆完药后，应根据服药单查对 1 次，再由第 2 人核对无误后，方可发药。如需磨碎的药，可用乳钵研碎。用清洁巾盖好药盘待发。清洗滴管、乳钵等，清理药柜。

# 二、发 药

## （一）用物

温开水、服药单、发药车。

## （二）操作方法

1. 准备　发药前先了解患者情况，暂不能服药者，应作交班。

2. 发药查对，督促服药　按规定时间，携服药单送药到患者处，核对服药单及床头牌的床号、姓名，并询问患者姓名，回答与药物一致后再发药，待患者服下后方可离开。

3. 根据不同药物的特性正确给药　①抗生素、磺胺类药物应准时给药，以保持药物在血液中的有效浓度。②健胃、助消化药物宜在饭前或饭间服。对胃黏膜有刺激的药宜在饭后服。③对呼吸道黏膜有安抚作用的保护性镇咳药，服后不宜立即饮水，以免稀释药液降低药效。④某些由肾排出的药物，如磺胺类，尿少时可析出结晶，引起肾小管堵塞，故应鼓励多饮水。⑤对牙齿有腐蚀作用和使牙齿染色的药物，如铁剂，可用饮水管吸取，服后漱口。⑥服用强心苷类药物应先测脉率、心率及节律，若脉率低于60次/分或节律不齐时不可服用。⑦有配伍禁忌的药物，不宜在短时间内先后服用，如呋喃妥因与碳酸氢钠溶液等碱性药液。⑧催眠药应就寝前服用。

发药完毕，再次与服药单核对一遍，看有无遗漏或差错。药杯集中处理。清洁药盘放回原处。需要时做好记录。

## （三）注意事项

（1）严格遵守三查七对制度（操作前、中、后查，核对床号、姓名、药名、浓度、剂量、方法、时间），防止发生差错。

（2）老、弱、小儿及危重患者应协助服药，鼻饲者应先注入少量温开水，后将药物研碎、溶解后由胃管注入，再注入少量温开水冲洗胃管。更换或停止药物，应及时告诉患者。若患者提出疑问，应重新核对清楚后再给患者服下。

（3）发药后，要密切观察服药后效果及有无不良反应，若有反应，应及时与医生联系，给予必要的处理。

（李淑君）

# 第二节　注射给药法

注射给药是将无菌药液或生物制品用无菌注射器注入体内，达到预防、诊断、治疗目的的方法。

## 一、药液吸取法

1. 从安瓿内吸取药液　将药液集中到安瓿体部，用消毒液消毒安瓿颈部及砂轮，在安瓿颈部划一踞痕，重新消毒安瓿颈部，拭去碎屑，掰断安瓿。将针尖斜面向下放入安瓿内的液面下，手持活塞柄抽动活塞吸取所需药量。抽吸毕将针头套上空安瓿或针帽备用。

2. 从密封瓶内吸取药液　除去铝盖的中央部分并消毒密封瓶的瓶塞，待干。往瓶内注入与所需药液等量空气（以增加瓶内压力，避免瓶内负压，无法吸取），倒转密封瓶及注射器，使针尖斜面在液面下，轻拉活塞柄吸取药液至所需量，再以示指固定针栓，拔出针头，套上针帽备用。

若密闭瓶或安瓿内系粉剂或结晶时，应先注入所需量的溶剂，使药物溶化，然后吸取药液。黏稠药液如油剂可先加温（遇热变质的药物除外），或将药瓶用双手搓后再抽吸，混悬液应摇匀后再抽吸。

3. 注射器内空气驱出术　一手指固定于针栓上，拇指、中指扶持注射器，针头垂直向上，一手抽动活塞柄吸入少量空气，然后摆动针筒，并使气泡聚集于针头口，稍推活塞将气泡驱出。若针头偏于一侧，则驱气时应使针头朝上倾斜，使气泡集中于针头根部，如上法驱出气泡。

## 二、皮内注射法

皮内注射法是将少量药液注入表皮与真皮之间的方法。

### (一) 目的

(1) 各种药物过敏试验。

(2) 预防接种。

(3) 局部麻醉。

### (二) 用物

(1) 注射盘或治疗盘内盛 2% 碘酊、75% 乙醇、无菌镊、砂轮、无菌棉签、开瓶器、弯盘。

(2) 1mL 注射器、4½号针头，药液按医嘱。药物过敏试验还需备急救药盒。

### (三) 注射部位

(1) 药物过敏试验在前臂掌侧中、下段。

(2) 预防接种常选三角肌下缘。

### (四) 操作方法

(1) 评估：了解患者的病情、合作程度、对皮内注射的认识水平和心理反应，过敏试验还需了解患者的"三史"（过敏史、用药史、家族史）；介绍皮内注射的目的、过程，取得患者配合；评估注射部位组织状态（皮肤颜色、有无皮疹、感染及皮肤划痕阳性）。

(2) 准备用物，并按医嘱查对后抽好药液，放入铺有无菌巾的治疗盘内，携物品至患者处，再次核对。

(3) 助患者取坐位或卧位，选择注射部位，以 75% 乙醇消毒皮肤、待干。乙醇过敏者用生理盐水清洁皮肤。

(4) 排尽注射器内空气，示指和拇指绷紧注射部位皮肤，右手持注射器，针尖斜面向上，与皮肤呈 5°刺入皮内，放平注射器，平行将针尖斜面全部进入皮内，左手拇指固定针栓，右手快速推注药液 0.1mL。也可右手持注射器左手推注药液，使局部可见半球形隆起的皮丘，皮肤变白，毛孔变大。

(5) 注射毕，快速拔出针头，核对后交代患者注意事项。

(6) 清理用物，按时观察结果并正确记录。

### (五) 注意事项

(1) 忌用碘酊消毒皮肤，并避免用力反复涂擦。

(2) 注射后不可用力按揉，以免影响结果观察。

## 三、皮下注射法

皮下注射法是将少量药液注入皮下组织的方法。

### (一) 目的

(1) 需迅速达到药效和不能或不宜口服时采用。

(2) 局部供药，如局部麻醉用药。

(3) 预防接种，如各种疫苗的预防接种。

### (二) 用物

注射盘，1~2mL 注射器，5~6 号针头，药液按医嘱准备。

### (三) 注射部位

上臂三角肌下缘、上臂外侧、股外侧、腹部、后背、前臂内侧中段。

### (四) 操作方法

(1) 评估患者的病情、合作程度、对皮下注射的认识水平和心理反应；介绍皮下注射的目的、过程，取得患者配合；评估注射部位组织状态。

（2）准备用物，并按医嘱查对后抽好药液，放入铺有无菌巾的治疗盘内，携物品至患者处，再次核对。

（3）助患者取坐位或卧位，选择注射部位，皮肤做常规消毒（2%碘酊以注射点为中心，呈螺旋形向外涂擦，直径在5cm以上，待干，然后用75%乙醇以同法脱碘2次，待干）或安尔碘消毒。

（4）持注射器排尽空气。

（5）左手示指与拇指绷紧皮肤，右手持注射器、示指固定针栓，针尖斜面向上，与皮肤呈30°~40°，过瘦者可捏起注射部位皮肤，快速刺入针头2/3，左手抽动活塞观察无回血后缓缓推注药液。

（6）推完药液，用干棉签放于针刺处，快速拔出针后，轻轻按压。

（7）核对后助患者取舒适卧位，整理床单位，清理用物，必要时记录。

## （五）注意事项

（1）持针时，右手示指固定针栓，切勿触及针梗，以免污染。

（2）针头刺入角度不宜超过45°，以免刺入肌层。

（3）对皮肤有刺激作用的药物，一般不作皮下注射。

（4）少于1mL药液时，必须用1mL注射器，以保证注入药量准确无误。

（5）需经常做皮下注射者，应建立轮流交替注射部位的计划，以达到在有限的注射部位吸收最大药量的效果。

# 四、肌内注射法

肌内注射法是将少量药液注入肌肉组织的方法。

## （一）目的

（1）给予需在一定时间内产生药效，而不能或不宜口服的药物。

（2）药物不宜或不能静脉注射，要求比皮下注射更迅速发生疗效时采用。

（3）注射刺激性较强或药量较大的药物。

## （二）用物

注射盘，2~5mL注射器，6~7号针头，药液按医嘱准备。

## （三）注射部位

一般选择肌肉较丰厚、离大神经和血管较远的部位，其中以臀大肌、臀中肌、臀小肌最为常用，其次为股外侧肌及上臂三角肌。

1. 臀大肌注射区定位法　如下所述。

（1）十字法：从臀裂顶点向左或向右侧画一水平线，然后从该侧髂嵴最高点做一垂直线，将臀部分为4个象限，选其外上象限并避开内角（内角定位：髂后上棘至大转子连线）即为注射区。

（2）连线法：取髂前上棘和尾骨连线的外上1/3处为注射部位。

2. 臀中肌、臀小肌注射区定位法　如下所述。

（1）构角法：以示指尖与中指尖分别置于髂前上棘和髂嵴下缘处，由髂嵴、示指、中指所构成的三角区内为注射部位。

（2）三指法：髂前上棘外侧三横指处（以患者的手指宽度为标准）。

（3）股外侧肌注射区定位法：在大腿中段外侧，膝上10cm，髋关节下10cm处，宽约7.5cm。此处大血管、神经干很少通过，范围较大，适用于多次注射或2岁以下婴幼儿注射。

（4）上臂三角肌注射区定位法：上臂外侧、肩峰下2~3横指处。此处肌肉不如臀部丰厚，只能做小剂量注射。

### （四）患者体位

为使患者的注射部位肌肉松弛，应尽量使患者体位舒适。

（1）侧卧位：下腿稍屈膝，上腿伸直。

（2）俯卧位：足尖相对，足跟分开。

（3）仰卧位：适用于病情危重不能翻身的患者。

（4）坐位：座位稍高，便于操作。非注射侧臀部坐于座位上，注射侧腿伸直。一般多为门诊患者所取。

### （五）操作方法

（1）评估患者的病情、合作程度、对肌内注射的认识水平和心理反应；介绍肌内注射的目的、过程，取得患者配合；评估注射部位组织状态。

（2）准备用物，并按医嘱查对后抽好药液，放入铺有无菌巾的治疗盘内，携物品至患者处，再次核对。

（3）协助患者取合适卧位，选择注射部位，常规消毒或安尔碘消毒注射部位皮肤。

（4）排气，左手拇指、示指分开并绷紧皮肤，右手执笔式持注射器，中指固定针栓，用前臂带动腕部的力量，将针头迅速垂直刺入肌内，一般刺入 2.5~3cm，过瘦者或小儿酌减，固定针头。

（5）松左手，抽动活塞，观察无回血后，缓慢推药液。如有回血，酌情处理，可拔出或进针少许再试抽，无回血方可推药。推药同时注意观察患者的表情及反应。

（6）注射毕，用干棉签放于针刺处，快速拔针并按压。

（7）核对后协助患者穿好衣裤，安置舒适卧位，整理床单位。清理用物，必要时做记录。

### （六）Z 径路注射法和留置气泡技术

1. Z 径路注射法  注射前以左手示指、中指和环指使待注射部位皮肤及皮下组织朝同一方向侧移（皮肤侧移 1~2cm），绷紧固定局部皮肤，维持到拔针后，迅速松开左手，此时位移的皮肤和皮下组织位置复原，原先垂直的针刺通道随即变成 Z 形，该方法可将药液封闭在肌肉组织内而不易回渗，利于吸收，减少硬结的发生，尤其适用于老年人等特殊人群，以及刺激性大、难吸收药物的肌内注射。

2. 留置气泡技术  方法为用注射器抽吸适量药液后，再吸入 0.2~0.3mL 的空气。注射时，气泡在上，当全部药液注入后，再注入空气。其方法优点：将药物全部注入肌肉组织而不留在注射器无效腔中（每种注射器的无效腔量不一，范围从 0.07~0.3mL），以保证药量的准确；同时可防止拔针时，药液渗入皮下组织引起刺激，产生疼痛，并可将药液限制在注射肌肉局部而利于组织的吸收。

### （七）注意事项

（1）切勿将针梗全部刺入，以防从根部衔接处折断。万一折断，应保持局部与肢体不动，速用止血钳夹住断端取出。若全部埋入肌肉内，即请外科医生诊治。

（2）臀部注射，部位要选择正确，偏内下方易伤及神经、血管，偏外上方易刺及髋骨，引起剧痛及断针。

（3）推药液时必须固定针栓，推速要慢，同时注意患者的表情及反应。如系油剂药液更应持牢针栓，以防用力过大针栓与乳头脱开，药液外溢；若为混悬剂，进针前要摇匀药液，进针后持牢针栓，快速推药，以免药液沉淀造成堵塞或因用力过猛使药液外溢。

（4）需长期注射者，应经常更换注射部位，并用细长针头，以避免或减少硬结的发生。若一旦发生硬结，可采用理疗、热敷或外敷活血化瘀的中药如蒲公英、金黄散等。

（5）2 岁以下婴幼儿不宜在臀大肌处注射，因幼儿尚未能独立行走，其臀部肌肉一般发育不好，有可能伤及坐骨神经，应选臀中肌、臀小肌或股外侧肌注射。

（6）两种药液同时注射又无配伍禁忌时，常采用分层注射法。当第一针药液注射完，随即拧下针筒，接上第二副注射器，并将针头拔出少许后向另一方向刺入，试抽无回血后，即可缓慢推药。

# 五、静脉注射法

## （一）目的

（1）药物不宜口服、皮下或肌内注射时，需要迅速发生疗效者。

（2）做诊断性检查，由静脉注入药物，如肝、肾、胆囊等检查需注射造影剂或染料等。

## （二）用物

注射盘、注射器（根据药量准备）、7～9号针头或头皮针头、止血带、胶布，药液按医嘱准备。

## （三）注射部位

1. 四肢浅静脉　肘部的贵要静脉、正中静脉、头静脉；腕部、手背及踝部或足背浅静脉等。

2. 小儿头皮静脉　额静脉、颞静脉等。

3. 股静脉　位于股三角区股鞘内，股神经和股动脉内侧。

## （四）操作方法

1. 四肢浅表静脉注射术　如下所述。

（1）评估患者的病情、合作程度、对静脉注射的认识水平和心理反应；介绍静脉注射的目的、过程，取得患者配合；评估注射部位组织状态。

（2）准备用物，并按医嘱查对后抽好药液，放入铺有无菌巾的治疗盘内，携物品至患者处，再次核对。

（3）选静脉，在注射部位上方6cm处扎止血带，止血带末端向上。皮肤常规消毒或安尔碘消毒，同时嘱患者握拳，使静脉显露。备胶布2～3条。

（4）注射器接上头皮针头，排尽空气，在注射部位下方，绷紧静脉下端皮肤并使其固定。右手持针头使其针尖斜面向上，与皮肤呈15°～30°，由静脉上方或侧方刺入皮下，再沿静脉走向刺入静脉，见回血后将针头与静脉的角度调整好，顺静脉走向推进0.5～1cm后固定。

（5）松止血带，嘱患者松拳，用胶布固定针头。若采血标本者，则止血带不放松，直接抽取血标本所需量，也不必胶布固定。

（6）推完药液，以干棉签放于穿刺点上方，快速拔出针头后按压片刻，无出血为止。

（7）核对后安置舒适卧位，整理床单位。清理用物，必要时做记录。

2. 股静脉注射术　常用于急救时加压输液、输血或采集血标本。

（1）评估、查对、备药同四肢静脉注射。

（2）患者仰卧，下肢伸直略外展（小儿应有人协助固定），局部常规消毒或安尔碘消毒皮肤，同时消毒术者左手示指和中指。

（3）于股三角区扪股动脉搏动最明显处，予以固定。

（4）右手持注射器，排尽空气，在腹股沟韧带下一横指、股动脉搏动内侧0.5cm垂直或呈45°刺入，抽动活塞见暗红色回血，提示已进入股静脉，固定针头，根据需要推注药液或采集血标本。

（5）注射或采血毕，拔出针头，用无菌纱布加压止血3～5分钟，以防出血或形成血肿。

（6）核对后安置舒适卧位，整理床单位。清理用物，必要时做记录，血标本则及时送检。

## （五）注意事项

（1）严格执行无菌操作原则，防止感染。

（2）穿刺时务必沉着，切勿乱刺。一旦出现血肿，应立即拔出，按压局部，另选它处注射。

（3）注射时应选粗直、弹性好、不易滑动而易固定的静脉，并避开关节及静脉瓣。

（4）需长期静脉给药者，为保护静脉，应有计划地由小到大，由远心端到近心端选血管进行注射。

（5）对组织有强烈刺激的药物，最好用一副等渗生理盐水注射器先行试穿，证实针头确在血管内后，再换注射器推药。在推注过程中，应试抽有无回血，检查针梗是否仍在血管内，经常听取患者的主诉，观察局部体征，如局部疼痛、肿胀或无回血时，表示针梗脱出静脉，应立即拔出，更换部位重新注射，以免药液外溢而致组织坏死。

（6）药液推注的速度，根据患者的年龄、病情及药物的性质而定，并随时听取患者的主诉和观察病情变化，以便调节。

（7）股静脉穿刺时，若抽出鲜红色血，提示穿入股动脉，应立即拔出针头，压迫穿刺点 5～10 分钟，直至无出血为止。一旦穿刺失败，切勿再穿刺，以免引起血肿，有出血倾向的患者，忌用此法。

### （六）特殊患者静脉穿刺法

1. 肥胖患者　静脉较深，不明显，但较固定不滑动，可摸准后再行穿刺。

2. 消瘦患者　皮下脂肪少，静脉较滑动，穿刺时须固定静脉上下端。

3. 水肿患者　可按静脉走向的解剖位置，用手指压迫局部，以暂时驱散皮下水分，显露静脉后再穿刺。

4. 脱水患者　静脉塌陷，可局部热敷、按摩，待血管扩张显露后再穿刺。

## 六、动脉注射法

### （一）目的

（1）采集动脉血标本。

（2）施行某些特殊检查，注入造影剂，如脑血管检查。

（3）施行某些治疗，如注射抗癌药物作区域性化疗。

（4）抢救重度休克，经动脉加压输液，以迅速增加有效血容量。

### （二）用物

（1）注射盘、注射器（按需准备）、7～9 号针头、无菌纱布、无菌手套、药液按医嘱准备。

（2）若采集血标本需另备标本容器、无菌软塞，必要时还需备酒精灯和火柴。一些检查或造影根据需要准备用物和药液。

### （三）注射部位

选择动脉搏动最明显处穿刺。采集血标本常用桡动脉、股动脉。区域性化疗时，应根据患者治疗需要选择，一般头面部疾病选用颈总动脉，上肢疾病选用锁骨下动脉或肱动脉，下肢疾病选用股动脉。

### （四）操作方法

（1）评估患者的病情、合作程度、对动脉注射的认识水平和心理反应；介绍动脉注射的目的、过程，取得患者配合；评估注射部位组织状态。

（2）准备用物，并按医嘱查对后抽好药液，放入铺有无菌巾的治疗盘内，携物品至患者处，再次核对。

（3）选择注射部位，协助患者取适当卧位，消毒局部皮肤，待干。

（4）戴手套或消毒左手示指和中指，在已消毒范围内摸到欲穿刺动脉的搏动最明显处，固定于两指之间。

（5）右手持注射器，在两指间垂直或与动脉走向成 40° 刺入动脉，见有鲜红色回血，右手固定穿刺针的方向及深度，左手以最快的速度注入药液或采血。

（6）操作完毕，迅速拔出针头，局部加压止血 5～10 分钟。

（7）核对后安置患者舒适卧位，整理床单位。清理用物，必要时做记录，如有血标本则及时送检。

### （五）注意事项

（1）采血标本时，需先用 1：500 的肝素稀释液湿润注射器管腔。

（2）采血进行血气分析时，针头拔出后立即刺入软塞以隔绝空气，并用手搓动注射器使血液与抗凝剂混匀，避免凝血。

（李淑君）

## 第三节　吸入给药法

### 一、雾化吸入

雾化吸入法是利用氧气或压缩空气的压力，使药液形成雾状，使患者吸入呼吸道，以达到治疗目的。

#### （一）目的

（1）治疗呼吸道感染，消除炎症和水肿。

（2）解除支气管痉挛。

（3）稀释痰液，帮助祛痰。

#### （二）作用原理

雾化吸入器是借助高速气流通过毛细管并在管口产生负压，将药液由邻近的小管吸出；所吸出的药液又被毛细管口高速的气流撞击成细小的雾滴，形成气雾喷出（图1-1）。

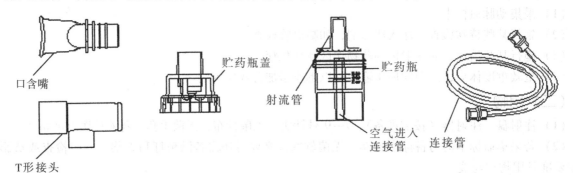

图1-1　雾化吸入器

#### （三）用物

（1）雾化吸入器。

（2）氧气吸入装置一套（不用湿化瓶）或压缩空气机一套。

（3）药物根据医嘱准备。

#### （四）操作方法

（1）评估患者的病情、自理能力、相关知识，向患者解释操作的目的、过程，取得患者配合。

（2）准备用物，将药液按医嘱备好后注入雾化器，并根据病情需要选择口含嘴或面罩。

（3）携用物至床边，再次核对，教会患者使用雾化吸入器。

（4）协助患者取舒适体位并漱口，将雾化器的进气口接在氧气装置的输出管（不用湿化瓶），调节氧流量分钟6~8L。

（5）有药液雾滴形成后，将口含嘴放入口中并紧闭口唇或将面罩罩于口鼻上并妥善固定。

（6）指导患者用嘴深而慢地吸气，用鼻呼气。持续雾化吸入直至药物吸入完毕，取下雾化器，关闭氧气。

（7）协助患者清洁口腔，取舒适卧位。

（8）清理用物，将雾化器消毒、清洁、晾干，备用。

### 二、超声波雾化吸入

超声波雾化吸入是应用超声波声能，将药液变成细微的气雾，随患者的吸气而进入呼吸道及肺泡。

超声波雾化的特点是雾量大小可以调节、雾滴小而均匀，直径在 $5\mu m$ 以下。药液随患者深而慢的呼吸可达到终末支气管及肺泡。

### （一）目的

（1）消炎、镇咳、祛痰。

（2）解除支气管痉挛，使气道通畅，从而改善通气功能。

（3）呼吸道烧伤或胸部手术者，可预防呼吸道感染。

（4）配合人工呼吸器，湿化呼吸道或间歇雾化吸入药液。

（5）应用抗癌药物治疗肺癌。

### （二）用物

超声雾化器一套，药液按医嘱准备，蒸馏水。

### （三）原理

超声波雾化器（图1－2）通电后超声波发生器输出高频电能，使水槽底部晶体换能器发生超声波声能，声能振动雾化罐底部的透声膜，作用于雾化罐内的液体，破坏了药液表面的张力和惯性，成为微细的雾滴，随患者吸气进入呼吸道，吸入肺泡。

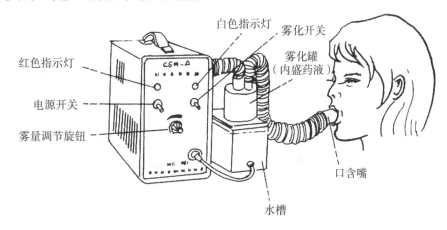

图1－2　超声波雾化器

### （四）操作方法

（1）评估患者的病情、自理能力、相关知识，向患者解释操作的目的、过程，取得患者配合。

（2）水槽内放冷蒸馏水 250mL，水要浸没雾化罐底部的透声膜。按医嘱将药液放入雾化罐内，检查无漏水后放入水槽内，将水槽盖紧。根据病情需要选择口含嘴或面罩。

（3）携用物至患者处，再次核对。

（4）接通电源，开电源开关3分钟后，再开雾化开关，根据需要调节雾量。将口含嘴放入口中并紧闭口唇，或将面罩罩于口鼻上并妥善固定，让患者深呼吸。

（5）治疗毕，先关雾化开关，再关电源开关，否则易损坏电子管。若有定时装置则到"OFF"位雾化自动停止，这时要关上电源开关。助患者取舒适卧位。

（6）整理用物，放掉水槽内水，按要求清洗雾化罐、送风管等部件，并晾干备用。

### （五）注意事项

（1）水槽内无水时切勿开机，否则会烧毁机心。

（2）连续使用时，须间歇30分钟，并更换水槽内蒸馏水，保证水温不超过60℃。

（3）水槽底部的压电晶体片和雾化罐的透声膜，质脆且薄易破损，操作中不可用力按压，操作结束只能用纱布轻轻吸水。

（张　妍）

## 第四节　滴入给药法

将药液滴入眼、耳、鼻等处，以达到局部或全身的治疗作用，或做某些诊断检查的目的。

### 一、目的

（1）防治眼、鼻、耳部疾病。
（2）有关检查或术前用药，如查眼底、鼻部手术前用药等。

### 二、用物

治疗盘内按医嘱备眼药水或眼药膏、滴鼻液或药膏、滴耳药，消毒干棉球罐，弯盘，治疗碗内置浸有消毒液的小毛巾。

### 三、操作方法

（1）评估患者用药部位情况、是否存在药物使用禁忌证等。解释操作目的、过程，取得患者配合。

（2）洗净双手，备齐用物携至患者处，再次核对

1）滴眼药术：①助患者取仰卧位或坐位，头略后仰，用干棉球拭去眼分泌物、眼泪。②嘱患者眼向上看，左手取一干棉球置于下眼睑处，并轻轻拉下，以露出下穹隆部，右手滴一滴眼药于下穹隆部结膜囊内（图1-3）；涂眼药膏者，则将眼药膏挤入下穹隆部约1cm长度，然后以旋转方式将药膏膏体离断。轻提上眼睑覆盖眼球，并嘱患者闭眼、转动眼球，使药物充满整个结膜囊内。③用干棉球拭去溢出的眼药水，嘱患者闭眼1~2分钟。

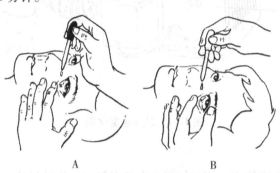

A　　　　　　　　B

图1-3　滴眼药

A. 正确的给药方法：给药的手置于患者前额上，若患者移动，护士的手也将随之移动，以免滴管伤及患者眼睛；B. 不正确的方法：当患者突然移动头部时，滴管会伤及患者眼睛

2）滴鼻药术：①嘱患者先排出鼻腔内分泌物，清洁鼻腔。②仰头位：适用于后组鼻窦炎或鼻炎患者，助患者仰卧，肩下垫枕头垂直后仰或将头垂直后仰悬于床缘，前鼻孔向上（图1-4A），手持一棉球以手指轻轻拉开鼻尖，使鼻孔扩张，一手持药液向鼻孔滴入每侧2~3滴，棉球轻轻塞于前鼻孔。③侧头位：适用于前组鼻炎患者。卧向患侧，肩下垫枕，使头偏患侧并下垂，将药液滴入下方鼻孔2~3滴（图1-4B），棉球轻轻塞入前鼻孔。④为使药液分布均匀并到达鼻窦口，滴药后轻捏鼻翼或头部向两侧轻轻转动，保持仰卧或侧卧3~5分钟。然后捏鼻起立。

3）滴耳药术：①协助患者侧卧，患耳向上；或坐位，头偏向一侧肩部，使患耳向上；用小棉签清洁外耳道。②手持干棉球，轻提患者耳郭（成人向后上，3岁以下小儿向后下）以拉直外耳道。③顺外耳道后壁滴入3~5滴药液，并轻提耳郭或在耳屏上加压，使气体排出，药液易流入。然后用棉球塞入外耳道口。④嘱患者保持原位3~5分钟。

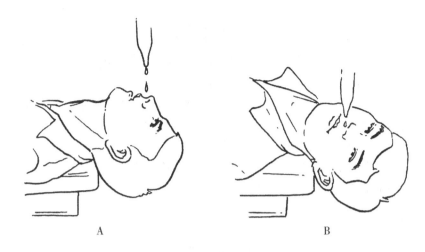

**图 1-4 滴鼻药法**
A. 仰卧垂头位；B. 侧卧位

（3）观察用药后患者的情况，整理床单位，助患者取舒适卧位。

（4）清理用物，洗手，必要时记录。

## 四、注意事项

（1）用药前严格遵守查对制度。

（2）滴药时距离应适中，太远药液滴下时压力过大，太近容易触碰污染药液；药液不可直接滴于角膜、鼓膜上。

（3）滴眼药时，易沉淀的混悬液应充分摇匀后再用；一般先右眼后左眼，以免错滴，若左眼病较轻，则先左后右，以免交叉感染；一次用量不易太多，1滴即可，滴药后勿用力闭眼，以免药液外溢；若滴入药液有一定毒性，滴药后应用棉球压迫泪囊区2～3分钟，以免药液流入泪囊和鼻腔，吸收后引起中毒反应；角膜有溃疡、眼部有外伤或眼球手术后，滴药后不可压迫眼球，也不可拉高上眼睑。

（4）滴耳药若为软化耵聍，滴药前不必清洁外耳道，每次滴药量可稍多，以不溢出外耳道为度；滴药后会出现耳部发胀不适，应向患者做好解释；两侧均有耵聍者不易同时进行。

（5）若是昆虫类异物进入外耳道，可选用乙醚、乙醇或油类药液，目的在于使之麻醉或窒息死亡便于取出。滴后2～3分钟即可取出。

（张　妍）

# 第五节　栓剂给药法

栓剂是药物与适宜基质制成的供腔道给药的固体制剂。其熔点为37℃左右，插入体腔后栓剂缓慢融化，药物经黏膜吸收后，达到局部或全身治疗的效果。

## 一、目的

（1）全身或局部用药。

（2）刺激肠蠕动促进排便。

## 二、用物

治疗盘内盛：消毒手套、手纸、弯盘、药栓按医嘱。

# 三、操作方法

（1）评估患者的病情、心理状态等。解释操作目的、过程，取得患者配合。

（2）洗净双手，备齐用物携至患者处，再次核对。

（3）协助患者清洗肛门周围或会阴部，然后助其屈膝左侧卧位或俯卧位，脱裤露出臀部。若为妇科用药，则屈膝仰卧露出会阴部。

（4）右手戴手套，左手用手纸分开臀部露出肛门，右手持药栓底部将尖端置入肛门 6~7cm（图 1-5），置入后嘱患者夹紧肛门，防止栓剂滑出。妇科给药者，必须看清阴道口，可利用置入器或戴手套，将栓剂以向下、向前的方向置入阴道内 5cm（图 1-6）。置入栓剂后患者应平卧 15 分钟。

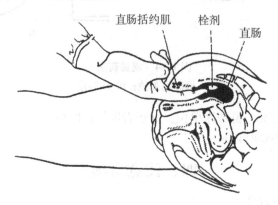

图 1-5　直肠栓剂的置入

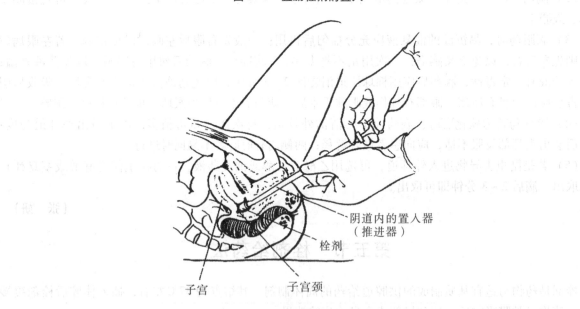

图 1-6　阴道栓剂的置入

（5）清理用物，整理床单位，协助患者取舒适卧位。

# 四、注意事项

（1）尽量入睡前给药，以便药物充分吸收，并可防止药栓遇热溶解后外流。

（2）治疗妇科疾病者，经期停用。有过敏史者慎用。

（3）需多次使用栓剂而愿意自己操作者，可教会其方法，以便自行操作。

（张爱东）

# 第二章

# 呼吸科疾病的护理

## 第一节 肺炎

### 一、病因

包括多种致病原,病原谱因不同地区、时间和临床具体情况而异。

#### (一) CAP

1. CAP 的病原体以细菌性为最多见  Batlett 等报道肺炎链球菌占 20% ~60%,流感嗜血杆菌占 3% ~10%,金葡菌占 3% ~5%,革兰阴性杆菌占 3% ~10%,其他细菌占 3% ~5%,军团菌属占 2% ~8%,肺炎支原体占 1% ~5%,肺炎衣原体占 4% ~6%,呼吸道病毒占 2% ~15%。近年我国曾进行 CAP 的病因学调查,如"中国城市成人社区获得性肺炎病原谱及预后流行病学调查",肺炎链球菌占 27.5%,流感嗜血杆菌占 22.9%,副流感嗜血杆菌占 14.1%,肺炎克雷白杆菌占 10.4%,金葡菌占 5.2%,铜绿假单胞菌占 4.6%,卡他莫拉菌占 3.4%,血清学检查肺炎支原体阳性率为 38.9%,肺炎衣原体占 11.3%,嗜肺军团菌占 4%,细菌性和非典型病原体(肺炎支原体、肺炎衣原体)混合感染发生率高,分别达 30.7% 和 32.2%。

2. CAP 病原体受病情严重度及机体因素影响  如青壮年病情较轻、无基础疾病者常见肺炎链球菌、流感嗜血杆菌、肺炎支原体、肺炎衣原体和呼吸道病毒等;60 岁以上、病情较重、有基础疾病及住院治疗者,除上述病原体外,尚有革兰阴性杆菌、军团菌属、金葡菌和厌氧菌感染,且混合感染发生率亦较高。慢性阻塞性肺病(COPD)和吸烟者常见致病菌为肺炎链球菌、流感嗜血杆菌、嗜肺军团菌。老年护理院居民肺炎的常见致病菌为肺炎链球菌、革兰阴性杆菌、流感嗜血杆菌、金葡菌、肺炎衣原体、厌氧菌和结核杆菌。支气管扩张症患者肺炎的常见致病菌为铜绿假单胞菌、金葡菌、曲霉菌、鸟复合分枝杆菌。近期应用抗菌药物者肺炎的常见病原体为耐药肺炎链球菌和耐药铜绿假单胞菌(表 2 - 1)。

表 2 - 1  某些特定状态下 CAP 患者易感染的病原体

| 状态或并发症 | 易感染的特定病原体 |
| --- | --- |
| 酗酒 | 肺炎链球菌(包括耐药的肺炎链球菌)、厌氧菌、肠道革兰阴性杆菌、军团菌属 |
| COPD/吸烟者 | 肺炎链球菌、流感嗜血杆菌、卡他莫拉菌 |
| 居住在养老院 | 肺炎链球菌、肠道革兰阴性杆菌、流感嗜血杆菌、金葡菌、厌氧菌、肺炎衣原体 |
| 患流感 | 金葡菌、肺炎链球菌、流感嗜血杆菌 |
| 接触鸟类 | 鹦鹉热衣原体、新型隐球菌 |
| 疑有吸入因素 | 厌氧菌 |
| 结构性肺病 | 铜绿假单胞菌、洋葱伯克霍尔德菌、金葡菌(支气管扩张、肺囊肿、弥漫性细支气管炎等) |
| 近期应用抗生素 | 耐药肺炎链球菌、肠道革兰阴性杆菌、铜绿假单胞菌 |

3. 肺炎病原菌耐药性逐渐增高  据一项肺炎链球菌对青霉素耐药的连续监测,耐药率自 5% 升高至

35%，对阿奇霉素的耐药率亦自 21.2% 升高至 23.4%。又据"中国城市成人社区获得性肺炎病原谱及预后流行病学调查"，肺炎链球菌对青霉素的耐药率为 30.7%，对红霉素耐药率则高达 64.8%。

### （二）HAP

病原体以革兰阴性杆菌为多见，院内感染革兰阴性杆菌占 60.7%，如大肠埃希菌、铜绿假单胞菌、肺炎克雷白杆菌、鲍曼不动杆菌、嗜麦芽窄食单胞菌、阴沟肠杆菌和奇异变形杆菌等；而革兰阳性球菌占 39.3%，如金葡菌、表皮葡萄球菌、粪肠球菌、溶血性葡萄球菌、屎肠球菌等。汪氏报道 HAP 感染大肠埃希菌占 23.6%，肺炎克雷白杆菌占 18.3%，铜绿假单胞菌占 16.5%，肠杆菌属占 9.3%，不动杆菌属占 13.3%，枸橼酸杆菌属占 1.6%，其他占 17.4%。

病原体分布受发病时间影响，早期 HAP 主要病原体为肺炎链球菌和流感嗜血杆菌等抗生素敏感菌；中期 HAP 主要病原体为耐甲氧西林金葡菌（MRSA）、肠杆菌属肺炎克雷白杆菌、大肠埃希菌、铜绿假单胞菌和不动杆菌属等抗生素耐药菌；晚期 HAP 主要病原体为铜绿假单胞菌、不动杆菌属和嗜麦芽窄食假单胞菌等多重耐药菌（MDR），且混合性感染发生率亦高。

病原菌和耐药菌分布亦受不同地区、机体状况及前期应用抗生素、免疫抑制剂等情况影响，应定期监测。

## 二、流行病学

肺炎是常见病，以冬季发病为高峰，美国每年肺炎患者 >400 万人，其中需住院者 80 万 ~ 100 万人。CAP 的住院率为 258/10 万人口，而年龄 ≥65 岁者则高达 962/10 万人口。英国每年 CAP 住院者占人群的 0.1%。CAP 死亡率为 2% ~ 3%，但重症肺炎病死率可高达 80%，高龄及并发慢性基础疾病者病死率高。

HAP 是美国第二常见医院获得性感染，发生率为 0.5% ~ 1.0%，住 ICU 者发病率为 15% ~ 20%，接受机械通气治疗者发生率增加 6 ~ 10 倍，机械通气时间延长者 VAP 发生率明显增高，病死率高达 30% ~ 70%，患者亦可死于基础疾病的加重和恶化。

## 三、发病机制

肺炎的发生、发展与机体防御功能、致病菌的毒力相关。

### （一）病原体到达肺部途径

1. 吸入　为最常见途径：①吸入口咽部寄殖的病原菌，如肺炎链球菌和流感嗜血杆菌。②吸入悬浮空气中的含菌气溶胶微粒（0.5 ~ 1μm），如嗜肺军团菌、结核分枝杆菌和病毒。③误吸大量咽喉分泌物、胃食管反流液等，如革兰阴性杆菌和厌氧菌。

2. 血源播散　病原菌自体内各处感染病灶，经血液循环播散至肺部；各种导管感染亦常引起血源性肺部感染。

3. 其他　邻近脏器感染灶如纵隔脓肿、肝脓肿，可直接蔓延至肺部。此外，胸壁创伤等可直接导致肺部感染。

### （二）防御机制

呼吸道机械清除功能如咳嗽反射、黏液纤毛机械和免疫清除功能，具有重要防御作用。吸烟和呼吸道疾病如 COPD、支气管扩张症等引起局部清除和免疫功能减弱，导致反复呼吸道感染。各种病原体如呼吸道病毒、肺炎支原体和衣原体等使纤毛上皮破坏、脱落，以及抑制纤毛活动，直接破坏呼吸道黏液纤毛的清除功能。

全身和呼吸道免疫防御功能减弱是引起肺炎和导致病情严重的重要原因，如高龄、基础疾病、低 γ 球蛋白血症、HIV 感染及长期应用糖皮质激素、其他免疫抑制剂者，肺泡巨噬细胞吞噬功能减弱，分泌细胞因子和趋化因子（如 TNFα、IL - 8）等功能亦减弱。各种病原体如肺炎链球菌和嗜肺军团菌亦抑制吞噬细胞功能。呼吸道分泌性免疫球蛋白 A（sIgA）和纤维连接蛋白，以及表面活性蛋白 A、表面活性蛋白 D 分泌功能减弱，均有利于病原体繁殖。TNFα 基因多态性与肺炎预后相关，如 TNFα238GA 基因型是肺炎死亡的独立危险因素，而淋巴毒素 a（LTa）+250AA 基因型是感染性休克的危险因素。

### （三）环境因素

HAP 和 VAP 的发生与内外环境的污染有关，如医疗护理器械和操作，尤其是侵袭性呼吸器械（气道导管、呼吸机等）和医务人员手消毒不严格，病室内空气或用水污染。HAP 和 VAP 的主要发病机制为口咽部和胃肠道定植菌侵入肺部，患者因咳嗽和吞咽反射减弱，插管（气管、鼻胃插管）促使口咽部分泌物吸入。尤其经气管插管行机械通气治疗者，呼吸道黏液纤毛清除功能减弱和分泌物潴留、堵塞，以及插管气囊周围污染分泌物的吸入。应用 $H_2$ 受体拮抗剂预防应激性溃疡或肠道营养，使胃液 pH 增高，有利于胃内定植菌大量繁殖，通过胃食管反流至咽部，继而吸入肺部。此外，炎症、休克、化疗使肠壁发生缺血损伤，黏膜完整性受损，肠道内细菌易位，达到区域淋巴结，进入门静脉系统而到肺部引起肺炎。长期留置静脉导管、泌尿道插管及其他导管亦可将局部感染的病菌通过血行播散而达到肺部。

## 四、临床表现

典型表现为起病急、畏寒、发热、头痛、乏力等全身症状，以及咳嗽、咳痰、胸闷、胸痛等呼吸道症状，严重者有气促、心动过速、低血压和低氧血症。胸部体检，病变部位触觉语颤减弱或增强，叩诊为浊音或实音，听诊闻肺泡呼吸音减弱或管样呼吸音，并有干、湿啰音，累及胸膜时可闻胸膜摩擦音。但病变早期或轻度时可无异常体征。起病前亦可能有受凉、劳累或有前驱症状如鼻塞、流涕、咽痛和干咳等。

高龄、体弱或有慢性基础病者临床表现不典型，可无高热等急性症状，仅表现为神萎、嗜睡、不思饮食等神经精神系统和消化系统症状。COPD 和慢性心脏功能障碍者表现为 COPD 病情加重（咳嗽、咳痰和气促加剧）或心力衰竭（喘促、水肿和尿少）。

## 五、相关检查

### （一）胸部 X 线和 CT 检查

疑肺炎者应行胸部 X 线正、侧位检查，了解病变部位、范围、性质。若首次胸部 X 线检查未发现异常，但临床表现仍高度怀疑肺炎，则 24 ~ 48h 后重复胸部 X 线检查，或即进行胸部 CT 检查，能更清晰地显示病变，并更好地观察纵隔、肺门、膈肌及肺组织受覆盖的其他部位。

胸部 X 线表现为局限性或弥漫性浸润或实变影，呈小片状、结节状或大片融合，密度不均、边缘模糊。

X 线表现不能直接提供病原学诊断依据，但是某些 X 线影像可能为病原学诊断提供参考线索，如节段性或大叶性实变影，以肺炎链球菌肺炎可能较大；而炎症病灶内有空洞和液平面，则以金葡菌、肺炎克雷白杆菌和厌氧菌肺炎可能最大；金葡菌肺炎除表现单个或多个脓肿空洞外，亦常有肺大疱表现；此外，肺部病变呈弥漫性间质性浸润则以支原体、衣原体、嗜肺军团菌肺炎可能较大，各种呼吸道病毒性肺炎亦表现为迅速发展的弥漫性间质性阴影。但确切的诊断需根据进一步病原学检查。

### （二）血常规检查

外周血白细胞总数通常增高（$>10 \times 10^9$/L），尤以中性粒细胞增高为主（$\geq 80\%$），可出现中毒颗粒或核左移，但支原体等非典型病原菌感染时白细胞计数可无变化或仅轻度升高。此外，高龄、体弱及免疫抑制者白细胞计数亦可不升高，外周血白细胞总数过高（$>30 \times 10^9$/L）或过低（$3 \times 10^9$/L）表示病情严重。

### （三）生化检查

C 反应蛋白增加可作为感染的辅助诊断和疗效判断。重症肺炎患者可能累及多脏器，应进行血电解质、肝功能、肾功能检查和动脉血气分析。

### （四）病原学检查

1. 细菌学检查　痰涂片染色、培养及药敏试验对确诊肺炎和指导治疗有重要作用。但是痰检阳性率不高，且不能及时得到检验结果，因此并不强调对所有门诊 CAP 患者均进行痰培养和药敏试验。但若怀疑某些特定菌感染如结核杆菌、真菌、肺孢子菌或嗜肺军团菌等，或怀疑耐药菌感染时，则应及时进行细菌学检查及药敏检测。

为提高痰检阳性率，除首次应在应用抗生素前采取标本外，送验痰标本的质量亦至关重要，应指导患者事前漱口，用力咳出下呼吸道分泌物，置于无菌容器内并立即送检。痰液涂片染色检查可作为筛选合格痰液标本，并初步判断病原菌，要求在镜检时每低倍视野鳞状上皮细胞 < 10 个、白细胞 ≥ 25 个；若在涂片染色条件良好时显示单个占优势菌，尤其在细胞内如革兰染色阳性荚膜球菌（肺炎链球菌），可考虑为致病菌。但涂片染色检查价值仍多争议。

由于痰检标本易受上呼吸道寄殖菌污染，以及部分患者不能有效咳出痰液，应根据病情需要采用侵袭性收集呼吸道分泌物标本的措施，如经纤支镜结合防污染毛刷或支气管肺泡灌洗收集标本，甚至经纤支镜肺活检、经胸壁穿刺肺活检或开胸肺活检采集标本。侵袭性检查可能发生多种并发症，因此应权衡利弊。痰培养和药敏试验结果应由医生结合临床资料判断和解释。半定量培养结果对区分污染菌和致病菌有一定参考价值，如细菌数量 ≥ $10^7$ CFU/mL 多为感染致病菌；$10^5 \sim 10^6$ CFU/mL 为可疑污染或致病因，须重复培养；≤ $10^4$ CFU/mL 则属污染菌。无污染标本（如胸液和血液）的培养结果亦需结合临床判断。

2. 免疫学检查　血清学检查包括补体结合试验、IFA、ELISA，对诊断肺炎支原体、肺炎衣原体、嗜肺军团菌、流感病毒、副流感病毒、腺病毒等有一定帮助。IgM 抗体滴度升高或恢复期 IgA 抗体滴度较急性期有 4 倍或以上升高有诊断价值，多用于回顾性诊断或流行病学调查。抗原的多克隆抗体反应影响其诊断的特异性。ELISA 法检测尿液嗜肺军团菌血清型 I 抗原已作为常用诊断方法。

3. PCR 检查　DNA 或 RNA 扩增技术用于如嗜肺军团菌、肺炎支原体、肺炎衣原体等分离培养困难或结核分枝杆菌等培养生长时间长的病原体的诊断，具快速和敏感的优点，但须注意操作过程避免污染而影响结果。

# 六、治疗

治疗原则为以抗感染为主的综合治疗，包括抗菌药物和对症、支持治疗等方面。

### （一）对症支持治疗

（1）适当休息，补充液体以及营养支持。

（2）止咳、祛痰、平喘等对症治疗。

（3）维持水、电解质和酸碱平衡。

（4）有缺氧表现者给予氧疗，必要时机械通气治疗。

（5）有休克表现者抗休克治疗。

（6）处理并发症如脓胸引流。

### （二）抗感染治疗

应及时、正确地使用抗菌药物治疗。初始经验治疗可采取广谱抗菌药物，具体方案应结合发病地点（社区或医院）、病情严重程度、有无并发症或某些病原菌的易感因素及耐药菌流行情况等加以综合考虑。经验治疗方案，可在治疗 2～3d 后根据病情演变或根据病原菌检查结果调整治疗方案，采用更具针对性的抗菌药物。CAP 或 HAP 诊断治疗指南根据循证医学资料提出治疗方案，具有普遍指导意义，但尚应结合地区具体情况和患者个人因素加以应用。

1. CAP 抗菌药物治疗　选择能覆盖肺炎链球菌、流感嗜血杆菌、肺炎支原体、肺炎衣原体和嗜肺军团菌属等常见病原体的药物，而对于老年、肺部有基础疾病的肺炎患者需考虑覆盖包括革兰阴性杆菌或金葡萄的药物（表 2-2）。

表 2 - 2 CAP 经验治疗

| 不同人群 | 常见病原体 | 初始经验性治疗的抗菌药物选择 |
|---|---|---|
| 青壮年、无基础疾病患者 | 肺炎链球菌、肺炎支原体、流感嗜血杆菌、肺炎衣原体等 | (1) 青霉素类（青霉素、阿莫西林等）。(2) 多西环素（强力霉素）。(3) 大环内酯类。(4) 第一代或第二代头孢菌素。(5) 呼吸喹诺酮类（如左旋氧氟沙星、莫昔沙星等） |
| 老年人或有基础疾病患者 | 肺炎链球菌、流感嗜血杆菌、需氧革兰阴性杆菌、金葡菌、卡他莫拉菌等 | (1) 第二代头孢菌素（头孢呋辛、头孢丙烯、头孢克洛等）单用或联合大环内酯类。(2) β 内酰胺类/β 内酰胺酶抑制剂（如阿莫西林/克拉维酸、氨苄西林/舒巴坦）单用或联合大环内酯类。(3) 呼吸喹诺酮类 |
| 需入院治疗、但不必收住 ICU 的患者 | 肺炎链球菌、流感嗜血杆菌、混合感染（包括厌氧菌）需氧革兰阴性杆菌、金葡菌、肺炎支原体、肺炎衣原体、呼吸道病毒等 | (1) 静注第二代头孢菌素单用联合静脉注射大环内酯类。(2) 静脉注射呼吸喹诺酮类。(3) 静注 β 内酰胺类/β 内酰胺酶抑制剂（如阿莫西林/克拉维酸、氨苄西林/舒巴坦）单用或联合静注大环内酯类。(4) 头孢噻肟、头孢曲松单用或联合静注大环内酯类 |
| 需入住 ICU 的重症患者 | | |
| A 组：无铜绿假单胞菌感染危险因素 | 肺炎链球菌、需氧革兰阴性杆菌、嗜肺军团菌、肺炎支原体、流感嗜血杆菌、金葡菌等 | (1) 头孢曲松或头孢噻肟联合静注大环内酯类。(2) 静注呼吸喹诺酮类联合氨基糖苷类。(3) 静注 β 内酰胺类/β 内酰胺酶抑制剂（如阿莫西林/克拉维酸、氨苄西林/舒巴坦）联合静注大环内酯类。(4) 厄他培南联合静注大环内酯类 |
| B 组：有铜绿假单胞菌感染危险因素 | A 组常见病原体 + 铜绿假单胞菌 | (1) 具有抗假单胞菌活性的 β 内酰胺类抗生素（如头孢他啶、头孢吡肟、哌拉西林/他唑巴坦、头孢哌酮/舒巴坦、亚胺培南、美罗培南等）联合静注大环内酯类，必要时还可同时联用氨基糖苷类。(2) 具有抗假单胞菌活性的 β 内酰胺类抗生素联合静注喹诺酮类。(3) 静注环丙沙星或左氧氟沙星联合氨基糖苷类 |

2. HAP 抗菌药物治疗　应尽早开始针对常见病原菌的经验性治疗，如肠杆菌科细菌、金葡菌，亦可为肺炎链球菌、流感嗜血杆菌、厌氧菌等，重症患者及机械通气、昏迷、激素应用等危险因素的病原菌为铜绿假单胞菌、不动杆菌属及 MRSA，尽量在给予抗生素治疗前取痰标本做病原菌检查。根据病原菌检测结果选择抗生素治疗见表 2 - 3。

表 2 - 3 HAP 病原治疗

| 病原 | 宜选药物 | 可选药物 | 备注 |
|---|---|---|---|
| 金葡菌 | | | |
| 甲氧西林敏感 | 苯唑西林、氯唑西林 | 第一代或第二代头孢菌素、林可霉素、克林霉素 | 有青霉素类过敏性休克史者不宜用头孢菌素类 |
| 甲氧西林耐药 | 万古霉素或去甲万古霉素 | 磷霉素、利福平、复方磺胺甲噁唑与万古霉素或去甲万古霉素联合，不宜单用 | |
| 肠杆菌科细菌 | 第二代或第三代头孢菌素单用或联合氨基糖苷类 | 氟喹诺酮类、β 内酰胺酶抑制剂复方、碳青霉烯类 | |
| 铜绿假单胞菌 | 哌拉西林、头孢他啶、头孢哌酮、环丙沙星等氟喹诺酮类，联合氨基糖苷类 | 具有抗铜绿假单胞菌作用的 β 内酰胺酶抑制剂复方或碳青霉烯类 + 氨基糖苷类 | 通常需联合用药 |
| 不动杆菌属 | 氨苄西林/舒巴坦、头孢哌酮/舒巴坦 | 碳青霉烯类，氟喹诺酮类 | 重症患者可联合氨基糖苷类 |
| 真菌 | 氟康唑、两性霉素 B | 氟胞嘧啶（联合用药） | |
| 厌氧菌 | 克林霉素，氨苄西林/舒巴坦，阿莫西林/克拉维酸 | 甲硝唑 | |

美国胸科学会（ATS）和美国感染学会（IDSA）根据发病时间早晚、感染多重耐药菌（MDR）危险因素［①抗生素治疗 >90d。近期住院 ≥5d。②社区或医院抗生素耐药率高。③免疫抑制性疾病和（或）治疗。④HCAP危险因素：前90d内住院 >2d；居住护理院；家庭输液（包括抗生素）；慢性透析（<30d）。家庭创面处理；家庭成员多耐药菌］的有无，提出 HAP、VAP 和 HCAP 经验性抗生素治疗方案，应用时应根据具体病情及各地条件加以考虑。HAP、VAP 早期发病无多耐药危险因素初始经验性抗生素治疗，如可能病原菌为肺炎链球菌、流感嗜血杆菌、甲氧西林敏感金黄色葡萄球菌、抗生素敏感肠道革兰阴性杆菌、大肠埃希菌、肺炎克雷白杆菌、肠杆菌属、变形杆菌属、黏质沙雷菌，建议应用头孢曲松，或左氧沙星、莫昔沙星、环丙沙星，或氨苄西林/舒巴坦，或左他培南。HAV、VAP、HCAP 晚期发病有多耐药危险因素初始经验性抗生素治疗，如可能致病菌为铜绿假单胞菌、肺炎克雷白菌（ESBL）、不动杆菌属，建议应用抗铜绿假单胞菌头孢菌素（头孢吡肟、头孢他啶）或抗铜绿假单胞菌碳青霉烯类（亚胺培南、美洛培南）或 $\beta$ 内酰胺/$\beta$内酰胺酶抑制剂（哌拉西林/他唑巴坦），联合抗铜绿假单胞菌氟喹诺酮（环丙沙星或左氧氟沙星）或氨基糖苷类（阿米卡星、庆大霉素或妥布霉素）；如为多耐药金黄色葡萄球菌（MRSA）、嗜肺军团菌，联合万古霉素或利诺唑胺。治疗过程中应根据疗效或随后病原学检查结果调整用药，如使用针对特定病原菌的窄谱抗生素。

# 七、预防

应注意环境和个人卫生，如注意保暖、避免疲劳、适当锻炼、戒绝烟酒、注意营养及保持良好室内外环境。65 岁以上人群或 65 岁以下有慢性心肺疾病、糖尿病、慢性肝病或居住于养老院等易感人群，可接种多价肺炎链球菌疫苗。流感疫苗亦有助于预防原发流感肺炎及继发细菌性肺炎。亦有一些非特异性免疫增强剂用于体弱易感人群。

HAP 的预防应严格消毒隔离制度和执行无菌操作技术，注意病室空气流通，医疗器械严格消毒，工作人员接触患者和各项操作前要进行规范洗手、戴手套、戴口罩和穿隔离衣等。其他综合措施包括良好口腔护理、营养支持、纠正机体内环境失调等。呼吸机相关肺炎的预防应从减少或避免发病危险因素着手，推荐无创正压通气，争取早日撤机。创伤性机械通气治疗宜采用经口腔插管，注意呼吸道无菌操作护理，良好护理减少口咽部分泌物和胃内容物误吸；插管球囊压力应 >20mmHg，并持续吸引声门下分泌物，避免吸入到肺部；经常变动体位；推荐肠内营养；进食时取头高位；对于可能出现应激性溃疡的重危患者，可以考虑使用 $H_2$ 受体拮抗剂或硫糖铝。

# 八、护理措施

## （一）一般护理

（1）做好心理护理，消除患者烦躁、焦虑、恐惧的情绪。

（2）保持病室内空气新鲜，阳光充足，每日定时通风换气。有条件者可用湿化器，室内温度在 18 ~ 20℃，湿度 50% ~ 70%。

（3）给予高蛋白、高热量、富含维生素、易消化的饮食，避免刺激性和产气的食物。

（4）正确留取痰标本，取样要新鲜，送检及时，标本容器要清洁、干燥。

（5）严密观察病情，注意患者的体温、脉搏、呼吸、血压、意识等变化。观察咳痰的量、性质，呼吸困难的类型，胸闷气短的程度。

## （二）症状护理

1. 咳嗽、咳痰的护理  如下所述。

（1）鼓励患者足量饮水，每天饮水 2 ~ 3L。

（2）指导患者有效咳嗽、咳痰。

（3）遵医嘱给予祛痰药和雾化吸入。

（4）无力咳痰者可行机械吸痰，并严格执行无菌操作。

2. 胸痛的护理　如下所述。

（1）协助患者取舒适卧位，如患侧卧位。遵医嘱给予镇咳剂。注意防止坠床、跌倒。

（2）避免诱发及加重疼痛因素。

（3）指导患者使用放松技术或分散患者注意力。

3. 高热的护理　如下所述。

（1）卧床休息以减少氧耗量，注意保暖，避免受凉。

（2）加强口腔护理，去除口腔异味，使口腔舒适，既可增加食欲又能预防感染。

（3）寒战时注意保暖，以逐渐降温为宜，防止虚脱。

（4）遵医嘱给予抗生素，注意药物疗效及不良反应。

（5）做好皮肤护理，出汗多时应及时擦干并更换衣物，保持皮肤干燥。

4. 感染性休克的护理　如下所述。

（1）取仰卧中凹位，保持脑部血液供应。

（2）密切观察意识状态、基础生命体征、尿量、皮肤黏膜色泽及温湿度、出血倾向。

（3）遵医嘱给予高流量氧气吸入。

（4）迅速建立两条静脉通道，以补充血容量，保证正常组织灌注。

（5）遵医嘱给予有效抗生素，并观察疗效及有无不良反应。

## 九、健康教育

（1）积极预防上呼吸道感染，如避免受凉、过度劳累。天气变化时及时增减衣服，感冒流行时少去公共场所。

（2）减少异物对呼吸道刺激，鼓励患者戒烟。

（3）适当锻炼身体，多进营养丰富的食物。保持生活规律、心情愉快，增强机体抵抗力。

（4）慢性病、长期卧床、年老体弱者，应注意经常改变体位、翻身、叩背，咳出痰液，有感染迹象时及时就诊。

（张爱东）

# 第二节　慢性支气管炎

慢性支气管炎是气管、支气管黏膜及其周围组织的慢性非特异性炎症。临床上以咳嗽、咳痰或伴有喘息及反复发作为主要症状，每年发病持续 3 个月，连续 2 年或 2 年以上，排除具有咳嗽、咳痰、喘息症状的其他疾病（如肺结核、肺尘埃沉着症、肺脓肿、心脏病、心功能不全、支气管扩张、支气管哮喘、慢性鼻咽炎、食管反流综合征等疾患）。

本病是常见病，多见于中老年人，随着年龄的增长，患病率递增，50 岁以上的患病率高达 15%。本病流行与吸烟、地区和环境卫生等有密切关系。吸烟者患病率远高于不吸烟者。北方气候寒冷患病率高于南方。工矿地区大气污染严重，患病率高于一般城市。

## 一、护理评估

1. 健康史　询问患者起病的原因及诱因，有无呼吸道感染及吸烟等病史，有无过敏源接触史；询问患者的工作生活环境，有无有害气体、烟雾、粉尘等的吸入史。有无受凉、感冒、过度劳累而引起急性发作或加重。

2. 身体评估　包括症状和体征的评估以及疾病的分型和分期。

（1）症状：缓慢起病，病程长，反复急性发作而病情加重。主要症状为咳嗽、咳痰，或伴有喘息。急性加重系指咳嗽、咳痰、喘息等症状突然加重。急性加重的主要原因是呼吸道感染，病原体可以是病毒、细菌、支原体和衣原体等。

1）咳嗽：一般晨间咳嗽为主，睡眠时有阵咳或排痰。

2）咳痰：一般为白色黏液和浆液泡沫痰，偶见痰中带血。清晨排痰较多，起床后或体位变动后可刺激排痰。伴有细菌感染时，则变为黏液脓性痰，痰量亦增加。

3）喘息或气急：喘息明显者称为喘息性支气管炎，部分可能伴支气管哮喘。若伴肺气肿时可表现为劳动或活动后气急。

（2）体征：早期多无异常体征。急性发作期可在背部或双肺底听到干、湿啰音，咳嗽后可减少或消失。如并发哮喘可闻及广泛哮鸣音并伴呼气期延长。

（3）分型：分为单纯型和喘息型两型。单纯型的主要表现为咳嗽、咳痰；喘息型除有咳嗽、咳痰外尚有喘息，常伴有哮鸣音，喘鸣于睡眠时明显，阵咳时加剧。

（4）分期：按病情进展分为三期。

1）急性发作期：指一周内出现脓性或黏液脓性痰，痰量明显增加，或伴有发热等炎症表现，或指一周内"咳"、"喘"、"痰"症状中任何一项明显加剧。

2）慢性迁延期：患者有不同程度的"咳"、"痰"、"喘"症状，迁延达一个月以上。

3）临床缓解期：经治疗或临床缓解，症状基本消失或偶有轻微咳嗽，痰液量少，持续 2 个月以上者。

3. 心理 – 社会状况　慢性支气管炎患者早期由于症状不明显，尚不影响工作和生活，患者往往不重视，感染时治疗也不及时。由于病程长，反复发作，患者易出现烦躁不安、忧郁、焦虑等情绪，易产生不利于恢复呼吸功能的消极因素。

4. 辅助检查　如下所述。

（1）血液检查：细菌感染时偶可出现白细胞总数和（或）中性粒细胞增多。

（2）痰液检查：可培养出致病菌涂片可发现革兰阳性菌或革兰阴性菌，或大量破坏的白细胞和已破坏的杯状细胞。

（3）胸部 X 线检查：早期无异常。反复发作引起支气管壁增厚，细支气管或肺泡间质炎症细胞浸润或纤维化。

（4）呼吸功能检查：早期无异常，随病情发展逐渐出现阻塞性通气功能障碍，表现为：第一秒用力呼气量占用力肺活量比值（$FEV_1/FVC$）<60%；最大通气量（MBC）<80%预计值等。

## 二、治疗原则

急性发作期和慢性迁延期患者，以控制感染及对症治疗（祛痰、镇咳、平喘）为主；临床缓解期，以加强锻炼，增强体质，避免诱发因素，预防复发为主。

1. 急性加重期的治疗　如下所述。

（1）控制感染：根据病原菌类型和药物敏感情况选择药物治疗。

（2）镇咳、祛痰：常用药物有氯化铵、溴己新、喷托维林等。

（3）平喘：有气喘者可加用解痉平喘药，如氨茶碱和茶碱缓释剂，或长效 $\beta_2$ 激动剂加糖皮质激素吸入。

2. 缓解期治疗　如下所述。

（1）戒烟：避免有害气体和其他有害颗粒的吸入。

（2）增强体质，预防感冒。

（3）反复呼吸道感染者，可试用免疫调节剂或中医中药。

## 三、护理措施

1. 环境　保持室内空气流通、新鲜，避免感冒受凉。

2. 饮食　合理安排食谱，给予高蛋白、高热量、高维生素、易消化的食物，多吃新鲜蔬菜、水果，避免过冷过热及产气食物，以防腹胀影响膈肌运动。注意食物的色、香、味。水肿及心力衰竭患者要限制钠盐的摄入，痰液较多者忌用牛奶类饮料，以防引起痰液黏稠不易排出。

3. 用药护理　遵医嘱使用抗炎、祛痰、镇咳药物，观察药物的疗效和不良反应。对痰液较多或年老体弱者以抗炎、祛痰为主，避免使用中枢镇咳药，如可待因，以免抑制咳嗽中枢，加重呼吸道阻塞，导致病情恶化。可待因有麻醉性中枢镇咳作用，适用于剧烈干咳者，有恶心、呕吐、便秘等不良反应，应用不当可能成瘾；喷托维林是非麻醉性中枢镇咳药，用于轻咳或少量痰液者，无成瘾性，有口干、恶心、头痛等不良反应；溴己新使痰液中黏多糖纤维断裂，痰液黏度降低，偶见恶心、转氨酶升高等不良反应，胃溃疡者慎用。

4. 保持呼吸道通畅　要教会患者排痰技巧，指导患者有效咳嗽的方法。每日定时给予胸部叩击或胸壁震颤，协助排痰。并鼓励患者多饮水，根据机体每日需要量、体温、痰液黏稠度，估计每日水分补充量，每日至少饮水 1 500mL，使痰液稀释，易于排出。痰多黏稠时可予雾化吸入，湿化呼吸道以促使痰液顺利咳出。

5. 改善呼吸状况　缩唇腹式呼吸；肺气肿患者可通过腹式呼吸以增强膈肌活动来提高肺活量，缩唇呼吸可减慢呼气，延缓小气道陷闭而改善呼吸功能，因而缩唇腹式呼吸可有效地提高患者的呼吸功能。患者取立位，亦可取坐位或卧位，一手放在前胸，另一手放在腹部，先缩唇，腹内收，胸前倾，由口徐徐呼气，此时切勿用力，然后用鼻吸气，并尽量挺腹，胸部不动。呼、吸时间之比为 2 ∶ 1 或 3 ∶ 1，7 ~ 8 次/min，每天锻炼 2 次，10 ~ 20min/次。

6. 心理护理　对年老患者应加强心理护理，帮助其克服年老体弱的悲观情绪。患者病程长加上家人对患者的支持也常随病情进展而显得无力，患者多有焦虑、抑郁等心理障碍。护士应聆听患者的倾诉，做好患者与家属的沟通、心理疏导，让患者进行适当的文体活动。引导其进行循序渐进的锻炼，如气功、太极拳、户外散步等，将有助于增强老年人的机体免疫能力。为患者创造有利于治疗、康复的最佳心理状态。

## 四、健康教育

1. 指导患者和家属　了解疾病的相关知识，积极配合康复治疗。

2. 加强管理　如下所述。

（1）环境因素：消除及避免烟雾、粉尘和刺激性气体的吸入，避免接触过敏源或去空气污染、人多的公共场所；生活在空气清新、适宜温湿度、阳光充足的环境中，注意防寒避暑。

（2）个人因素：制定有效的戒烟计划；保持口腔清洁；被褥轻软、衣服宽大合身，沐浴时间不宜过长，防止晕厥等。

（3）饮食营养：足够的热量、蛋白质、维生素和水分，增强食欲。

3. 加强体育锻炼，增强体质，提高免疫能力　锻炼应量力而行、循序渐进，以患者不感到疲劳为宜；可进行散步、慢跑、太极拳、体操、有效的呼吸运动等。

4. 防止感染　室内用食醋 2 ~ 10mL/m²，加水 1 ~ 2 倍稀释后加热蒸熏，1h/次，每天或隔天 1 次，有一定的防止感冒作用。劝告患者在发病季节前应用气管炎疫苗、核酸等，从而增强免疫功能，以减少患者感冒和慢性支气管炎的急性发作。

5. 帮助患者加强身体的耐寒锻炼　耐寒锻炼需从夏季开始，先用手按摩面部，后用冷水浸毛巾拧干后擦头面部，渐及四肢。体质好、耐受力强者，可全身大面积冷水摩擦，持续到 9 月份，以后继续用冷水按摩面颈部，最低限度冬季也要用冷水洗鼻部，以提高耐寒能力，预防和减少本病发作。

（张晓燕）

## 第三节　支气管哮喘

支气管哮喘（bronchial asthma，简称哮喘）是由嗜酸性粒细胞、肥大细胞、T 淋巴细胞等多种炎性细胞和细胞组分参与的气道慢性炎症性疾病。这种慢性炎症导致气道高反应性和广泛多变的可逆性气流受限，并引起反复发作性的喘息、气急、胸闷或咳嗽等症状，常在夜间和（或）清晨发作和加重，多数患者可自行缓解或治疗后缓解。支气管哮喘如贻误诊治，随病程的延长可产生气道不可逆性狭窄和气道重塑。因此，合理的防治至关重要。

哮喘是全球性疾病，全球约有 1.6 亿患者，我国患病率为 1%～4%，其中儿童患病率高于青壮年，城市高于农村，老年人群的患病率有增高趋势。成人男女患病率相近，约 40%的患者有家族史。

# 一、病因和发病机制

## （一）病因

本病的确切病因不清。目前认为哮喘是多基因遗传病，受遗传因素和环境因素双重影响。

1. 遗传因素　哮喘发病具有明显的家族集聚现象，临床家系调查发现，哮喘患者亲属患病率高于群体患病率，且亲缘关系越近患病率越高；病情越严重，其亲属患病率也越高。

2. 环境因素　主要包括：①吸入性变应原：如尘螨、花粉、真菌、动物毛屑、二氧化硫、氨气等各种特异和非特异性吸入物。②感染：如细菌、病毒、原虫、寄生虫等。③食物：如鱼、虾、蟹、蛋类、牛奶等。④药物：如普萘洛尔（心得安）、阿司匹林等。⑤其他：气候改变、运动、妊娠等都可能是哮喘的激发因素。

## （二）发病机制

哮喘的发病机制非常复杂（图 2－1），变态反应、气道炎症、气道反应性增高及神经等因素及其相互作用被认为与哮喘的发病关系密切。其中气道炎症是哮喘发病的本质，而气道高反应性是哮喘的重要特征。根据变应原吸入后哮喘发生的时间，可分为速发性哮喘反应（IAR）、迟发性哮喘反应（LAR）和双相型哮喘反应（DAR）。IAR 在吸入变应原的同时立即发生反应，15～30 分钟达高峰，2 小时逐渐恢复正常。LAR 约在吸入变应原 6 小时左右发作，持续时间长，症状重，常呈持续性哮喘表现，为气道慢性炎症反应的结果。

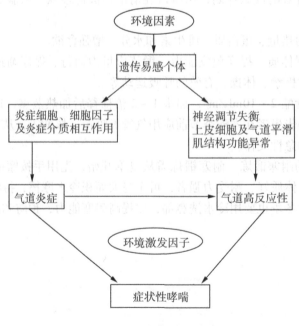

图 2－1　哮喘发病机制

# 二、病理

疾病早期，无明显器质性改变，随疾病进展，肉眼可见肺膨胀及肺气肿，支气管及细支气管内含有黏稠痰液及黏液栓，黏液栓塞局部可出现肺不张。支气管壁平滑肌增厚、黏膜及黏膜下血管增生、黏膜水肿，气道上皮下有肥大细胞、嗜酸性粒细胞、淋巴细胞等多种炎性细胞浸润。

# 三、临床表现

## （一）症状

哮喘发作前常有干咳、呼吸紧迫感、连打喷嚏、流泪等先兆表现；典型表现为发作性呼气性呼吸困难或发作性胸闷和咳嗽。严重者呈强迫坐位或端坐呼吸，甚至出现发绀等；干咳或咳大量泡沫样痰，有时仅以咳嗽为唯一的症状（咳嗽变异性哮喘）。哮喘症状可在数分钟内发作，经数小时至数日，用支气管舒张药或自行缓解。在夜间及凌晨发作和加重常是哮喘的特征之一。有些青少年，在运动时出现胸闷、咳嗽和呼吸困难（运动性哮喘）。

## （二）体征

发作时胸部呈过度充气征象，双肺可闻及广泛的哮鸣音，以呼气相为主，呼气音延长。严重者可有辅助呼吸肌收缩加强，心率加快、奇脉、胸腹反常运动和发绀。严重哮喘发作时，哮鸣音可不出现，称之为寂静胸。非发作期可无阳性体征。

## （三）分期及病情评价

根据临床表现哮喘分为急性发作期、慢性持续期和缓解期。缓解期系指经过或未经治疗症状、体征消失，肺功能恢复到急性发作前水平，并维持4周以上。以下介绍急性发作期和慢性持续期。

1. 急性发作期　是指气促、咳嗽、胸闷等症状突然发生，常有呼吸困难，以呼气流量降低为其特征，常因接触变应原等或治疗不当所致。

2. 慢性持续期　在哮喘非急性发作期，哮喘患者仍有不同程度的哮喘症状或PEF降低。

## （四）并发症

发作时可并发气胸、纵隔气肿、肺不张；反复发作和感染可并发慢性支气管炎、肺气肿和肺源性心脏病。

# 四、处理要点

目前尚无根治的方法。治疗的目的为控制症状，防止病情恶化，尽可能保持肺功能正常，维持正常活动能力（包括运动），避免治疗不良反应，防止不可逆气道阻塞，避免死亡。

## （一）脱离变应原

找到引起哮喘发作的变应原或其他非特异刺激因素，并使患者迅速脱离，这是防治哮喘最有效的方法。

## （二）药物治疗

1. 缓解哮喘发作　常用药物有以下几种。

（1）$\beta_2$ 肾上腺素受体激动剂（简称 $\beta_2$ 受体激动剂）：是控制哮喘急性发作症状的首选药物，短效 $\beta_2$ 受体激动剂起效较快，但药效持续时间较短，一般仅维持4~6小时，常用药物有沙丁胺醇（又名舒喘宁、全特宁）、特布他林（博利康尼，喘康速）等。长效 $\beta_2$ 受体激动剂作用时间均在10~12小时以上，且有一定抗炎作用，如福莫特罗（奥克斯都宝）、沙美特罗（施立稳）及丙卡特罗（美普清）等，用药方法可采用定量气雾剂（MDI）吸入、干粉吸入、持续雾化吸入等，也可用口服或静脉注射。首选吸入法，因药物直接作用于呼吸道，局部浓度高且作用迅速，所用剂量较小，全身性不良反应少。常用沙丁胺醇或特布他林，每日3~4次，每次1~2喷。干粉吸入方便较易掌握。持续雾化吸入多用于重症和儿童患者，方法简单易于配合。β₂ 激动剂的缓（控）释型口服制剂，用于防治反复发作性哮喘和夜间哮喘。注射用药，用于严重哮喘，一般每次用量为沙丁胺醇 0.5mg，只在其他疗法无效时使用。

（2）茶碱类：是目前治疗哮喘的有效药物，通过抑制磷酸二酯酶，提高平滑肌细胞内的 cAMP 浓度，拮抗腺苷受体，刺激肾上腺分泌肾上腺素，增强呼吸肌的收缩；同时具有气道纤毛清除功能和抗炎作用。口服氨茶碱一般剂量每日 6～10mg/kg，控（缓）释茶碱制剂，可用于夜间哮喘。静脉给药主要应用于重、危症哮喘，静脉注射首次剂量 4～6mg/kg，注射速度不超过 0.25mg/（kg·min），静脉滴注维持量为 0.6～0.8mg/（kg·h），日注射量一般不超过 1.0g。

（3）抗胆碱药：胆碱能受体（M 受体）拮抗剂，有舒张支气管及减少痰液的作用。常用异丙托溴铵吸入或雾化吸入，约 10 分钟起效，维持 4～6 小时；长效抗胆碱药噻托溴铵作用维持时间可达 24 小时。

2. 控制哮喘发作　常用药物如下所述。

（1）糖皮质激素：是当前控制哮喘发作最有效的药物。可分为吸入、口服和静脉用药。吸入治疗是目前推荐长期抗感染治疗哮喘的最常用的方法。常用吸入药物有倍氯米松、氟替卡松、莫米松等，起效慢，通常需规律用药一周以上方能起效。口服药物用于吸入糖皮质激素无效或需要短期加强的患者。有泼尼松、泼尼松龙，起始 30～60mg/d，症状缓解后逐渐减量至 ≤10mg/d。然后停用，或改用吸入剂。在重度或严重哮喘发作时，提倡及早静脉给药。

（2）白三烯（LT）拮抗剂：具有抗炎和舒张支气管平滑肌的作用。常用药物如扎鲁斯特 20mg，每日 2 次，或孟鲁司特 10mg，每日 1 次口服。

（3）其他：色苷酸钠是非糖皮质激素抗炎药物。对预防运动或过敏源诱发的哮喘最为有效。色苷酸钠雾化吸入 3.5～7mg 或干粉吸入 20mg，每日 3～4 次。酮替酚和新一代组胺 H₁ 受体拮抗剂阿司咪唑、曲尼斯特等对轻症哮喘和季节性哮喘有效，也可与 β₂ 受体激动剂联合用药。

### （三）急性发作期的治疗

急性发作的治疗目的是纠正低氧血症，尽快缓解气道阻塞，恢复肺功能，预防进一步恶化或再次发作，防止并发症。一般根据哮喘的分度进行综合性治疗。

1. 轻度　每日定时吸入糖皮质激素（200～500μg 倍氯米松）。出现症状时可间断吸入短效 β₂ 受体激动剂。效果不佳时可加服 β₂ 受体激动剂控释片或小量茶碱控释片（200mg/d），或加用抗胆碱药如异丙托溴铵气雾剂吸入。

2. 中度　每日增加糖皮质激素吸入剂量（500～1 000μg 倍氯米松）；规则吸入 β₂ 受体激动剂或口服其长效药，或联用抗胆碱药，也可加服白三烯拮抗剂，若不能缓解，可持续雾化吸入 β₂ 受体激动剂（或联用抗胆碱药吸入），或口服糖皮质激素（<60mg/d），必要时可静脉注射氨茶碱。

3. 重度至危重度　持续雾化吸入 β₂ 受体激动剂，或合用抗胆碱药；或静脉滴注氨茶碱或沙丁胺醇，加服白三烯拮抗剂。静脉滴注糖皮质激素，常用有琥珀酸氢化可的松（4～6 小时起效，100～400mg/d）、甲泼尼松（2～4 小时起效，80～160mg/d）。地塞米松因在体内半衰期较长、不良反应较多，宜慎用。待病情控制和缓解后，改为口服给药。注意维持水、电解质及酸碱平衡，纠正缺氧，如病情恶化缺氧状态不能改善时，进行机械通气。

### （四）哮喘的长期治疗

哮喘经过急性期治疗后，其症状一般都能得到控制，但哮喘的慢性炎症病理生理改变仍然存在，因此，必须根据哮喘的不同病情程度制定合适的长期治疗方案。

1. 间歇至轻度持续　根据个体差异吸入 β₂ 受体激动剂或口服 β₂ 受体激动剂以控制症状。小剂量茶碱口服也能达到疗效。亦可考虑每日定量吸入小剂量糖皮质激素（≤500μg/d）。在运动或对环境中已知抗原接触前吸入 β₂ 受体激动剂、色苷酸钠或口服 LT 拮抗剂。

2. 中度持续　每日定量吸入糖皮质激素（500～1 000μg/d）。除按需吸入 β₂ 受体激动剂，效果不佳时合用吸入型长效 β₂ 受体激动剂，口服 β₂ 受体激动剂控释片、口服小剂量控释茶碱或 LT 拮抗剂等，亦可同时吸入抗胆碱药。

3. 重度持续 每日吸入糖皮质激素量＞1 000μg/d。应规律吸入 β₂ 受体激动剂或口服 β₂ 受体激动剂、茶碱控释片，或 β₂ 受体激动剂联用抗胆碱药，或合用 LT 拮抗剂口服，若仍有症状，需规律口服泼尼松或泼尼松龙，长期服用者，尽可能将剂量维持于≤10mg/d。

### （五）免疫疗法

分为特异性和非特异性两种，前者又称脱敏疗法（或称减敏疗法）。通常采用特异性变应原（如螨、花粉、猫毛等）作定期反复皮下注射，剂量由低至高，以产生免疫耐受性，使患者脱敏。非特异性免疫疗法，如注射卡介苗、转移因子、疫苗等生物制品抑制变应原反应的过程。目前采用基因工程制备的人重组抗 IgE 单克隆抗体治疗中重度变应性哮喘，已取得较好效果。

## 五、护理评估

询问患者发病原因，是否与接触变应原、受凉、气候变化、精神紧张、妊娠、运动有关；评估患者的临床表现如喘息、呼吸困难、胸闷，或咳嗽的程度、咳痰能力、持续时间、诱发或缓解因素；询问有无哮喘家族史；既往治疗经过，是否进行长期规律的治疗；是否掌握药物吸入技术等。在身体评估方面，注意患者的生命体征、意识状态，有无发绀、大汗淋漓。观察有无辅助呼吸肌参与呼吸，听诊肺部呼吸音，有无哮鸣音；同时，注意对患者呼吸功能试验、动脉血气分析、痰液及胸部 X 线检查等结果的评估。此外，还应注意评估患者的心理状态，有无焦虑、恐惧情绪，有无家庭角色或地位的改变，评估家属对疾病的认知程度及对患者的支持程度、经济状况和社区保健情况。

## 六、常见护理诊断及医护合作性问题

1. 低效性呼吸型态 与支气管痉挛、气道炎症、黏液分泌增加、气道阻力增加有关。
2. 清理呼吸道无效 与支气管痉挛、痰液黏稠及气道黏液栓形成有关。
3. 知识缺乏 缺乏正确使用吸入器的相关知识。
4. 潜在并发症 自发性气胸、纵隔气肿、肺不张。

## 七、护理目标

患者呼吸困难缓解，能进行有效呼吸；痰液能排出；能正确使用雾化吸入器；无并发症发生。

## 八、护理措施

### （一）一般护理

1. 环境与体位 提供安静、舒适、温湿度适宜的环境，保持室内清洁、空气流通。病室不宜布置花草，避免使用羽绒或蚕丝织物。发作时，协助患者采取舒适的半卧位或坐位，或用过床桌使患者伏桌休息，以减轻体力消耗。

2. 饮食护理 大约20%的成年人和50%的哮喘患儿可因不适当饮食而诱发或加重哮喘。护理人员应帮助患者找出与哮喘发作的有关食物。哮喘患者的饮食以清淡、易消化、高蛋白、富含维生素 A、维生素 C、钙食物为主，如哮喘发作与进食某些异体蛋白如鱼、虾、蟹、蛋类、牛奶等有关，应忌食；某些食物添加剂如酒石黄、亚硝酸盐（制作糖果、糕点用于漂白、防腐）也可诱发哮喘发作，应当引起注意。慎用或忌用某些引起哮喘的药物，如阿司匹林或阿司匹林的复方制剂。戒酒、戒烟。哮喘发作时，患者呼吸增快、出汗，极易形成痰栓阻塞小支气管，若无心、肾功能不全时，应鼓励患者饮水 2 000～3 000mL/d，必要时，遵医嘱静脉补液，注意输液速度。

3. 保持身体清洁舒适 哮喘患者常会大量出汗，应每日以温水擦浴，勤换衣服和床单，保持皮肤的清洁、干燥和舒适。协助并鼓励患者咳嗽后用温水漱口，保持口腔清洁。

4. 氧疗护理 重症哮喘患者常伴有不同程度的低氧血症存在，应遵医嘱给予吸氧，吸氧流量为每分钟 1~3L，吸氧浓度一般不超过 40%。为避免气道干燥和寒冷气流的刺激而导致气道痉挛，吸入的氧气应尽量温暖湿润。

### （二）病情观察

观察哮喘发作的前驱症状，如鼻咽痒、喷嚏、流涕、眼痒等黏膜过敏症状；哮喘发作时，观察患者意识状态、呼吸频率、节律、深度及辅助呼吸肌是否参与呼吸运动等，监测呼吸音、哮鸣音变化，监测动脉血气分析和肺功能情况，了解病情和治疗效果。呼吸困难时遵医嘱给予吸氧，注意氧疗效果；哮喘发作严重时，如经治疗病情无缓解，做好机械通气准备工作；加强对急性期患者的监护，尤其在夜间和凌晨易发生哮喘的时间段内，严密观察有无病情变化。

### （三）用药护理

1. $\beta_2$ 受体激动剂　指导患者按医嘱用药，不宜长期规律、单一、大量使用，否则会引起气道 $\beta_2$ 受体功能下调，药物减效；由于本类药物（特别是短效制剂）无明显抗炎作用，故宜与吸入激素等抗炎药配伍使用。口服沙丁胺醇或特布他林时，观察有无心悸、骨骼肌震颤等不良反应。静脉点滴沙丁胺醇注意滴速 2~4μg/min，并注意有无心悸等不良反应。

2. 糖皮质激素　吸入治疗药物全身性不良反应少，少数患者可出现口腔念珠菌感染、声音嘶哑或呼吸道不适，指导患者吸药后必须立即用清水充分漱口以减轻局部反应和胃肠吸收。全身用药应注意肥胖、糖尿病、高血压、骨质疏松、消化性溃疡等不良反应，口服用药宜在饭后服用，以减少对胃肠道黏膜的刺激。气雾吸入糖皮质激素可减少其口服量，当用吸入剂替代口服剂时，通常需同时使用两周后逐步减少口服量，指导患者不得自行减量或停药。

3. 茶碱类　其主要不良反应为胃肠道、心脏和中枢神经系统的毒性反应。氨茶碱用量过大或静脉注射（滴注）速度过快可引起恶心、呕吐、头痛、失眠、心律失常，严重者引起室性心动过速，抽搐乃至死亡。静脉注射时浓度不宜过高，速度不宜过快，注射时间宜在 10 分钟以上，以防中毒症状发生，观察用药后疗效和不良反应，最好在用药中监测血药浓度，其安全有效浓度为 6~15μg/mL。发热、妊娠、小儿或老年有心、肝、肾功能障碍及甲状腺功能亢进者慎用。合用西咪替丁（甲氰咪胍）、喹诺酮类、大环内酯类药物等可影响茶碱代谢而使其排泄减慢，应减少用量。茶碱缓释片或茶碱控释片由于药片有控释材料，不能嚼服，必须整片吞服。

4. 其他　色甘酸钠及尼多酸钠，少数病例可有咽喉不适、胸闷、偶见皮疹，孕妇慎用。抗胆碱药吸入后，少数患者可有口苦或口干感。白三烯调节剂的主要不良反应是较轻微的胃肠道症状，少数有皮疹、血管性水肿、转氨酶升高，停药后可恢复正常。

### （四）吸入器的正确使用

1. 定量雾化吸入器（MDI）　MDI 的使用需要患者协调呼吸动作，正确使用是保证吸入治疗成功的关键。①介绍雾化吸入的器具：根据患者文化层次、学习能力，提供雾化吸入器的学习资料。②MDI 使用方法：打开盖子，摇匀药液，深呼气至不能再呼时，张口，将 MDI 喷嘴置于口中，双唇包住咬口，以慢而深的方式经口吸气，同时以手指按压喷药，至吸气末屏气 10 秒，使较小的雾粒沉降在气道远端，然后缓慢呼气，休息 3 分钟后可再重复使用一次。指导患者反复练习，医护人员演示，直至患者完全掌握。③特殊 MDI 的使用：对不易掌握 MDI 吸入方法的儿童或重症患者，可在 MDI 上加储物罐（spacer），可以简化操作，增加吸入到下呼吸道和肺部的药物量，减少雾滴在口咽部沉积引起刺激，增加雾化吸入疗效。

2. 干粉吸入器　较常用的有蝶式吸入器、都宝装置和准纳器。

（1）蝶式吸入器：指导患者正确将药物转盘装进吸入器中，打开上盖至垂直部位（刺破胶囊），用口唇含住吸嘴用力深吸气，屏气数秒钟。重复上述动作 3~5 次，直至药粉吸尽为止。完全拉出滑盘，再推回原位（此时旋转转盘至一个新囊泡备用）。

（2）都宝装置：使用时移去瓶盖，一手垂直握住瓶体，另一手握住底盖，先右转再向左旋转至听到"喀"的一声。吸入前先呼气，然后含住吸嘴，仰头，用力深吸气，屏气 5~10 秒。

（3）准纳器：使用时一手握住外壳，另一手的大拇指放在拇指柄上向外推动至完全打开，推动滑竿直至听到"咔哒"声，将吸嘴放入口中，经口深吸气，屏气 10 秒。

### （五）心理护理

研究证明，精神因素在哮喘的发生发展过程中起重要作用，培养良好的情绪和战胜疾病的信心是哮喘治疗和护理的重要内容。哮喘患者的心理表现类型多种多样，可有抑郁、焦虑、恐惧、性格的改变（如悲观、失望、孤独、脆弱、躁动、敌对、易于冲动、神经质、自卑等）、社会工作能力的下降（如自信心及适应能力下降、交际减少等）或自主神经紊乱的表现，如多汗、头晕、眼花、食欲减退、手颤、胸闷、气短、心悸等。针对哮喘患者心理障碍的情况，护理人员应体谅和同情患者的痛苦，尤其对于慢性哮喘治疗效果不佳的患者更应关心，给予心理疏导和教育，向患者解释避免不良情绪的重要性，多用鼓励性语言，减轻患者的心理压力，提高治疗的信心和依从性。

### （六）健康指导

1. 疾病知识指导　通过教育使患者能懂得哮喘虽不能彻底治愈，但只要坚持充分的正规治疗，完全可以有效地控制哮喘的发作，即患者可达到没有或仅有轻度症状，能坚持日常工作和学习。

2. 识别和避免触发因素　针对个体情况，指导患者有效控制可诱发哮喘发作的各种因素，如避免摄入引起过敏的食物；室内布局力求简洁，避免使用地毯、种植花草、不养宠物；经常打扫房间，清洗床上用品；避免接触刺激性气体及预防呼吸道感染；避免进食易引起哮喘的食物；避免强烈的精神刺激和剧烈的运动；避免大笑、大哭、大喊等过度换气动作；在缓解期应加强体育锻炼、耐寒锻炼及耐力训练，以增强体质。

3. 自我监测病情　识别哮喘加重的早期情况，学会哮喘发作时进行简单的紧急自我处理方法，学会利用峰流速仪来监测最大呼气峰流速（PEFR），做好哮喘日记，为疾病预防和治疗提供参考资料。峰流速仪是一种可随身携带，能测量 PEFR 的一种小型仪器。使用方法是，取站立位，尽可能深吸一口气，然后用唇齿部分包住口含器后，以最快的速度，用一次最有力的呼气吹动游标滑动，游标最终停止的刻度，就是此次峰流速值。峰流速测定是发现早期哮喘发作最简便易行的方法，在没有出现症状之前，PEFR 下降，提示早期哮喘的发生。

临床实验观察证实，每日测量的 PEFR 与标准的 PEFR 进行比较，不仅能早期发现哮喘发作，还能判断哮喘控制的程度和选择治疗措施。如果 PEFR 经常地、有规律地保持在80% ~ 100%，为安全区，说明哮喘控制理想；如果 PEFR 50% ~ 80%，为警告区，说明哮喘加重，需及时调整治疗方案；如果 PEFR <50%，为危险区，说明哮喘严重，需要立即到医院就诊。

4. 用药指导　哮喘患者应了解自己所用的每种药的药名、用法及使用时的注意事项，了解药物的主要不良反应及如何采取相应的措施来避免。指导患者或家属掌握正确的药物吸入技术。一般先用 $\beta_2$ 受体激动剂，后用糖皮质激素吸入剂。与患者共同制定长期管理、防止复发的计划。坚持定期随访保健，指导正确用药，使药物不良反应减至最少，$\beta_2$ 受体激动剂使用量减至最小，甚至不用也能控制症状。

5. 心理 - 社会指导　保持有规律的生活和乐观情绪，积极参加体育锻炼，最大程度恢复劳动能力，特别向患者说明发病与精神因素和生活压力的关系。动员与患者关系密切的力量，如家人或朋友参与对哮喘患者的管理；为其身心健康提供各方面的支持，并充分利用社会支持系统。

## 九、护理评价

患者呼吸平稳，肺部听诊呼吸音正常，哮鸣音消失。动脉血气检测结果维持在正常范围；患者能摄入足够的液体，痰液稀薄，容易咳出；患者能描述使用吸入器的目的、注意事项、正确掌握使用方法。

（张晓燕）

# 第三章

# 心血管科疾病的护理

## 第一节 高血压

高血压是一种以动脉压升高为主要特征，同时伴有心、脑、肾、血管等靶器官功能性或器质性损害及代谢改变的全身性疾病。我国目前采用的高血压诊断标准是《2005 年中国高血压诊治指南》，是在未用抗高血压药情况下，收缩压≥18.67kPa 和（或）舒张压≥12.0kPa，按血压水平将高血压分为 3 级。收缩压≥18.67kPa 和舒张压 <12.0kPa 单列为单纯性收缩期高血压。患者既往有高血压史，目前正在用抗高血压药，血压虽然低于 18.67/12kPa，亦应该诊断为高血压见表 3 – 1。

表 3 – 1　高血压诊断标准

| 类别 | 收缩压（mmHg） | 舒张压（mmHg） |
| --- | --- | --- |
| 正常血压 | <120 | <80 |
| 正常高值 | 120 ~ 139 | 80 ~ 89 |
| 高血压 | ≥140 | ≥90 |
| 1 级高血压（轻度） | 140 ~ 159 | 90 ~ 99 |
| 2 级高血压（中度） | 160 ~ 179 | 100 ~ 109 |
| 3 级高血压（重度） | ≥180 | ≥110 |
| 单纯收缩期高血压 | ≥140 | <90 |

注：若患者的收缩压与舒张压分属不同的级别时，则以较高的分级为准。单纯收缩期高血压也可按照收缩压水平分为 1、2、3 级。

临床上高血压见于两类疾病，第一类为原发性高血压，又称高血压病，是一种以血压升高为主要临床表现而病因尚不明确的独立疾病（占所有高血压病患者的 90% 以上）。第二类为继发性高血压，又称症状性高血压，在这类疾病中病因明确，高血压是该种疾病的临床表现之一，血压可暂时性或持续性升高，如继发于急慢性肾小球肾炎、肾动脉狭窄等肾疾病之后的肾性高血压；继发于嗜络细胞瘤等内分泌疾病之后的内分泌性高血压；继发于脑瘤等疾病之后的神经源性高血压等。下面主要介绍原发性高血压。

## 一、病因和发病机制

### （一）病因

高血压的病因尚未完全明了，可能与下列因素有关。

（1）遗传因素：调查表明，60% 左右的高血压病患者均有家族史，但遗传的方式未明。某些学者认为属单基因常染色体显性遗传，但也有学者认为属多基因遗传。

（2）环境因素：包括饮食习惯（如饮食中热能过高以至肥胖或超重，高盐饮食等）、职业、噪声、吸烟、气候改变、微量元素摄入不足和水质硬度等。

（3）神经精神因素：缺少运动或体力活动，精神紧张或情绪创伤与本病的发生有一定的关系。

## （二）发病机制

有关高血压的发病原理的学说较多，包括精神神经源学说、内分泌学说、肾源学说、遗传学说及钠盐摄入过多学说等。各种学说各有其根据，综合起来认为高级神经中枢功能失调在发病中占主导地位，体液、内分泌因素、肾脏及钠盐摄入过多也参与本病的发病过程。

外界环境的不良刺激及某些不利的内在因素，引起剧烈、反复、长时间的精神紧张和情绪波动，导致大脑皮质功能障碍和下丘脑神经内分泌中枢功能失调。由此可通过下列几条途径促使周围小动脉痉挛，进而形成高血压：①皮质下血管舒缩中枢形成了以血管收缩神经冲动占优势的兴奋灶，引起细小动脉痉挛，外周血管阻力增加，血压增高。②大脑皮质功能失调可引起神经垂体释放更多的血管升压素，后者可直接引起小动脉痉挛，也可通过肾素－醛固酮系统，引起钠潴留，进一步促使小动脉痉挛。③大脑皮质功能失调也可引起垂体前叶促肾上腺皮质激素（ACTH）和肾上腺皮质激素分泌增加，促使钠潴留。④大脑皮质功能失调还可引起肾上腺髓质激素分泌增多，后者可直接引起小动脉痉挛，也可通过增加心排血量进一步加重高血压。

# 二、临床表现

## （一）一般表现

大多数的高血压患者在血压升高早期仅有轻微的自觉症状，如头痛、头晕、失眠、耳鸣、烦躁、工作和学习精力不易集中，容易出现疲劳等。

## （二）并发症

并发症有疼痛或出现颈背部肌肉酸痛紧张感。血压持久升高可导致心、脑、肾、血管等靶器官受损的表现。当出现心慌、气促、胸闷、心前区疼痛时表明心脏已受累；出现尿频、多尿、尿液清淡时表明肾脏受累；如果高血压患者突然出现神志不清、呼吸深沉不规则、大小便失禁等提示可能发生脑出血；如果是逐渐出现一侧肢体活动不利、麻木甚至麻痹应当怀疑是否有脑血栓的形成。

## （三）高血压危险度分层

根据心血管危险因素和靶器官受损的情况分为低危、中危、高危、很高危组。

（1）低危组：男性年龄＜55岁、女性年龄＜65岁，高血压1级、无其他危险因素者，属低危组。典型情况下，10年随访中患者发生主要心血管事件的危险＜15%。

（2）中危组：高血压2级或1～2级同时有1～2个危险因素，患者应否给予药物治疗，开始药物治疗前应经多长时间的观察，医生需予十分缜密的判断。典型情况下，该组患者随后10年内发生主要心血管事件的危险15%～20%，若患者属高血压1级，兼有一种危险因素，10年内发生心血管事件危险约15%。

（3）高危组：高血压水平属1级或2级，兼有3种或更多危险因素、兼患糖尿病或靶器官损害或高血压水平3级但无其他危险因素患者属高危组。典型情况下，他们随后10年间发生主要心血管事件的危险20%～30%。

（4）很高危组：高血压3级同时有1种以上危险因素或兼患糖尿病或靶器官损害，或高血压1～3级并有临床相关疾病。典型情况下，随后10年间发生主要心血管事件的危险≥30%，应迅速开始最积极的治疗。

## （四）几种特殊高血压类型

1. 高血压危象　在高血压疾病发展过程中，因为劳累、紧张、精神创伤、寒冷所诱发，出现烦躁不安、心慌、多汗、手足发抖、面色苍白、异常兴奋等临床表现，可伴有心绞痛、心力衰竭，也可伴有高血压脑病的临床表现。血压升高以收缩压升高为主，往往收缩压＞26.66kPa。

2. 高血压脑病　在高血压疾病发展过程中，因为劳累、紧张、情绪激动等诱发，急性脑血液循环障碍，引起脑水肿和颅内压增高，出现头痛、呕吐、烦躁不安、心跳慢，视物模糊、意识障碍甚至昏迷等临床表现。血压升高以舒张压升高为主，往往舒张压 > 16.0kPa。

3. 恶性高血压　又称急进性高血压，是指舒张压和收缩压均显著增高，病情进展迅速，常伴有视网膜病变，多见于青年人，常常出现头晕、头痛、视物模糊、心慌、气短、体重减轻等临床表现，舒张压常 > 17.33kPa，易并发心、脑、肾等重要脏器的严重并发症，短时间内可因肾衰竭而死亡。

# 三、治疗

## （一）药物治疗

临床上常用的降压药物主要有六大类：利尿药、α – 受体阻断药、钙通道阻滞药（CCBs）、血管紧张素转换酶抑制药（ACEI）、β – 受体阻断药及血管紧张素 Ⅱ 受体拮抗药（ARBs）。临床试验结果证实几种降血压药物，均能减少高血压并发症。

1. 治疗目标　抗高血压治疗的最终目标是减少心血管和肾脏疾病的发病率和病死率。多数高血压患者，特别是 50 岁以上者 SBP 达标时，DBP 也会达标，治疗重点应放在 SBP 达标上。普通高血压患者降至 18.7/12.0kPa 以下，糖尿病、肾病等高危患者降压目标是 < 17.3/10.7kPa 以下，老年高血压患者的收缩压降至 20.0kPa 以下。

需要说明的是，降压目标是 18.7/12.0kPa 以下，而不仅仅是达到 18.7/12.0kPa。如患者耐受，还可进一步降低，如对年轻高血压患者可降至 17.3/10.7kPa 或 16.0/10.7kPa。

2. 治疗原则　高血压的治疗应全面考虑患者的血压升高水平、并存的危险因素、临床情况，及靶器官损害，确定合理的治疗方案。对不同危险等级的高血压患者应采用不同的治疗原则。选择抗高血压药物时应考虑对其他伴随疾病存在有利和不利的影响。

（1）潜在的有利影响：噻嗪类利尿药有助于延缓骨质疏松患者的矿物质脱失。β 受体阻断药可治疗心房快速房性心律失常或心房颤动，偏头痛，甲状腺功能亢进（短期应用），特发性震颤或手术期高血压。CCBs 治疗雷诺综合征和某些心律失常。α 受体阻断药可治疗前列腺疾病。

（2）潜在的不利影响：噻嗪类利尿药慎用于痛风或有明显低钠血症史的患者。β 受体阻断药禁用于哮喘、变应性气管疾病、二度或三度心脏传导阻滞。ACEI 和 ARBs 不适于准备怀孕的妇女，禁用于孕妇。ACEI 不适于有血管性水肿病史的患者。醛固酮拮抗药和保钾利尿药会导致高钾血症，应避免用于服药前血清钾超过 5.0mEq/L 的患者。

3. 治疗的有效措施　如下所述。

（1）降低高血压患者的血压水平是预防脑卒中及冠心病的根本，只要降低高血压患者的血压水平，就对患者有益处。

（2）由于大多数高血压患者需要两种或以上药物联合应用才能达到目标血压，故提倡小剂量降压药的联合应用或固定剂量复方制剂的应用。

（3）利尿药、β 受体阻断药、ACE 抑制药、钙通道阻滞药、血管紧张素受体拮抗药及小剂量复方制剂均可作为初始或维持治疗高血压的药物。

（4）推荐应用每日口服 1 次，降压效果维持 24h 的降压药，强调长期有规律的抗高血压治疗，达到有效、平稳、长期控制的要求。

## （二）非药物治疗

非药物治疗是高血压的基础治疗，主要通过改善不合理的生活方式，减低危险因素水平，进而使血压水平下降。对 1 级高血压患者，仅通过非药物治疗就有可能使血压降至正常水平。对于必须接受药物治疗的 2、3 级高血压患者，非药物治疗可以提高药物疗效，减少药物用量，从而降低药物的不良反应，减少治疗费用（表 3 – 2）。

表 3-2 防治高血压的非药物措施

| 措施 | 目标 | 收缩压下降范围 |
| --- | --- | --- |
| 减重 | 减少热量，膳食平衡，增加运动，BMI 保持 20~24kg/m² | 0.67~2.66kPa/减重10kg |
| 膳食限盐 | 北方首先将每人每日平均食盐量降至 8g，以后再降至 6g，南方可控制在 6g 以下 | 0.27~1.06kPa |
| 减少膳食脂肪 | 总脂肪量<总热量的 30%，饱和脂肪量<10%，增加新鲜蔬菜每日 400~500g，水果 100g，肉类 50~100g，鱼虾类 50g，蛋类每周 3~4 枚，奶类每日 250g，每日食油 20~25g，少吃糖类和甜食 | - |
| 增加及保持适当体力活动 | 一般每周运动 3~5 次，每次持续 20~60min，如运动后自我感觉良好，且保持理想体重，则表明运动量和运动方式合适 | 0.53~1.20kPa |
| 保持乐观心态，提高应激能力 | 通过宣教和咨询，提高人群自我防病能力，提倡选择适合个体的体育、绘画等文化活动，增加老年人社交机会，提高生活质量 | - |
| 戒烟、限酒 | 不吸烟；不提倡饮酒，如饮酒，男性每日饮酒精量不超过 25g，即葡萄酒小于 100~150mL（相当于 2~3 两），或啤酒小于 250~500mL（相当于 0.5~1 斤），或白酒小于 25~50mL（相当于 0.5~1 两）；女性则减半量，孕妇不饮酒。不提倡饮高度烈性酒。高血压及心脑血管病患者应尽量戒酒 | 0.27~0.53kPa |

注：BMI：体重指数 = 体重/身高²（kg/m²）。

### （三）特殊人群高血压治疗方案

1. 老年高血压 65 岁以上的老年人中 2/3 以上有高血压，老年人降压治疗强调平缓降压，应给予长效制剂，对可耐受者应尽可能降至 18.7/12.0kPa 以下，但舒张压不宜低于 8.0kPa，否则是预后不佳的危险因素。

2. 糖尿病 常并发血脂异常、直立性低血压、肾功能不全、冠心病，选择降压药应兼顾或至少不加重这些异常。

3. 冠心病 高血压并发冠心病的患者发生再次梗死或猝死的机会要高于不并发高血压的冠心病患者，它们均与高血压有直接关系，应积极治疗。研究显示，伴有冠心病的高血压患者，不论选用 β-受体阻断药还是钙通道阻滞药，作为控制血压的一线药物，最后结果是一样的。

4. 脑血管病 对于病情稳定的非急性期脑血管病患者，血压水平应控制在 18.7/12.0kPa 以下。急性期脑血管病患者另作别论。

5. 肾脏损害 血肌酐<221μmol/L，首选 ACEI，因其对减少蛋白尿及延缓肾病变的进展有利；血肌酐>265μmol/L 应停用 ACEI，可选择钙通道阻滞药、α 受体阻断药、β 受体阻断药。伴有肾脏损害或有蛋白尿的患者（24h 蛋白尿>1g），控制血压宜更严格。

6. 妊娠高血压 因妊娠早期的血管扩张作用，在妊娠 20 周前，轻度高血压的患者不需药物治疗，从 16 周至分娩通常使用的较为安全的药物包括：甲基多巴、β 受体阻滞药、肼屈嗪（短期），降低所有的心血管危险因素，须停止吸烟。改变生活方式产生的效果与量和时间有关，某些人的效果更好。

## 四、高血压病常见护理问题

### （一）疼痛：头痛

1. 相关因素 与血压升高有关。

2. 临床表现 头部疼痛。

3. 护理措施 如下所述。

（1）评估患者头痛的情况，如头痛程度（长海痛尺）、持续时间、是否伴有恶心、呕吐、视物模糊等伴随症状。

（2）尽量减少或避免引起或加重头痛的因素，保持病室环境安静，减少探视，护理人员做到操作轻、说话轻、走路轻、关门轻，保证患者有充足的睡眠。

（3）向患者讲解引起头痛的原因，嘱患者合理安排工作和休息，避免劳累、精神紧张、情绪激动等，戒烟、酒。

（4）指导患者放松的技巧，如听轻音乐、缓慢呼吸等。

（5）告知患者控制血压稳定和坚持长期、规律服药的重要性，加强患者的服药依从性。

## （二）活动无耐力

1. 相关因素　与并发心力衰竭有关。

2. 临床表现　乏力，轻微活动后即感呼吸困难、无力等。

3. 护理措施　如下所述。

（1）告知患者引起乏力的原因，尽量减少增加心脏负担的因素，如剧烈活动等。

（2）评估患者心功能状态，评估患者活动情况，根据患者心功能情况制定合理的活动计划。督促患者坚持动静结合，循序渐进增加活动量。

（3）嘱患者一旦出现心慌、呼吸困难、胸闷等情况应立即停止活动，保证休息，并以此作为最大活动量的指征。

## （三）有受伤的危险

1. 相关因素　与头晕、视物模糊有关。

2. 临床表现　头晕、眼花、视物模糊，严重时可出现晕厥。

3. 护理措施　如下所述。

（1）警惕急性低血压反应：避免剧烈运动、突然改变体位，改变体位时动作应缓慢，特别是夜间起床时；服药后不要站立太久，因为长时间的站立会使腿部血管扩张，血流增加，导致脑部供血不足；避免用过热的水洗澡，防止周围血管扩张导致晕厥。

（2）如出现晕厥、恶心、乏力时应立即平卧，头低足高位，促进静脉回流，增加脑部的血液供应。上厕所或外出应有人陪伴，若头晕严重应尽量卧床休息，床上大小便。

（3）避免受伤：活动场所应灯光明亮，地面防滑，厕所安装扶手，房间应减少障碍物。

（4）密切检测血压的变化，避免血压过高或过低。

## （四）执行治疗方案无效

1. 相关因素　与缺乏相应治疗知识和治疗长期性、复杂性有关。

2. 临床表现　不能遵医嘱按时服药。

3. 护理措施　如下所述。

（1）告知患者按时服药的重要性，不能血压正常时就自行停药。

（2）嘱患者定期门诊随访，监测血压控制情况。

（3）坚持服药的同时还要注意观察药物的不良反应，如使用利尿药时应注意监测血钾水平，防止低血钾；用 β-受体阻断药应注意其抑制心肌收缩力、心动过缓、支气管痉挛、低血糖等不良反应；使用血管紧张素转换酶（ACE）抑制应注意其头晕、咳嗽、肾功能损害等不良反应。

## （五）潜在并发症：高血压危重症

1. 相关因素　与血压短时间突然升高有关。

2. 临床表现　在高血压病程中，患者血压显著升高，出现头痛、烦躁、心悸、气急、恶心、呕吐、视物模糊等。

3. 护理措施　如下所述。

（1）患者应进入加强监护室，绝对卧床休息，避免一切不良刺激，保证良好的休息环境。持续监测血压和尽快应用适合的降压药。

（2）安抚患者，做好心理护理，严密观察患者病情变化。

（3）迅速减压，静脉输注降压药，1h 使平均动脉血压迅速下降但不超过 25%，在以后的 2~6h 内血压降至 21.33（13.33~14.67）kPa。血压过度降低可引起肾、脑或冠脉缺血。如果这样的血压水平可耐受和临床情况稳定，在以后 24~48h 逐步降低血压达到正常水平。

（4）急症常用降压药有硝普钠（静脉注射）、尼卡地平、乌拉地尔、二氮嗪、肼屈嗪、拉贝洛尔、艾司洛尔、酚妥拉明等。用药时注意效果及有无不良反应，如静滴硝酸甘油等药物时应注意监测血压变化。

（5）向患者讲明遵医嘱按时服药，保证血压稳定的重要性，争取患者及家属的配合。

（6）告知患者如出现血压急剧升高、剧烈头痛、呕吐等不适应及时来院就诊。

（7）协助生活护理，勤巡视病房，勤询问患者的生活需要。

# 五、健康教育

高血压的健康教育就是根据文化、经济、环境和地理的差异，针对不同的目标人群采用多种形式进行信息的传播，公众教育应着重于宣传高血压的特点、原因和并发症的有关知识；它的可预防性和可治疗性，及生活方式在高血压的预防和治疗中的作用。尤其应针对不同人群开展不同内容的健康教育。

## （一）随访教育

1. 教育诊断　确定患者的目前行为状况、知识、技能水平和学习能力、态度和信念及近期内患者首先要采取改变的问题。

2. 咨询指导　指导要具体化，行为改变从小量开始，多方面的参与支持，从各方面给患者持续的、一致的、正面的健康信息，可加强患者行为的改变。要加强家庭和朋友的参与。

3. 随访和监测　定期随访患者，及时评价和反馈，并继续设定下一步的目标，可使患者改变的行为巩固和持续下去。一旦开始应用抗高血压药物治疗，多数患者应每月随诊，调整用药直至达到目标血压。2 级高血压或有复杂并发症的患者应增加随访的次数。每年至少监测 1 或 2 次血钾和肌酐。如血压已达标并保持稳定，可每隔 3~6 个月随访 1 次。如有伴随疾病如心力衰竭，或并发其他疾病如糖尿病，或实验室检查的需要均会影响随诊的频率。其他的心血管危险因素也应达到相应的治疗目标，并大力提倡戒烟。由于未控制的高血压患者服用小剂量阿司匹林脑出血的危险增加，只有在血压控制的前提下，才提倡小剂量阿司匹林治疗。

## （二）饮食指导

在利尿药及其他降压药问世以前，高血压的治疗主要以饮食为主，随着药物学的发展，饮食治疗逐渐降至次要地位。然而近年来关于高血压病病因和发病机制的研究又促进人们重新评价营养在本病防治中的重要作用。其主要原因是由于：第一，高血压病作为一种常见病，其发生与环境因素，特别是与营养因素密切相关；第二，现有的各种降压药物均有一定的不良反应，而营养治疗不仅具有一定的疗效，而且合乎生理，因此更适宜于大规模人群的防治。

1. 营养因素在高血压病防治中的作用　如下所述。

（1）钠和钾的摄入与高血压病的发病和防治有关：第一，流行病学方面大量资料表明，高血压病的发病率与居民膳食中钠盐摄入量呈显著正相关；第二，临床观察发现，不少轻度高血压患者，只需中度限制钠盐摄入，即可使其血压降至正常范围。即使是重度或顽固性高血压病患者，低盐饮食也常可增加药物疗效，减少用药剂量。第三，动物实验表明，钠盐摄入过多可使小鸡和大鼠形成高血压，血压增高的程度与盐量成正比。进一步研究还表明，钠盐对血压的影响与遗传因素有关。通过近亲交配所产生的对盐敏感的大鼠，即使喂以钠盐不高的饲料，也可产生高血压。钠盐摄入过多引起高血压的机制尚未明了。据认为可能与细胞外液扩张，心排血量增加，组织过分灌注，以至造成周围血管阻力增加和血压增高。有人发现高血压患者小动脉中每单位干重所含钠盐较正常人为高，这可使动脉壁增厚，血管阻力增加，也可使血管的舒缩性发生改变。

钾不论动物实验或人体观察均提示其具有对抗钠所引起的不利作用。临床观察表明，氯化钾可使血压呈规律性下降，而氯化钠则可使之上升。

（2）水质硬度和微量元素：软水地区高血压的发病率较硬水地区为高，这可能与微量元素镉有关。动物实验已证明，镉可引起大鼠的高血压，而当用镉的螯合剂时则可使其逆转。上海市高血压病研究所发现不论健康人或高血压患者的血压增高与血中镉含量的对数呈正相关。锌具有对抗镉的作用，其含量降低可使血压升高。此外，也有报道提到镁对高血压患者有扩张血管作用，能使大多数类型患者的心排血量增加。

（3）其他因素：包括热能、蛋白质、糖类和脂肪等也与本病的发生和防治有一定的联系。

2. 防治措施　如下所述。

（1）限制钠盐摄入：健康成人每天钠的需要量仅为 200mg（相当于 0.5g 食盐）。WHO 建议每人每日食盐量不超过 6g。我国膳食中约 80% 的钠来自烹调或含盐高的腌制品，因此限盐首先要减少烹调用盐及含盐高的调料，少食各种咸菜及盐腌食品。根据 WHO 的建议，北方居民应减少日常用盐一半，南方居民减少 1/3。

（2）减少膳食脂肪，补充适量优质蛋白质：有流行病学资料显示，即使不减少膳食中的钠和不减重，如果将膳食脂肪控制在总热量 25% 以下，P/S 比值维持在 1，连续 40d 可使男性 SBP 和 DBP 下降 12%，女性下降 5%。有研究表明每周吃鱼 4 次以上与吃鱼最少的相比，冠心病发病率减少 28%。

建议改善动物性食物结构，减少含脂肪高的猪肉，增加含蛋白质较高而脂肪较少的禽类及鱼类。蛋白质占总热量 15% 左右，动物蛋白占总蛋白质 20%。蛋白质质量依次为：奶、蛋；鱼、虾；鸡、鸭；猪、牛、羊肉；植物蛋白，其中豆类最好。

（3）注意补充钾和钙：研究资料表明钾与血压呈明显负相关，中国膳食低钾、低钙，因此要增加含钾多、含钙高的食物，如绿叶菜、鲜奶、豆类制品等。这一点在使用利尿药，特别是当血钾含量偏低时尤为重要。

（4）多吃蔬菜和水果：增加蔬菜或水果摄入，减少脂肪摄入可使 SBP 和 DBP 有所下降。素食者比肉食者有较低的血压，其降压的作用可能基于水果、蔬菜、食物纤维和低脂肪的综合作用。人类饮食应以素食为主，适当肉量最理想。

（5）限制饮酒：尽管有研究表明非常少量饮酒可能减少冠心病发病的危险，但是饮酒和血压水平及高血压患病率之间却呈线性相关，大量饮酒可诱发心脑血管事件发作。因此不提倡用少量饮酒预防冠心病，提倡高血压患者应戒酒，因饮酒可增加服用降压药物的耐药性。如饮酒，建议每日饮酒量应为少量，男性饮酒的酒精不超过 25g，即葡萄酒小于 100～150mL，或啤酒小于 250～500mL，或白酒小于 25～50mL；女性则减半量，孕妇不饮酒。不提倡饮高度烈性酒。WHO 对酒的新建议是越少越好。

## （三）心理护理

1. 评估患者　通过问诊了解患者的家庭、社会、文化状况及行为，分析患者的心理，向患者解释造成高血压最主要的原因及疾病的转归，再向患者说明高血压可以控制，甚至可以治愈，从而以增强患者战胜疾病的信心。

2. 克服心理障碍　针对中年高血压患者存在的不良心理进行施护。麻痹大意心理：自以为年轻，身强力壮，采取无所谓的态度。针对这种心理首先要唤起患者对疾病的重视，使之认识到防治高血压的重要性，在调养方法和注意事项上给予正确的引导，使之配合医师治疗，同时给患者制定个体化健康教育计划，并调动家属参与治疗活动，配合医护完成治疗任务，使之早日康复；焦虑、紧张、恐惧心理：一些患者，认为得了高血压就是终身疾病，而且还会得心脑血管病，于是，久而久之产生焦虑恐惧心理。采取的措施是暗示诱导，应诱导患者使其注意力从一个客体转移到另一个客体，从而打破原来心理上存在的恶性循环，保持乐观情绪，轻松愉快地接受治疗，以达到防病治病的目的。

## （四）正确测量血压

血压测量是诊断高血压及评估其严重程度的主要手段，目前主要用以下 3 种方法。

1. 诊所血压　是目前临床诊断高血压和分级的标准方法，由医护人员在标准条件下按统一的规范进行测量。具体要求如下。

（1）选择符合计量标准的水银柱血压计或者经国际标准（BHS和AAMD）检验合格的电子血压计进行测量。

（2）使用大小合适的袖带，袖带气囊至少应包裹80%上臂。大多数人的臂围25～35cm，应使用长35cm、宽12～13cm规格气囊的袖带；肥胖者或臂围大者应使用大规格袖带；儿童使用小规格袖带。

（3）被测量者至少安静休息5min，在测量前30min内禁止吸烟或饮咖啡，排空膀胱。

（4）被测量者取坐位，最好坐靠背椅，裸露右上臂，上臂与心脏处在同一水平。如果怀疑外周血管病，首次就诊时应测量左、右上臂血压。特殊情况下可以取卧位或站立位。老年人、糖尿病患者及出现直立性低血压情况者，应加测直立位血压。直立位血压应在卧位改为直立位后1min和5min时测量。

（5）将袖带缚于被测者的上臂，袖带的下缘应在肘弯上2.5cm，松紧适宜。将听诊器探头置于肱动脉搏动处。

（6）测量时快速充气，使气囊内压力达到桡动脉搏动消失后再升高30mmHg（4.0kPa），然后以恒定的速率（0.3～0.8kPa/s）缓慢放气。在心率缓慢者，放气速率应更慢些。获得舒张压读数后，快速放气至零。

（7）在放气过程中仔细听取柯氏音，观察柯氏音第Ⅰ时相（第一音）和第Ⅴ时相（消失音）水银柱凸面的垂直高度。收缩压读数取柯氏音第Ⅰ时相，舒张压读数取柯氏音第Ⅴ时相。<12岁儿童、妊娠妇女、严重贫血、甲状腺功能亢进、主动脉瓣关闭不全及柯氏音不消失者，以柯氏音第Ⅳ时相（变音）定为舒张压。

（8）血压单位在临床使用时采用毫米汞柱（mmHg），在我国正式出版物中注明毫米汞柱与千帕斯卡（kPa）的换算关系，1mmHg＝0.133kPa。

（9）应相隔1～2min重复测量，取2次读数的平均值记录。如果收缩压或舒张压的2次读数相差0.67kPa以上，应再次测量，取3次读数的平均值记录。

2.自测血压　对于评估血压水平及严重程度，评价降压效应，改善治疗依从性，增强治疗的主动参与，自测血压具有独特优点。且无白大衣效应，可重复性较好。目前，患者家庭自测血压在评价血压水平和指导降压治疗上已经成为诊所血压的重要补充。然而，对于精神焦虑或根据血压读数常自行改变治疗方案的患者，不建议自测血压。推荐使用符合国际标准的上臂式全自动或半自动电子血压计，正常上限参考值为18.0/11.3kPa。应注意患者向医生报告自测血压数据时可能有主观选择性，即报告偏差，患者有意或无意选择较高或较低的血压读数向医师报告，影响医师判断病情和修改治疗。有记忆存储数据功能的电子血压计可克服报告偏差。血压读数的报告方式可采用每周或每月的平均值。家庭自测血压低于诊所血压，家庭自测血压18.0/11.3kPa相当于诊所血压18.7/12.0kPa。对血压正常的人建议定期测量血压（20～29岁，每2年测1次；30岁以上每年至少1次）。

3.动态血压　如下所述。

（1）动态血压监测能提供日常活动和睡眠时血压的情况：动态血压监测提供评价在无靶器官损害的情况下（白大衣效应）高血压的可靠证据，也有助于评估明显耐药的患者，抗高血压药物引起的低血压综合征，阵发性高血压及自主神经功能失调。动态血压测值常低于诊所血压测值。通常高血压患者清醒时血压≥18.0/11.3kPa，睡眠时≥16.0/10.0kPa。动态血压监测值与靶器官损害的相关性优于诊所血压。动态血压监测能提供血压升高占测量总数的百分比、整体血压负荷及睡眠时血压降低的程度。大多数人在夜间血压下降10%～20%，如果不存在这种血压下降现象，则其发生心血管事件的危险会增加。

（2）动态血压测量应使用符合国际标准的监测仪：动态血压的正常值推荐以下国内参考标准，24h平均值<17.3/10.7kPa，白昼平均值<18.0/11.3kPa，夜间平均值<16.7/10.0kPa。正常情况下，夜间血压均值比白昼血压值低10%～15%。

（3）动态血压监测在临床上可用于诊断白大衣性高血压、隐蔽性高血压、顽固难治性高血压、发作性高血压或低血压，评估血压升高严重程度，但是目前主要仍用于临床研究，例如评估心血管调节机制、预后意义、新药或治疗方案疗效考核等，不能取代诊所血压测量。

（4）动态血压测量时应注意以下问题：①测量时间间隔应设定一般为每 30min 测 1 次。可根据需要而设定所需的时间间隔。②指导患者日常活动，避免剧烈运动。测血压时患者上臂要保持伸展和静止状态。③若首次检查由于伪迹较多而使读数 <80% 的预期值，应再次测量。④可根据 24h 平均血压，日间血压或夜间血压进行临床决策参考，但倾向于应用 24h 平均血压。

### （五）适量运动

1. 运动的作用　运动除了可以促进血液循环，降低胆固醇的生成外，并能增强肌肉、骨骼，减少关节僵硬的发生，还能增加食欲，促进肠胃蠕动、预防便秘、改善睡眠。

2. 运动的形式　最好养成持续运动的习惯，对中老年人应包括有氧、伸展及增强肌力练习 3 类，具体项目可选择步行、慢跑、太极拳、门球、气功等。

3. 运动强度的控制　每个参加运动的人特别是中老年人和高血压患者在运动前最好了解一下自己的身体状况，以决定自己的运动种类、强度、频度和持续运动时间。运动强度必须因人而异，按科学锻炼的要求，常用运动强度指标可用运动时最大心率达到 180（或 170）减去年龄，如 50 岁的人运动心率为 120 ~ 130 次/min，如果求精确则采用最大心率的 60% ~ 85% 作为运动适宜心率，需在医师指导下进行。运动频度一般要求每周 3 ~ 5 次，每次持续 20 ~ 60min 即可，可根据运动者身体状况和所选择的运动种类及气候条件等而定。

### （六）在医生指导下正确用药

1. 减药　高血压患者一般须终身治疗。患者经确诊为高血压后若自行停药，其血压（或迟或早）终将回复到治疗前水平。但患者的血压若长期控制，可以试图小心、逐步地减少服药数或剂量。尤其是认真地进行非药物治疗，密切地观察改进生活方式进度和效果的患者。患者在试行这种"逐步减药"时，应十分仔细地监测血压。

2. 记录　一般高血压病患者的治疗时间长达数十年，治疗方案会有多次变换，包括药物的选择。最好建议患者详细记录其用过的治疗药物及疗效。医生则更应为经手治疗的患者保存充分的记录，随时备用。

3. 剂量的调整　对大多数非重症或急症高血压，要寻找其最小有效耐受剂量药物，也不宜降压太快。故开始给小剂量药物，经 1 个月后，如疗效不够而不良反应少或可耐受，可增加剂量；如出现不良反应不能耐受，则改用另一类药物。随访期间血压的测量应在每天的同一时间，对重症高血压，须及早控制其血压，可以较早递增剂量和合并用药。随访时除患者主观感觉外，还要做必要的化验检查，以了解靶器官状况和有无药物不良反应。对于非重症或急症高血压，经治疗血压长期稳定达 1 年以上，可以考虑减少剂量，目的为减少药物的可能不良反应，但以不影响疗效为前提。

（1）选择针对性强的降血压药：降血压药物品种很多，个体差异很大，同一种药物不同的患者服用后的效果会因人而异。对医生开的降血压药，护理人员和患者必须了解药物的名称、作用、剂量、用法、不良反应等，并遵照医嘱按时服药。

（2）合适的剂量：一般由小剂量开始，逐渐调整到合适的剂量。晚上睡觉前的治疗剂量，尤其要偏小，因入睡后如果血压降得太低，则易出现脑动脉血栓形成。药品剂量不能忽大忽小，否则血压波动太大，会造成实质性脏器的损伤。

（3）不能急于求成：如血压降得太低，常会引起急性缺血性脑血管病和心脏缺血性疾病的发生。

（4）不要轻易中断治疗：应用降血压药过程中，症状改善后，仍需坚持长期服药，也不可随意减少剂量，必须听从医生的治疗安排。

（5）不宜频繁更换降血压药物：各种降血压药，在人体内的作用时间不尽相同，更换降血压药时，往往会引起血压的波动，换降血压药必须在医生指导下进行，不宜多种药合用，以避免药物不良反应。

（6）患痴呆症或意识不清的老人，护理人员必须协助服药，并帮助管理好药物，以免发生危险。

（7）注意观察不良反应，必要时，采取相应的防范措施：若患者突然出现头痛、多汗、恶心、呕吐、烦躁、心慌等症状，家人协助患者立即平卧抬高头部，用湿毛巾敷在头部；测量血压，若血压过高，应用硝苯地平嚼碎舌下含服等，以快速降血压；如果半小时后血压仍不下降，且症状明显，应立即去医院就诊。

（崔素荣）

# 第二节 心绞痛

心绞痛（angina pectoris）是冠状动脉供血不足，心肌急剧的、暂时的缺血与缺氧引起的综合征。其特点为阵发性的前胸压榨性疼痛感觉，主要位于胸骨后部，可放射至左上肢，常发生于劳累或情绪激动时，持续数分钟，休息或服用硝酸酯制剂后消失。本病多见于男性，多数患者在40岁以上，劳累、情绪激动、饱食、受寒、阴雨天气、急性循环衰竭等为常见的诱因。

## 一、病因

1. 基本病因　对心脏予以机械性刺激并不引起疼痛，但心肌缺血、缺氧则引起疼痛。当冠状动脉的"供血"与心肌的"需氧"出现矛盾，冠状动脉血流量不能满足心肌代谢需要时，引起心肌急剧的、暂时的缺血、缺氧时，即产生心绞痛。

2. 其他病因　除冠状动脉粥样硬化外，主动脉瓣狭窄或关闭不全、梅毒性主动脉炎、肥厚性心肌病、先天性冠状动脉畸形、风湿性冠状动脉炎，都可引起冠状动脉在心室舒张期充盈障碍，引发心绞痛。

## 二、临床表现与诊断

### （一）临床表现

1. 心绞痛

（1）部位：典型心绞痛主要在胸骨体上段或中段之后，可波及心前区，有手掌大小范围，可放射至左肩、左上肢前内侧，达无名指和小指；不典型心绞痛疼痛可位于胸骨下段、左心前区或上腹部，放射至颈、下颌、左肩胛部或右前胸。

（2）性质：胸痛为压迫、发闷，或紧缩性，也可有烧灼感。发作时，患者往往不自觉地停止原来的活动，直至症状缓解。

（3）诱因：典型的心绞痛常在相似的条件下发生。以体力劳累为主，其次为情绪激动。登楼、平地快步走、饱餐后步行、逆风行走，甚至用力大便或将臂举过头部的轻微动作，暴露于寒冷环境、进冷饮、身体其他部位的疼痛，及恐怖、紧张、发怒、烦恼等情绪变化，都可诱发。晨间痛阈低，轻微劳力如刷牙、剃须、步行即可引起发作；上午及下午痛阈提高，则较重的劳力亦可不诱发。

（4）时间：疼痛出现后常逐步加重，然后在3~5min内逐渐消失，一般在停止原活动后缓解。一般为1~15min，多数3~5min，偶可达30min的，可数天或数星期发作1次，亦可1日内发作多次。

（5）硝酸甘油的效应：舌下含用硝酸甘油片如有效，心绞痛应于1~2min内缓解，对卧位型心绞痛，硝酸甘油可能无效。在评定硝酸甘油的效应时，还要注意患者所用的药物是否已经失效或接近失效。

2. 体征　平时无异常体征，心绞痛发作时常见心律增快、血压升高、表情焦虑、皮肤冷或出汗，有时出现第四或第三奔马律。可有暂时性心尖部收缩期杂音，是乳头肌缺血以致功能失调引起二尖瓣关闭不全所致。

### （二）诊断

1. 冠心病诊断　如下所述。

（1）据典型的发作特点和体征，含用硝酸甘油后缓解，结合年龄和存在冠心病易患因素，除外其他原因所致的心绞痛，一般即可确立诊断。

（2）心绞痛发作时心电图：绝大多数患者 ST 段压低 0.1mV（1mm）以上，T 波平坦或倒置（变异型心绞痛者则有关导联 ST 段抬高），发作过后数分钟内逐渐恢复。

（3）心电图无改变的患者可考虑做负荷试验。发作不典型者，诊断要依靠观察硝酸甘油的疗效和发作时心电图的改变；如仍不能确诊，可多次复查心电图、心电图负荷试验或 24h 动态心电图连续监测，如心电图出现阳性变化或负荷试验诱发心绞痛发作亦可确诊。

（4）诊断有困难者可考虑行选择性冠状动脉造影或做冠状动脉 CT。考虑施行外科手术治疗者则必须行选择性冠状动脉造影。冠状动脉内超声检查可显示管壁的病变，对诊断可能更有帮助。

2. 分型诊断　根据世界卫生组织"缺血性心脏病的命名及诊断标准"，现将心绞痛做如下归类。

（1）劳累性心绞痛：是由运动或其他增加心肌需氧量的情况所诱发的心绞痛。包括 3 种类型。①稳定型劳累性心绞痛，简称稳定型心绞痛，亦称普通型心绞痛。是最常见的心绞痛。指由心肌缺血缺氧引起的典型心绞痛发作，其性质在 1~3 个月内并无改变。即每日和每周疼痛发作次数大致相同，诱发疼痛的劳累和情绪激动程度相同，每次发作疼痛的性质和疼痛部位无改变，用硝酸甘油后也在相同时间内发生疗效。②初发型劳累性心绞痛，简称初发型心绞痛。指患者过去未发生过心绞痛或心肌梗死，而现在发生由心肌缺血缺氧引起的心绞痛，时间尚在 1~2 个月内。有过稳定型心绞痛但已数月不发生心绞痛，再发生心绞痛未到 1 个月者也归入本型。③恶化型劳累性心绞痛，进行型心绞痛指原有稳定型心绞痛的患者，在 3 个月内疼痛的频率、程度、诱发因素经常变动，进行性恶化。可发展为心肌梗死与猝死。

（2）自发性心绞痛：心绞痛发作与心肌需氧量无明显关系，与劳累性心绞痛相比，疼痛持续时间一般较长，程度较重，且不易为硝酸甘油所缓解。包括 4 种类型。①卧位型心绞痛：在休息时或熟睡时发生的心绞痛，其发作时间较长，症状也较重，发作与体力活动或情绪激动无明显关系，常发生在半夜，偶尔在午睡或休息时发作。疼痛常剧烈难忍，患者烦躁不安、起床走动。硝酸甘油的疗效不明显或仅能暂时缓解。可能与夜梦、夜间血压降低或发生未被察觉的左心室衰竭，以致狭窄的冠状动脉远端心肌灌注不足；或平卧时静脉回流增加，心脏工作量增加，需氧增加等有关。②变异型心绞痛：本型患者心绞痛的性质、与卧位型心绞痛相似，也常在夜间发作，但发作时心电图表现不同，显示有关导联的 ST 段抬高而与之相对应的导联中则 ST 段压低。本型心绞痛是由于在冠状动脉狭窄的基础上，该支血管发生痉挛，引起一片心肌缺血所致。③中间综合征：亦称冠状动脉功能不全。指心肌缺血引起的心绞痛发作历时较长，达 30min 或 1h 以上，发作常在休息时或睡眠中发生，但心电图、放射性核素和血清学检查无心肌坏死的表现。本型疼痛其性质是介于心绞痛与心肌梗死之间，常是心肌梗死的前奏。④梗死后心绞痛：在急性心肌梗死后不久或数周后发生的心绞痛。由于供血的冠状动脉阻塞，发生心肌梗死，但心肌尚未完全坏死，一部分未坏死的心肌处于严重缺血状态下又发生疼痛，随时有再发生梗死的可能。

（3）混合性心绞痛：劳累性和自发性心绞痛混合出现，因冠状动脉的病变使冠状动脉血流储备固定地减少，同时又发生短暂的再减损所致，兼有劳累性和自发性心绞痛的临床表现。

（4）不稳定型心绞痛：在临床上被广泛应用并被认为是稳定型劳累性心绞痛和心肌梗死和猝死之间的中间状态。它包括了除稳定型劳累性心绞痛外的上述所有类型。其病理基础是在原有病变上发生冠状动脉内膜下出血、粥样硬化斑块破裂、血小板或纤维蛋白凝集、冠状动脉痉挛等除了没有诊断心肌梗死的明确的心电图和心肌酶谱变化外，目前应用的不稳定心绞痛的定义根据以下 3 个病史特征做出。①在相对稳定的劳累相关性心绞痛基础上出现逐渐增强的疼痛。②新出现的心绞痛（通常 1 个月内），由很轻度的劳力活动即可引起心绞痛。③在静息和很轻劳力时出现心绞痛。

# 三、治疗原则

预防：主要预防动脉粥样硬化的发生和发展。

治疗原则：改善冠状动脉的血供；减低心肌的耗氧；同时治疗动脉粥样硬化。

## （一）发作时的治疗

（1）休息：发作时立刻休息，经休息后症状可缓解。

（2）药物治疗：应用作用较快的硝酸酯制剂。

（3）在应用上述药物的同时，可考虑用镇静药。

## （二）缓解期的治疗

系统治疗，清除诱因、注意休息、使用作用持久的抗动脉粥样硬化药物，以防心绞痛发作，可单独、交替或联合应用。调节饮食，特别是一次进食不应过饱；禁烟酒。调整日常生活与工作量；减轻精神负担；保持适当的体力活动，但以不致发生疼痛症状为度；一般不需卧床休息。

## （三）其他治疗

低分子右旋糖酐或羟乙基淀粉注射液，作用为改善微循环的灌流，可用于心绞痛的频繁发作。抗凝药，如肝素；溶血栓药和抗血小板药可用于治疗不稳定型心绞痛。高压氧治疗增加全身的氧供应，可使顽固的心绞痛得到改善，但疗效不易巩固。体外反搏治疗可能增加冠状动脉的血供，也可考虑应用。兼有早期心力衰竭者，治疗心绞痛的同时宜用快速作用的洋地黄类制剂。

## （四）外科手术治疗

主动脉–冠状动脉旁路移植手术（coronary artery by pass grafting，CABG）方法：取患者自身的大隐静脉或内乳动脉作为旁路移植材料。一端吻合在主动脉，另一端吻合在有病变的冠状动脉段的远端，引主动脉的血液以改善该冠状动脉所供血的心肌的血流量。

## （五）经皮腔内冠状动脉成形术

经皮腔内冠状动脉成形术（percutaneous transluminal coronary angioplasty，PTCA）方法：冠状动脉造影后，针对相应病变，应用带球囊的心导管经周围动脉送到冠状动脉，在导引钢丝的指引下进入狭窄部位；向球囊内加压注入稀释的造影剂使之扩张，解除狭窄。

## （六）其他冠状动脉介入性治疗

由于 PTCA 有较高的术后再狭窄发生率，近来采用一些其他成形方法如激光冠状动脉成形术（PTCLA）、冠状动脉斑块旋切术、冠状动脉斑块旋磨术、冠状动脉内支架安置等，期望降低再狭窄发生率。

## （七）运动锻炼疗法

谨慎安排进度适宜的运动锻炼有助于促进侧支循环的发展，提高体力活动的耐受量，改善症状。

# 四、常见护理问题

## （一）心绞痛

1. 相关因素　与心肌急剧、短暂地缺血、缺氧，冠状动脉痉挛有关。

2. 临床表现　阵发性胸骨后疼痛。

3. 护理措施　如下所述。

（1）心绞痛发作时立即停止步行或工作，休息片刻即可缓解。根据疼痛发生的特点，评估心绞痛严重程度（表3–3），制定相应活动计划。频发者或严重心绞痛者，严格限制体力活动，并绝对卧床休息。

表3–3　劳累性心绞痛分级

| 心绞痛分级 | 表现 |
| --- | --- |
| Ⅰ级：日常活动时无症状 | 较日常活动重的体力活动，如平地小跑步、快速或持重物上三楼、上陡坡等时引起心绞痛 |
| Ⅱ级：日常活动稍受限制 | 一般体力活动，如常速步行1.5～2km、上三楼、上坡等即引起心绞痛 |
| Ⅲ级：日常活动明显受损 | 较日常活动轻的体力活动，如常速步行0.5～1km、上二楼、上小坡等即引起心绞痛 |
| Ⅳ级：任何体力活动均引起心绞痛 | 轻微体力活动（如在室内缓行）即引起心绞痛，严重者休息时亦发生心绞痛 |

（2）遵医嘱给予患者舌下含服硝酸甘油、吸氧，记录心电图，并通知医生。心绞痛频发或严重者遵医嘱使用硝酸甘油静脉微泵推注。由于此类药物能扩张头面部血管，有些患者使用后会出现颜面潮红、头痛等症状，应向患者说明。

（3）用药后动态观察患者胸痛变化情况，同时监测 ECG，必要时进行心电监测。

（4）告知患者在心绞痛发作时的应对技巧：一是立即停止活动；另一是立即含服硝酸甘油。向患者讲解含服硝酸甘油是因为舌下有丰富的静脉丛，吸收见效比口服硝酸甘油快。若疼痛持续 15min 以上不缓解，则有可能发生心肌梗死，需立即急诊就医。

## （二）焦虑

1. 相关因素　与心绞痛反复频繁发作、疗效不理想有关。
2. 临床表现　睡眠不佳，缺乏自信心、思维混乱。
3. 护理措施　如下所述。

（1）向患者讲解心绞痛的治疗是一个长期过程，需要有毅力，鼓励其说出内心想法，针对其具体心理情况给予指导与帮助。

（2）心绞痛发作时，尽量陪伴患者，多与患者沟通，指导患者掌握心绞痛发作的有效应对措施。

（3）及时向患者分析讲解疾病好转信息，增强患者治疗信心。

（4）告知患者不良心理状况对疾病的负面影响，鼓励患者进行舒展身心的活动（如听音乐、看报纸）等活动，转移患者注意力。

## （三）知识缺乏

1. 相关因素　与缺乏知识来源，认识能力有限有关。
2. 临床表现　患者不能说出心绞痛相关知识，不知如何避免相关因素。
3. 护理措施　如下所述。

（1）避免诱发心绞痛的相关因素：如情绪激动、饱食、焦虑不安等不良心理状态。

（2）告知患者心绞痛的症状为胸骨后疼痛，可放射至左臂、颈、胸，常为压迫或紧缩感。

（3）指导患者硝酸甘油使用注意事项。

（4）提供简单易懂的书面或影像资料，使患者了解自身疾病的相关知识。

# 五、健康教育

## （一）心理指导

告知患者需保持良好心态，因精神紧张、情绪激动、饱食、焦虑不安等不良心理状态，可诱发和加重病情。患者常因不适而烦躁不安，且伴恐惧，此时鼓励患者表达感觉，告知尽量做深呼吸，放松情绪才能使疾病尽快消除。

## （二）饮食指导

（1）减少饮食热能，控制体重：少量多餐（每天 4~5 餐），晚餐尤应控制进食量，提倡饭后散步，切忌暴饮暴食，避免过饱；减少脂肪总量，限制饱和脂肪酸和胆固醇的摄入量，增加不饱和脂肪酸；限制单糖和双糖摄入量，供给适量的矿物质及维生素，戒烟戒酒。

（2）在食物选择方面：应适当控制主食和含糖零食。多吃粗粮、杂粮，如玉米、小米、荞麦等；禽肉、鱼类，及核桃仁、花生、葵花子等坚果类含不饱和脂肪酸较多，可多食用；多食蔬菜和水果，不限量，尤其是超体重者，更应多选用带色蔬菜，如菠菜、油菜、番茄、茄子和带酸味的新鲜水果，如苹果、橘子、山楂，提倡吃新鲜泡菜；多用豆油、花生油、菜油及香油等植物油；蛋白质按劳动强度供给，冠心病患者蛋白质按 2g/kg 供给；尽量多食用黄豆及其制品，如豆腐、豆干、百叶等，其他如绿豆、赤豆也很好。

（3）禁忌食物：忌烟、酒、咖啡以及辛辣的刺激性食品；少用猪油、黄油等动物油烹调；禁用动物脂肪高的食物，如猪肉、牛肉、羊肉及含胆固醇高的动物内脏、动物脂肪、脑髓、贝类、乌贼鱼、蛋黄等；食盐不宜多用，每天 2 ~ 4g；含钠味精也应适量限用。

### （三）作息指导

制定固定的日常活动计划，避免劳累。避免突发性的劳力动作，尤其在较长时间休息以后。如凌晨起来后活动动作宜慢。心绞痛发作时，应停止所有活动，卧床休息。频发或严重心绞痛患者，严格限制体力活动，应绝对卧床休息。

### （四）用药指导

1. 硝酸酯类　硝酸甘油是缓解心绞痛的首选药。

（1）心绞痛发作时可用短效制剂 1 片舌下含化，1 ~ 2min 即开始起作用，持续半小时；勿吞服。如药物不易溶解，可轻轻嚼碎继续含化。

（2）应用硝酸酯类药物时可能出现头晕、头胀痛、头部跳动感、面红、心悸，继续用药数日后可自行消失。

（3）硝酸甘油应储存在棕褐色的密闭小玻璃瓶中，防止受热、受潮，使用时应注意有效期，每 6 个月须更换药物。如果含服药物时无舌尖麻辣、烧灼感，说明药物已失效，不宜再使用。

（4）为避免直立性低血压所引起的晕厥，用药后患者应平卧片刻，必要时吸氧。长期反复应用会产生耐药性而效力降低，但停用 10d 以上，复用可恢复效力。

2. 长期服用 β 受体阻滞药者　如使用阿替洛尔（氨酰心安）、美托洛尔（倍他乐克）时，应指导患者用药。

（1）不能随意突然停药或漏服，否则会引起心绞痛加重或心肌梗死。

（2）应在饭前服用，因食物能延缓此类药物吸收。

（3）用药过程中注意监测心率、血压、心电图等。

3. 钙通道阻滞药　目前不主张使用短效制剂（如硝苯地平），以减少心肌耗氧量。

### （五）特殊及行为指导

（1）寒冷刺激可诱发心绞痛发作，不宜用冷水洗脸，洗澡时注意水温及时间。外出应戴口罩或围巾。

（2）患者应随身携带心绞痛急救盒（内装硝酸甘油片）。心绞痛发作时，立即停止活动并休息，保持安静。及时使用硝酸甘油制剂，如片剂舌下含服，喷雾剂喷舌底 1 ~ 2 下，贴剂粘贴在心前区。如果自行用药后，心绞痛未缓解。应请求协助救护。

（3）有条件者可以氧气吸入，使用氧气时，避免明火。

（4）患者洗澡时应告诉家属，不宜在饱餐或饥饿时进行，水温勿过冷过热，时间不宜过长，门不要上锁，以防发生意外。

（5）与患者讨论引起心绞痛的发作诱因，确定需要的帮助，总结预防发作的方法。

### （六）病情观察指导

注意观察胸痛的发作时间、部位、性质、有无放射性及伴随症状，定时监测心率、心律。若心绞痛发作次数增加，持续时间延长，疼痛程度加重，含服硝酸甘油无效者，有可能是心肌梗死先兆，应立即就诊。

### （七）出院指导

（1）减轻体重，肥胖者需限制饮食热量及适当增加体力活动，避免采用剧烈运动防治各种可加重病情的疾病，如高血压、糖尿病、贫血、甲状腺功能亢进等。特别要控制血压，使血压维持在正常水平。

（2）慢性稳定型心绞痛患者大多数可继续正常性生活，为预防心绞痛发作，可在 1h 前含服硝酸甘油 1 片。

（3）患者应随身携带硝酸甘油片以备急用，患者及家属应熟知药物的放置地点，以备急需。

（崔素荣）

# 第三节　心肌梗死

心肌梗死（myocardial infarction）是心肌缺血性坏死。为在冠状动脉病变基础上，发生冠状动脉供血急剧减少或中断，使相应的心肌严重而持久地急性缺血所致。

## 一、病因和发病机制

1. 病因　基本病因是冠状动脉粥样硬化（偶为冠状动脉痉挛、栓塞、炎症、先天性畸形、外伤、冠状动脉阻塞所致），造成管腔狭窄和心肌供血不足，而侧支循环尚未建立时，上述原因加重心肌缺血即可发生心肌梗死。在此基础上，一旦冠状动脉血供进一步急剧减少或中断 20～30min，使心肌严重而持久地急性缺血达 0.5h 以上，即可发生心肌梗死。

另外心肌梗死发生严重心律失常、休克、心力衰竭，均可使冠状动脉血流量进一步下降，心肌坏死范围扩大。

2. 发病机制　冠状动脉病变血管闭塞处于相应的心肌部位坏死。

## 二、临床表现

临床表现与梗死面积大小、梗死部位、侧支循环情况密切相关。

1. 先兆　多数患者于发病前数日可有前驱症状，如原有心绞痛近日发作频繁，程度加重，持续时间较久，休息或硝酸甘油不能缓解，甚至在休息中或睡眠中发作。表现为突发上腹部剧痛、恶心、呕吐、急性心力衰竭，或严重律失常。心电图检查可显示 ST 段一过性抬高或降低，T 波高大或明显倒置。

2. 症状　如下所述。

（1）疼痛：最早出现症状。少数患者可无疼痛，起病即表现休克或急性肺水肿。有些患者疼痛部位在上腹部，且伴有恶心、呕吐，易与胃穿孔、急性胰腺炎等急腹症相混淆。

（2）全身症状：发热、心动过速、白细胞增高、红细胞沉降率增快，由坏死物质吸收所引起。一般在疼痛 24～48h 出现，程度与梗死范围呈正相关，体温 38℃左右，很少超过 39℃，持续约 1 周。

（3）胃肠道症状：疼痛可伴恶心、呕吐、上腹胀痛，与迷走神经受坏死物质刺激和胃肠灌注不足等有关。

（4）心律失常：75%～95% 的患者伴有心律失常，以 24h 内为最多见，以室性心律失常最多。

（5）休克：20% 患者，数小时至 1 周内发生，主要原因如下：①心肌遭受严重损害，左心室排血量急剧降低（心源性休克）。②剧烈胸痛引起神经反射性周围血管扩张。③因呕吐、大汗、摄入不足所致血容量不足。

（6）心力衰竭：主要是急性左心衰竭。可在最初几天内发生，或在疼痛、休克好转阶段，为梗死后心脏舒缩力减弱或不协调所致。

急性心肌梗死引起的心力衰竭称为泵衰竭。按 Killip 分级法可分为：Ⅰ级尚无明显心力衰竭；Ⅱ级有左心衰竭；Ⅲ级有急性肺水肿；Ⅳ级右心源性休克。

3. 体征　如下所述。

（1）心脏体征：心率多增快，第一心音减弱，出现第四心音。若心尖区出现收缩期杂音，多为乳头肌功能不全所致。反应性纤维心包炎者，有心包摩擦音。

（2）血压：均有不同程度的降低，起病前有高血压者，血压可降至正常。

（3）其他：可有心力衰竭、休克体征、心律失常有关的体征。

## 三、治疗原则

心肌梗死的救治原则为：①挽救濒死心肌，防止梗死扩大，缩小心肌缺血范围。②保护、维持心脏功能。③及时处理严重心律失常、泵衰竭及各种并发症。

## （一）监护及一般治疗（monitoring and general care）

（1）休息：卧床休息1周，保持安静，必要时给予镇静药。

（2）吸氧：持续吸氧2~3d，有并发症者需延长吸氧时间。

（3）监测：在CCU进行ECG、血压、呼吸、监测5~7d。

（4）限制活动：无并发症者，根据病情制定活动计划，详见护理部分。

（5）进食易消化食物，不宜过饱，可少量多餐；保持大便通畅，必要时给予缓泻药。

## （二）解除疼痛（relief of pain）

尽快止痛，可应用强力止痛药。

（1）哌替啶（度冷丁）50~100mg紧急肌内注射。

（2）吗啡5~10mg皮下注射，必要时1~2h后再注射一次，以后每4~6h可重复应用，注意呼吸抑制作用。

（3）轻者：可待因0.03~0.06g口服或罂粟碱0.03~0.06g肌内注射或口服。

（4）试用硝酸甘油0.3mg，异山梨酯5~10mg舌下含用或静脉滴注，注意心率增快，血压下降等不良反应。

（5）顽固者，人工冬眠疗法。

## （三）再灌注心肌（myocardial reperfusion）

意义：再灌注心肌疗法是目前治疗AMI的积极治疗措施，在起病3~6h内，使闭塞的冠状动脉再通，心肌得到再灌注，挽救濒死的心肌，以缩小梗死范围，改善预后。

适应证：再灌注心肌疗法只适于透壁心肌梗死，所以心电图上必须要有2个或2个以上相邻导联ST段抬高大于0.1mV，方可进行再通治疗。心肌梗死发病后6h内再通疗法是最理想的；发病6~12h ST段抬高的AMI。

方法：溶栓疗法，紧急施行PTCA，随后再安置支架。

1. 溶栓疗法（thrombolysis）　溶栓药物及注意事项如下所述。

（1）溶栓的药物：尿激酶、链激酶、重组组织型纤维蛋白溶酶原激活药（rt-PA）等。

（2）注意事项：①溶栓期间进行严密心电监护，及时发现并处理再灌注心律失常。溶栓3h内心律失常发生率最高，84%心律失常发生在溶栓4h之内。前壁心肌梗死时，心律失常多为室性心律失常，如频发室性期前收缩，加速室性自主心律、室性心动过速、心室颤动等；下壁梗死时，心律失常多发生窦性心动过缓、房室传导阻滞。②血压监测，低血压是急性心梗的常见症状，可由于心肌大面积梗死、心肌收缩力明显降低、心排血量减少所至，但也可能与血容量不足、再灌注性损伤、血管扩张药及并发出血等有关。一般低血压在急性心肌梗死后4h最明显。对单纯的低血压状态，应加强对血压的监测。在溶栓进行的30min内，10min测量1次血压；溶栓结束后3h内，30min测量1次；之后1h测量1次；血压平稳后根据病情延长测量时间。③用药期间注意出血倾向，在溶栓期间应严密观察患者有无皮肤黏膜出血、尿血、便血及颅内出血（观察瞳孔意识），输液穿刺部位有无瘀点、瘀斑、牙龈出血等。溶栓后3d内每天检查1次尿常规、大便隐血和出凝血时间，溶栓次日复查血小板，应尽早发现出血性并发症，早期采取有效的治疗措施。

（3）不宜溶栓的情况：①年龄大于70岁。②ST段抬高，时间>24h。③就诊时严重高血压（>180/110mmHg）。④仅有ST段压低（如非Q心梗，心内膜下心梗）及不稳定性心绞痛。⑤有出血倾向、外伤、活动性溃疡病、糖尿病视网膜病变，脑出血史及6个月内缺血性脑卒中史，夹层动脉瘤，半个月内手术等。

（4）判断再灌注心肌指标

1）冠状动脉造影直接判断。

2）临床间接判断血栓溶解（再通）指标：①ECG抬高的ST段于2h内回降>50%。②胸痛2h内基本消失。③2h内出现再灌注性心律失常。④血清CK-MB酶峰值提前出现（14h内）。

2. 经皮冠状动脉腔内成形术 该术包括补救性 PTCA 和直接 PTCA。

（1）补救性 PTCA：经溶栓治疗，冠状动脉再通后又再堵塞，或再通后仍有重度狭窄者，如无出血禁忌，可紧急施行 PTCA，随后再安置支架。预防再梗和再发心绞痛。

（2）直接 PTCA：不进行溶栓治疗，直接进行 PTCA 作为冠状动脉再通的手段，其目的在于挽救心肌。

适应证：①对有溶栓禁忌或不适宜溶栓治疗的患者，及对升压药无反应的心源性休克患者应首选直接 PTCA。②对有溶栓禁忌证的高危患者，如年龄 >70 岁、既往有 AMI 史、广泛前壁心肌梗死及收缩压 <100mmHg、心率 >100/min 或 Killip 分级 > Ⅰ级的患者若有条件最好选择直接 PTCA。

### （四）控制休克

最好根据血流动力学监测结果用药。

1. 补充血容量 估计血容量不足，中心静脉压下降者，用低分子右旋糖酐、10% 葡萄糖注射液 500mL 或 0.9% 氯化钠注射液 500mL 静脉滴入。输液后中心静脉压 >18cmH$_2$O，则停止补充血容量。

2. 应用升压药 补充血容量后血压仍不升，而心排血量正常时，提示周围血管张力不足，此时可用升压药物。多巴胺或间羟胺微泵静脉使用，两者亦可合用。亦可选用多巴酚丁胺。

3. 应用血管扩张药 经上述处理后血压仍不升，周围血管收缩致四肢厥冷时可使用硝酸甘油。

4. 其他措施 纠正酸中毒，保护肾功能，避免脑缺血，必要时应用糖皮质激素和洋地黄制剂。

5. 主动脉内球囊反搏术 上述治疗无效时可考虑应用 IABP，在 IABP 辅助循环下行冠脉造影，随即行 PTCA、CABG。

### （五）治疗心力衰竭

主要治疗左心衰竭。

### （六）其他治疗

其他治疗是为了挽救濒死心肌，防止梗死扩大，缩小缺血范围，根据患者具体情况选用。

1. β 受体阻滞药、钙通道阻滞药、ACE 抑制药的使用 目的是改善心肌重构，防止梗死范围扩大改善预后。

2. 抗凝疗法 口服阿司匹林等药物。

3. 极化液疗法 有利于心脏收缩，减少心律失常，有利 ST 段恢复。极化液具体配置 10% KCl 15mL + 胰岛素 8IU + 10% 葡萄糖注射液 500mL。

4. 促进心肌代谢药物 维生素 C、维生素 B$_6$、1，6 – 二磷酸果糖、辅酶 Q$_{10}$ 等。

5. 右旋糖酐 40 或羟乙基淀粉 降低血黏度，改善微循环。

### （七）并发症的处理

1. 栓塞 溶栓或抗凝治疗。

2. 心脏破裂 乳头肌断裂、VSD 者手术治疗。

3. 室壁瘤 影响心功能或引起严重心律失常者手术治疗。

4. 心肌梗死后综合征 可用糖皮质激素、阿司匹林、吲哚美辛等。

### （八）右室心肌梗死的处理

表现为右心衰竭伴低血压者治疗以扩容为主，维持血压治疗，不宜用利尿药。

# 四、常见护理问题

### （一）疼痛

1. 相关因素 与心肌急剧缺血、缺氧有关。

2. 主要表现 胸骨后剧烈疼痛，伴烦躁不安、出汗、恐惧或有濒死感。

3. 护理措施　如下所述。

（1）绝对卧床休息（包括精神和体力）：休息即为最好的疗法之一，病情稳定无特殊不适，且在急性期均应绝对卧床休息，严禁探视，避免精神紧张，一切活动包括翻身、进食、洗脸、大小便等均应在医护人员协助下进行，避免生扯硬拽现象。如果患者焦虑、抑郁情绪严重并有睡眠障碍等表现时，应根据病情选择没有禁忌的镇静药物，如哌替啶等。

（2）做好氧疗管理：心肌梗死时由于持续的心肌缺血缺氧，代谢物积聚或产生多肽类致痛物等，刺激神经末梢，经神经传导至大脑产生痛觉，而疼痛使患者烦躁不安、情绪恶化，加重心肌缺氧，影响治疗效果。若胸闷、疼痛剧烈或症状不缓解、持续时间长，氧流量可控制在 5～6L/min，待症状消失后改为 3～4L/min，一般不少于72h，5d 后可根据情况间断给氧。

（3）患者的心理管理：疾病给患者带来胸闷、疼痛等压抑的感觉，再加上环境的生疏，可使患者恐惧、紧张不安，而这又导致交感神经兴奋引起血压升高，心肌耗氧量增加，诱发心律失常，加重心肌缺血坏死，因此我们应了解患者的职业、文化、经济、家庭情况及发病的诱因，关心体贴患者，消除紧张恐惧心理，让患者树立战胜疾病的信心，使患者处于一个最佳心理状态。

### （二）恐惧

1. 相关因素　可与下列因素有关：①胸闷不适、胸痛、濒死感。②因病房病友病重或死亡。③病室环境陌生/监护、抢救设备。

2. 主要表现　心情紧张、烦躁不安。

3. 护理措施　如下所述。

（1）消除患者紧张与恐惧心理：救治过程中要始终关心体贴，态度和蔼，鼓励患者表达自己的感受，安慰患者，使之尽快适应环境，进入患者角色。

（2）了解患者的思想状况，向患者讲清情绪与疾病的关系，使患者明白紧张的情绪会加重病情，使病情恶化。劝慰患者消除紧张情绪，使患者处于接受治疗的最佳心理状态。

（3）向患者介绍救治心梗的特效药及先进仪器设备，肯定效果与作用，使患者得到精神上的安慰和对医护人员的信任。在治疗护理过程中做到忙而不乱，紧张而有序，迅速而准确。

（4）给患者讲解抢救成功的例子，使其树立战胜疾病的信心。

（5）针对心理反应进行耐心解释，真诚坦率地为其排忧解难，做好生活护理，给患者创造一个安静、舒适、安全、整洁的休息环境。

### （三）自理缺陷

1. 相关因素　与治疗性活动受限有关。

2. 主要表现　日常生活不能自理。

3. 护理措施　如下所述。

（1）心肌梗死急性期卧床期间协助患者洗漱进食、大小便及个人卫生等生活护理。

（2）将患者经常使用的物品放在易拿取的地方，以减少患者拿东西时的体力消耗。

（3）将呼叫器放在患者手边，听到铃响立即给予答复。

（4）提供患者有关疾病治疗及预后的确切消息，强调正面效果，以增加患者自我照顾的能力和信心，并向患者说明健康程序，不要允许患者延长卧床休息时间。

（5）在患者活动耐力范围内，鼓励患者从事部分生活自理活动和运动，以增加患者的自我价值感。

（6）让患者有足够的时间，缓慢地进行自理活动或者在活动过程中提供多次短暂的休息时间；或者给予较多的协助，以避免患者过度劳累。

### （四）便秘

1. 相关因素　与长期卧床、不习惯床上排便、进食量减少有关。

2. 主要表现　大便干结，超过2d 未排大便。

3. 护理措施　如下所述。

（1）合理饮食：提醒患者饮食要节制，要选择清淡易消化、产气少、无刺激的食物。进食速度不宜过快、少食多餐。

（2）遵医嘱给予大便软化药或缓泻药。

（3）鼓励患者定时排便，安置患者于舒适体位排便。

（4）不习惯于床上排便的患者，应向其讲明病情及需要在床上排便的理由并用屏风遮挡。

（5）告知病患者排便时不要太用力，可用手掌在腹部按乙状结肠走行方向做环形按摩。

### （五）潜在并发症：心力衰竭

1. 相关因素　与梗死面积过大、心肌收缩力减弱有关。

2. 主要表现　咳嗽、气短、心悸、发绀，严重者出现肺水肿。

3. 护理措施　如下所述。

（1）避免诱发心力衰竭的因素：上呼吸道感染、劳累、情绪激动、感染，不适当的活动。

（2）若突然出现急性左心衰竭，应立即采取急救。

### （六）潜在并发症：心源性休克

1. 相关因素　心肌梗死、心排血量减少有关。

2. 主要表现　血压下降，面色苍白、皮肤湿冷、脉细速、尿少。

3. 护理措施　如下所述。

（1）严密观察神志、意识、血压、脉搏、呼吸、尿量等情况并做好记录。

（2）观察患者末梢循环情况，如皮肤温度、湿度、色泽。

（3）注意保暖。

（4）保持输液通畅，并根据心率、血压、呼吸及用药情况随时调整滴速。

### （七）潜在并发症：心律失常

1. 相关因素　与心肌缺血、缺氧、电解质失衡有关。

2. 主要表现　室性期前收缩、快速型心律失常、缓慢型心律失常，

3. 护理措施　如下所述。

（1）给予心电监护，监测患者心律、心率、血压、脉搏、呼吸及心电图改变，并做好记录。

（2）嘱患者尽量避免诱发心律失常的因素，如情绪激动、烟酒、浓茶、咖啡等。

（3）向患者说明心律失常的临床表现及感受，若出现心悸、胸闷、胸痛、心前区不适等症状，应及时告诉医护人员。

（4）遵医嘱应用抗心律失常药物，并观察药物疗效及不良反应。

（5）备好各种抢救药物和仪器：如除颤器、起搏器、抗心律失常药及复苏药。

## 五、健康教育

### （一）心理指导

本病起病急，症状明显，患者因剧烈疼痛而有濒死感，又因担心病情及疾病预后而产生焦虑、紧张等情绪，护士应陪伴在患者身旁，允许患者表达出对死亡的恐惧如呻吟、易怒等，用亲切的态度回答患者提出的问题。解释先进的治疗方法及监护设备的作用。

### （二）饮食指导

急性心肌梗死 2~3d 时以流质为主，每天总热能 500~800kcal；控制液体量，减轻心脏负担，口服液体量应控制在 1 000mL/d；用低脂、低胆固醇、低盐、适量蛋白质、高食物纤维饮食，脂肪限制在 40g/d 以内，胆固醇应 <300mg/d；选择容易消化吸收的食物，不宜过热过冷，保持大便通畅，排便时不可用力过猛；病情稳定 3d 后可逐渐改半流质、低脂饮食，总热能 1 000kcal/d 左右。避免食用辛辣或

发酵食物，减少便秘和腹胀。康复期低糖、低胆固醇饮食，多吃富含维生素和钾的食物，伴有高血压或心力衰竭者应限制钠盐摄入量。

在食物选择方面，心肌梗死急性期主食可用藕粉、米汤、菜水、去油过筛肉汤、淡茶水、红枣泥汤；选低胆固醇及有降脂作用的食物，可食用的有鱼类、鸡蛋清、瘦肉末、嫩碎蔬菜及水果，降脂食物有山楂、香菇、大蒜、洋葱、海鱼、绿豆等。病情好转后改为半流质，可食用浓米汤、厚藕粉、枣泥汤、去油肉绒、鸡绒汤、薄面糊等。病情稳定后，可逐渐增加或进软食，如面条、面片、馄饨、面包、米粉、粥等。恢复期饮食治疗按冠心病饮食治疗。

禁忌食物：凡胀气、刺激性流质不宜吃，如豆浆、牛奶、浓茶、咖啡等；忌烟酒及刺激性食物和调味品，限制食盐和味精用量。

### （三）作息指导

保证睡眠时间，2 次活动间要有充分的休息。急性期后 1～3d 应绝对卧床，第 4～6 天可在床上做上下肢被动运动。1 周后，无并发症的患者可床上坐起活动。每天 3～5 次，每次 20min，动作宜慢。有并发症者，卧床时间延长。第 2 周起开始床边站立→床旁活动→室内活动→完成个人卫生。根据患者对运动的反应，逐渐增加活动量。第 2 周后室外走廊行走，第 3～4 周试着上下 1 层楼梯。

### （四）用药指导

常见治疗及用药观察如下。

1. 止痛　使用吗啡或哌替啶止痛，配合观察镇静止痛的效果及有无呼吸抑制，脉搏加快。

2. 溶栓治疗　溶栓过程中应配合监测心率、心律、呼吸、血压，注意胸痛情况和皮肤、牙龈、呕吐物及尿液有无出血现象，发现异常应及时报告医护人员，及时处理。

3. 硝酸酯类药　配合用药时间及用药剂量，使用过程中要注意观察疼痛有无缓解，有无头晕、头痛、血压下降等不良反应。

4. 抑制血小板聚集药物　药物宜餐后服。用药期间注意有无胃部不适，有无皮下、牙龈出血，定期检查血小板数量。

### （五）行为指导

（1）大便干结时忌用力排便，应用开塞露塞肛或服用缓泻药如口服酚酞等方法保持大便通畅。

（2）接受氧气吸入时，要保证氧气吸入的有效浓度以达到改善缺氧状态的效果，同时注意用氧安全，避免明火。

（3）病情未稳定时忌随意增加活动量，以免加重心脏负担，诱发或加重心肌梗死。

（4）在输液过程中，应遵循医护人员控制的静脉滴注速度，切忌随意加快输液速度。

（5）当患者严重气急，大汗，端坐呼吸，应取坐位或半坐卧位，两腿下垂，有条件者立即吸氧。并应注意用氧的安全。

（6）当患者出现心脏骤停时，应积极处理。

（7）指导患者 3 个月后性生活技巧

1）选择一天中休息最充分的时刻行房事（早晨最好）。避免温度过高或过低时，避免饭后或酒后进行房事。

2）如需要，可在性生活时吸氧。

3）如果出现胸部不舒适或呼吸困难，应立即终止。

### （六）病情观察指导

注意观察胸痛的性质、部位、程度、持续时间，有无向他处放射；配合监测体温、心率、心律、呼吸及血压及电解质情况，以便及时处理。

### （七）出院指导

（1）养成良好的生活方式，生活规律，作息定时，保证充足的睡眠。病情稳定无并发症的急性心肌梗死，6周后可每天步行、打太极拳。8~12周可骑车、洗衣等。3~6个月后可部分或完全恢复工作。但不应继续从事重体力劳动、驾驶员、高空作业或工作量过大。

（2）注意保暖，适当添加衣服。

（3）饮食宜清淡，避免饱餐，忌烟酒及减肥，防止便秘。

（4）坚持按医嘱服药，随身备硝酸甘油，有多种剂型的药物，如片剂、喷雾剂，定期复诊。

（5）心肌梗死最初3个月内不适宜坐飞机及单独外出，原则上不过性生活。

（凌　娜）

# 第四节　心力衰竭

在致病因素作用下，心功能必将受到不同程度的影响，即为心功能不全（heart insufficiency）。在疾病的早期，机体能够通过心脏本身的代偿机制及心外的代偿措施，可使机体的生命活动处于相对恒定状态，患者无明显的临床症状和体征，此为心功能不全的代偿阶段。心力衰竭（heart failure），简称心衰，又称充血性心力衰竭，一般是指心功能不全的晚期，属于失代偿阶段，是指在多种致病因素作用下，心脏泵功能发生异常变化，导致心排血量绝对减少或相对不足，以致不能满足机体组织细胞代谢需要，患者有明显的临床症状和体征的病理过程。常见心力衰竭分类见图3-1。

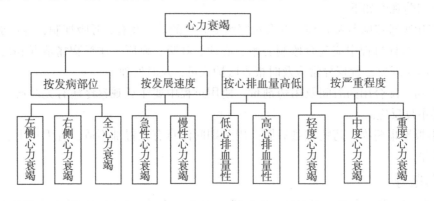

**图3-1　心力衰竭的分类**

近年来，很多学者将心力衰竭按危险因素和终末等级进行了分类，并指出新的治疗方式可以改善患者的生活质量。

（1）A和B阶段：指患者缺乏心力衰竭早期征象或症状，但存在有风险因素或心脏的异常，这些可能包括心脏形态和结构上的改变。

（2）C阶段：指患者目前或既往有过心力衰竭的症状，如气短等。

（3）D阶段：指患者目前有难治性心力衰竭，并适于进行特殊的进阶治疗，包括心脏移植。

# 一、病因与发病机制

## （一）病因

1. 基本病因　心力衰竭的关键环节是心排血量的绝对减少或相对不足，而心排血量的多少与心肌收缩性的强弱、前负荷和后负荷的高低及心率的快慢密切相关。因此凡是能够减弱心肌收缩性、使心脏负荷过度和引起心率显著加快的因素均可导致心力衰竭的发生。

2. 诱因　如下所述。

（1）感染：呼吸道感染为最多，其次是风湿热。女性患者中泌尿道感染亦常见。亚急性感染性心内膜炎也常诱发心力衰竭。

（2）过重的体力劳动或情绪激动。

（3）钠盐摄入过多。

（4）心律失常：尤其是快速性心律失常，如阵发性心动过速、心房颤动等。

（5）妊娠分娩。

（6）输液（特别是含钠盐的液体）或输血过快或过量。

（7）洋地黄过量或不足。

（8）药物作用：如利舍平类、胍乙啶、维拉帕米、奎尼丁、肾上腺皮质激素等。

（9）其他：出血和贫血、肺栓塞、室壁膨胀瘤、心肌收缩不协调，乳头肌功能不全等。

## （二）发病机制

心脏有规律的协调的收缩与舒张是保障心排血量的重要前提，其中收缩性是决定心排血量的最关键因素，也是血液循环动力的来源。因此心力衰竭发病的中心环节，主要是收缩性减弱，但也可见于舒张功能障碍，或两者兼而有之。心肌收缩性减弱的基本机制包括：①心肌结构破坏，导致收缩蛋白和调节蛋白减少。②心肌能量代谢障碍。③心肌兴奋－收缩偶联障碍。④肥大心肌的不平衡生长。

# 二、临床表现与诊断

## （一）临床表现

1. 症状和体征　心力衰竭的临床表现与左右心室或心房受累有密切关系。左侧心力衰竭的临床特点主要是由于左心房和（或）左心室衰竭引起肺瘀血、肺水肿；右侧心力衰竭的临床特点是由于右心房和（或）右心室衰竭引起体循环静脉瘀血和钠水潴留。发生左侧心力衰竭后，右心也常相继发生功能损害，最终导致全心心力衰竭。出现右侧心力衰竭后，左心衰竭的症状可有所减轻。

2. 辅助检查　如下所述。

（1）X线：左侧心力衰竭可显示心影扩大，上叶肺野内血管纹理增粗，下叶血管纹理细，有肺静脉内血液重新分布的表现，肺门阴影增大，肺间质水肿引起肺野模糊，在两肺野外侧可见水平位的Kerley B 线。

（2）心脏超声：利用心脏超声可以评价瓣膜、心腔结构、心室肥厚及收缩和舒张功能等心脏完整功能参数。其对心室容积的测定、收缩功能和局部室壁运动异常的检出结果可靠。可检测射血分数、心脏舒张功能。

（3）血流动力学监测：除二尖瓣狭窄外，肺毛细血管楔嵌压的测定能间接反映左心房压或左心室充盈压，肺毛细血管楔嵌压的平均压，正常值为 <1.6kPa（12mmHg）。

（4）心脏核素检查：心血池核素扫描为评价左和右室整体收缩功能及心肌灌注提供了简单方法。利用核素技术可以评价左室舒张充盈早期相。

（5）吸氧运动试验：运动耐量有助于评价其病情的严重性并监测其进展。监测内容包括运动时最大氧摄入量和无氧代谢阈（AT）。

## （二）诊断

1. 急性心力衰竭（AHF）　AHF 的诊断主要依靠症状和体征，辅以适当的检查，如心电图、胸部X线、生化标志物和超声心动图。

2. 慢性心力衰竭　包括收缩性心力衰竭和舒张性心力衰竭。

（1）收缩性心力衰竭（SHF）：多指左侧心力衰竭，主要判定标准为心力衰竭的症状、左心腔增大、左心室收缩末容量增加和左室射血分数（LVEF）≤40%。近年研究发现 BNP 在心力衰竭诊断中具有较高的临床价值，其诊断心力衰竭的敏感性为94%，特异性为95%，为心力衰竭的现代诊断提供了重要的方法。

（2）舒张性心力衰竭（DHF）：是指以心肌松弛性、顺应性下降为特征的慢性充血性心力衰竭，往往发生于收缩性心力衰竭前，约占心力衰竭总数的1/3，欧洲心脏病协会于1998年制定了原发性DHF 的诊断标准，即必须具有以下 3 点：①有充血性心力衰竭的症状和体征。②LVEF≥45%。③有左心室松弛、充盈、舒张期扩张度降低或僵硬度异常的证据。这个诊断原则在临床上往往难以做到，因此 Zile 等经过研究认为只要患者满足以下 2 项就可以诊断为 DHF：①有心力衰竭的症状和体征。②LVEF > 50%。

# 三、治疗原则

## （一）急性心力衰竭

治疗即刻目标是改善症状和稳定血流动力学状态。

## （二）慢性心力衰竭

慢性心力衰竭治疗原则：去除病因；减轻心脏负荷；增强心肌收缩力；改善心脏舒张功能；支持疗法与对症处理。治疗目的：纠正血流动力学异常，缓解症状；提高运动耐量，改善生活质量；防治心肌损害进一步加重；降低病死率。

1. 防治病因及诱因 如能应用药物和手术治疗基本病因，则心力衰竭可获改善。如高血压心脏病的降压治疗，心脏瓣膜病及先天性心脏病的外科手术矫治等。避免或控制心力衰竭的诱发因素，如感染、心律失常、操劳过度及甲状腺功能亢进纠正甲状腺功能。

2. 休息 限制其体力活动，以保证有充足的睡眠和休息。较严重的心力衰竭者应卧床休息。

3. 控制钠盐摄入 减少钠盐的摄入，可减少体内水潴留，减轻心脏的前负荷，是治疗心力衰竭的重要措施。在大量利尿的患者，可不必严格限制食盐。

4. 利尿药的应用 可作为基础用药，是控制心力衰竭体液潴留的唯一可靠方法。应该用于所有伴有体液潴留的、有症状的心力衰竭患者。但对远期存活率、死亡率的影响尚无大宗试验验证；多与一种 ACEI 类或 β 受体阻滞药合用，旨在减轻症状和体液潴留的表现。

5. 血管扩张药的应用 是通过减轻前负荷和（或）后负荷来改善心脏功能。应用小动脉扩张药如肼屈嗪等，可以降低动脉压力，减少左心室射血阻力，增加心排血量。

6. 洋地黄类药物的应用 洋地黄可致心肌收缩力加强，可直接或间接通过兴奋迷走神经减慢房室传导。能改善血流动力学，提高左室射血分数，提高运动耐量，缓解症状；降低交感神经及肾素－血管紧张素－醛固酮（R－A－A）活性，增加压力感受器敏感性。地高辛为迄今唯一被证明既能改善症状又不增加死亡危险的强心药，地高辛对病死率呈中性作用。

7. 非洋地黄类正性肌力药物 虽有短期改善心力衰竭症状作用，但对远期病死率并无有益的作用。研究结果表明不但不能使长期病死率下降，其与安慰剂相比反而有较高的病死率。

8. 血管紧张素转换酶抑制药（ACEI 类） 其作为神经内分泌拮抗药之一已广泛用于临床。可改善血流动力学，直接扩张血管；降低肾素、血管紧张素 II（Ang II）及醛固酮水平，间接抑制交感神经活性；纠正低血钾、低血镁，降低室性心律失常危险，减少心脏猝死（SCD）。

9. β 受体阻滞药 其作为神经内分泌阻断药的治疗地位日显重要。21 世纪慢性心力衰竭的主要药物是 β 受体阻滞药。可拮抗交感神经及 R－A－A 活性，阻断神经内分泌激活；减缓心肌增生、肥厚及过度氧化，延缓心肌坏死与凋亡；上调 $β_1$ 受体密度，介导信号传递至心肌细胞；通过减缓心率而提高心肌收缩力；改善心肌松弛，增强心室充盈；提高心电稳定性，降低室性心律失常及猝死率。

# 四、常见护理问题

## （一）有急性左侧心力衰竭发作的可能

1. 相关因素 左心房和（或）左心室衰竭引起肺瘀血、肺水肿。

2. 临床表现 突发呼吸困难，尤其是夜间阵发性呼吸困难明显，患者不能平卧，只能端坐呼吸。呼吸急促、频繁，可达 30～40/min，同时患者有窒息感，面色灰白、口唇发绀、烦躁不安、大汗淋漓、皮肤湿冷、咳嗽，咳出浆液性泡沫痰，严重时咳出大量红色泡沫痰，甚至出现呼吸抑制、窒息、神志障碍、休克、猝死等。

3. 护理措施  急性左侧心力衰竭发生后的急救口诀：坐位下垂降前荷，酒精高氧吗啡静，利尿扩管两并用，强心解痉激素添。

### （二）心排血量下降

1. 相关因素  与心肌收缩力降低、心脏前后负荷的改变、缺氧有关。

2. 临床表现  左、右侧心力衰竭常见的症状和体征均可出现。

3. 护理措施  如下所述。

（1）遵医嘱给予强心、利尿、扩血管药物，注意药效和观察不良反应及毒性反应。

（2）保持最佳体液平衡状态：遵医嘱补液，密切观察效果；限制液体和钠的摄入量；根据病情控制输液速度，一般每分钟 20～30 滴。

（3）根据病情选择适当的体位。

（4）根据患者缺氧程度予（适当）氧气吸入。

（5）保持患者身体和心理上得到良好的休息：限制活动减少氧耗量；为患者提供安静舒适的环境，限制探视。

（6）必要时每日测体重，记录 24h 尿量。

### （三）气体交换受损

1. 相关因素  与肺循环瘀血，肺部感染，及不能有效排痰与咳嗽相关。

2. 临床表现  如下所述。

（1）劳力性呼吸困难、端坐呼吸、发绀（发绀是指毛细血管血液内还原血红蛋白浓度超过 50g/L，皮肤、黏膜出现青紫的颜色，以口唇、舌、口腔黏膜、鼻尖、颊部、耳垂和指、趾末端最为明显）。

（2）咳嗽、咳痰、咯血。

（3）呼吸频率、深度异常。

3. 护理措施  如下所述。

（1）休息：为患者提供安静、舒适的环境，保持病房空气新鲜，定时通风换气。

（2）体位：协助患者取有利于呼吸的卧位，如高枕卧位、半坐卧位、端坐卧位。

（3）根据患者缺氧程度给予（适当）氧气吸入。

（4）咳嗽与排痰方法：协助患者翻身、拍背，利于痰液排出，保持呼吸道通畅。

（5）教会患者正确咳嗽、深呼吸与排痰方法：屏气 3～5s，用力地将痰咳出来，连续 2 次短而有力地咳嗽。

1）深呼吸：首先，患者应舒服地斜靠在躺椅或床上，两个膝盖微微弯曲，垫几个枕头在头和肩部后作为支撑，这样的深呼吸练习，也可以让患者坐在椅子上，以患者的手臂做支撑。其次，护理者将双手展开抵住患者最下面的肋骨，轻轻挤压，挤压的同时，要求患者尽可能地用力呼吸，使肋骨突起，来对抗护理者手的挤压力。

2）年龄较大的心力衰竭患者排痰姿势：年龄较大、排痰困难的心衰患者，俯卧向下的姿势可能不适合他们，因为这样可能会压迫横膈膜，使得呼吸发生困难。可采取把枕头垫得很高，患者身体侧过来倚靠在枕头上，呈半躺半卧的姿势，这样将有助于患者排痰。

（6）病情允许时，鼓励患者下床活动，以增加肺活量。

（7）呼吸状况监测：呼吸频率、深度改变，有无呼吸困难、发绀。血气分析、血氧饱和度改变。

（8）使用血管扩张药的护理。

（9）向患者或家属解释预防肺部感染方法：如避免受凉、避免潮湿、戒烟等。

### （四）体液过多

1. 相关因素  与静脉系统瘀血致毛细血管压增高，R－A－A 系统活性和血管加压素水平升高，使水、钠潴留，饮食不当相关。

2. 临床表现 如下所述。

（1）水肿：表现为下垂部位如双下肢水肿，为凹陷性，起床活动者以足、踝内侧和胫前部较明显。仰卧者则表现为骶部、腰背部、腿部水肿，严重者可发展为全身水肿，皮肤绷紧而光亮。

（2）胸腔积液：全心心力衰竭者多数存在，右侧多见，主要与体静脉压增高及胸膜毛细血管通透性增加有关。

（3）腹腔积液：多发生在心力衰竭晚期，常并发心源性肝硬化，由于腹腔内体静脉压及门静脉压增高引起。

（4）尿量减少，体重增加。

（5）精神差，乏力，焦虑不安。

（6）呼吸短促，端坐呼吸。

3. 护理措施 如下所述。

（1）水肿程度的评估：每日称体重，一般在清晨起床后排空大小便而未进食前穿同样的衣服、用同样的磅秤测量。如1~2d内体重快速增加，应考虑是否有水潴留，可增加利尿药的用量，应用利尿药后尿量明显增加，水肿消退。体重下降至正常时，体重又称干体重。同时为患者记出入水量。在急性期出量大于入量，出入量的基本平衡，有利于防止或控制心力衰竭。出量为每日全部尿量、大便量、引流量，同时加入呼吸及皮肤蒸发量600~800mL。入量为饮食、饮水量、水果、输液等，每日总入量为1 500~2 000mL。

（2）体位：尽量抬高水肿的双下肢，以利于下肢静脉回流，减轻水肿的程度。

（3）饮食护理：予低盐、高蛋白饮食，少食多餐。按病情限制钠盐及水分摄入，重度水肿盐摄入量为1g/d、中度水肿3g/d、轻度水肿5g/d；还要控制含钠高的食物摄入，如腊制品、发酵的点心、味精、酱油、皮蛋、方便面、啤酒、汽水等。每日的饮水量通常一半量在用餐时摄取，另一半量在两餐之间摄入，必要时可给患者行口腔护理，以减轻口渴感。

（4）用药护理：应用强心苷和利尿药期间，监测水、电解质平衡情况，及时补钾。控制输液量和速度。

（5）保持皮肤清洁干燥，保持衣着宽松舒适，床单、衣服干净平整。观察患者皮肤水肿消退情况，定时更换体位，避免水肿部位长时间受压，避免在水肿明显的下肢深静脉输液，防止皮肤破损和压疮形成。

## （五）活动无耐力

1. 相关因素 与心排血量减少，组织缺血、缺氧及胃肠瘀血引起食欲缺乏、进食减少有关。

2. 临床表现 如下所述。

（1）生活不能自理。

（2）活动持续时间短。

（3）主诉疲乏、无力。

3. 护理措施 如下所述。

（1）评估心功能状态。

（2）设计活动目标与计划，以调节其心理状况，促进活动的动机和兴趣。让患者了解活动无耐力原因及限制活动的必要性，根据心功能决定活动量。

（3）循序渐进为原则，逐渐增加患者的活动量，避免使心脏负荷突然增加。①抬高床头45°~60°，使患者半卧位。②病室内行走。③病区走廊内进行短距离的行走，然后逐渐增加距离。

（4）注意监测活动时患者心率、呼吸、面色、发现异常立即停止活动。

（5）在患者活动量允许范围内，让患者尽可能自理，为患者自理活动提供方便条件。①将患者的常用物品放置在患者容易拿到的地方。②及时巡视病房，询问患者有无生活需要，及时满足其需求。③教会患者使用节力技巧。

（6）教会患者使用环境中的辅助设，如床栏，病区走廊内、厕所内的扶手等，以增加患者的活动耐力。

（7）根据病情和活动耐力限制探视人次和时间。

（8）间断或持续鼻导管吸氧，氧流量 2～3L/min，严重缺氧时 4～6L/min 为宜。

### （六）潜在并发症：电解质紊乱

1. 相关因素　如下所述。

（1）全身血流动力学、肾功能及体内内分泌的改变。

（2）交感神经张力增高与 R－A－A 系统活性增高的代偿机制对电解质的影响。

（3）心力衰竭使 $Na^+ - K^+ - ATP$ 酶受抑制，使离子交换发生异常改变。

（4）药物治疗可影响电解质：①袢利尿药及噻嗪类利尿药可导致低钾血症、低钠血症和低镁血症。②保钾利尿药如螺内酯可导致高钾血症。③血管紧张素转换酶抑制药（ACEI）可引起高钾血症，尤其肾功能不全的患者。

2. 临床表现　如下所述。

（1）低钾血症：轻度乏力至严重的麻痹性肠梗阻、肌肉麻痹、心电图的改变（T 波低平、U 波）、心律失常，并增加地高辛的致心律失常作用。

（2）低钠血症：轻度缺钠的患者可有疲乏、无力、头晕等症状，严重者可出现休克、昏迷，甚至死亡。

（3）低镁血症：恶心、呕吐、乏力、头晕、震颤、痉挛、麻痹、严重低镁可导致房性或室性心律失常。

（4）高钾血症：乏力及心律失常。高钾血症会引起致死性心律失常，出现以下 ECG 改变：T 波高尖；P－R 间期延长；QRS 波增宽。

3. 护理措施　如下所述。

（1）密切监测患者的电解质，及时了解患者的电解质变化，尤其是血钾、血钠和血镁。

（2）在服用利尿药、ACEI 等药物期间，密切观察患者的尿量和生命体征变化，观察患者有无因电解质紊乱引起的胃肠反应、神志变化、心电图改变。

（3）一旦出现电解质紊乱，应立即报告医生，给予相应的处理

1）低钾血症：停用排钾利尿药及洋地黄制剂；补充钾剂，通常应用 10% 枸橼酸钾口服与氯化钾静脉应用均可有效吸收。传统观念认为严重低钾者可静脉补钾，静滴浓度不宜超过 40mmol/L，速度最大为 20mmol/h（1.5g/h），严禁用氯化钾溶液直接静脉推注。但新的观点认为在做好患者生命体征监护的情况下，高浓度补钾也是安全的。

高浓度静脉补钾有如下优点：能快速、有效地提高血钾的水平，防止低钾引起的心肌应激性及血管张力的影响；高浓度静脉补钾避免了传统的需输注大量液体，从而减轻了心脏负荷，尤其适合于心力衰竭等低钾血症患者。

高浓度补钾时的护理：①高浓度静脉补钾必须在严密的监测血清钾水平的情况下和心电监护下进行，需每 1～2h 监测 1 次血气分析，了解血清钾水平并根据血钾提高的程度来调整补钾速度，一般心力衰竭患者血钾要求控制在 4.0mmol/L 以上，>45mmol/L 需停止补钾。②严格控制补钾速度，最好用微泵调节，速度控制在 20mmol/h 以内，补钾的通道严禁推注其他药物，避免因瞬间通过心脏的血钾浓度过高而致心律失常。③高浓度静脉补钾应在中心静脉管道内输注，严禁在外周血管注射，因易刺激血管的血管壁引起剧痛或静脉炎。④补钾期间应监测尿量 >30mL/h，若尿量不足可结合中心静脉压（CVP）判断血容量，如为血容量不足应及时扩容使尿量恢复。⑤严密观察心电图改变，了解血钾情况，如 T 波低平，ST 段压低，出现 U 波，提示低钾可能，反之 T 波高耸则表示有高钾血症的可能。⑥补钾的同时也应补镁，因为细胞内缺钾的同时多数也缺镁，且缺镁也易诱发心律失常，甚至有人认为即使血镁正常也应适当补镁，建议监测血钾的同时也监测血镁的情况。

2）低钠血症：稀释性低钠血症患者对利尿药的反应很差，血浆渗透压低，因此选用渗透性利尿药甘露醇利尿效果要优于其他利尿药，联合应用强心药和袢利尿药。甘露醇 100～250mL 需缓慢静滴，一

般控制在 2~3h 内静脉滴注，并在输注到一半时应用强心药（毛花苷 C），10~20min 后根据患者情况静脉注射呋塞米 100~200mg。

真性低钠血症利尿药的效果很差。应当采用联合应用大剂量袢利尿药和输注小剂量高渗盐水的治疗方法。补钠的量可以参照补钠公式计算。

补钠量（g）=（142mmol/L - 实测血清钠）×0.55 × 体重（kg）/17

根据临床情况，一般第 1 天输入补充钠盐量的 1/4~1/3，根据患者的耐受程度及血清钠的水平决定下次补盐量。具体方案 1.4%~3.0% 的高渗盐水 150mL，30min 内快速输入，如果尿量增多，应注意静脉给予 10% KCl 20~40mL/d，以预防低钾血症。入液量为 1 000mL，每天测定患者体重、24h 尿量、血电解质和尿的实验室指标。严密观察心肺功能等病情变化，以调节剂量和滴速，一般以分次补给为宜。

3）低镁血症：有症状的低镁血症：口服 2~4mmol/kg 体重，每 8~24h 服 1 次。补镁的过程中应注意不要太快，如过快会超过肾阈值，导致镁从尿液排出。无症状者亦应口服补充。不能口服时，也可用 50% 硫酸镁 20mL 溶于 50% 葡萄糖 1 000mL 静滴，缓慢滴注。通常需连续应用 3~5d 才能纠正低镁血症。

4）高钾血症：出现高钾血症时，应立即停用保钾利尿药，纠正酸中毒；静脉注射葡萄糖酸钙剂对抗高钾对心肌传导的作用，这种作用是快速而短暂的，一般数分钟起作用，但只维持不足 1h。如 ECG 改变持续存在，5min 后再次应用。为了增加钾向细胞内的转移，应用胰岛素 10IU 加入 50% 葡萄糖 50mL 静滴可在 10~20min 内降低血钾，此作用可持续 4~6h；应用袢利尿药以增加钾的肾排出；肾功能不全的严重高血钾（>7mmol/L）患者应当立即给予透析治疗。

### （七）潜在的并发症：洋地黄中毒

1. 相关因素　与洋地黄类药物使用过量、低血钾等因素有关。

2. 临床表现　如下所述。

（1）胃肠反应：一般较轻，常见食欲缺乏、恶心、呕吐、腹泻、腹痛。

（2）心律失常：服用洋地黄过程中，心律突然转变，是诊断洋地黄中毒的重要依据。如心率突然显著减慢或加速，由不规则转为规则，或由规则转为有特殊规律的不规则。洋地黄中毒的特征性心律失常有：多源性室性期前收缩呈二联律，特别是发生在心房颤动基础上；心房颤动伴完全性房室传导阻滞与房室结性心律；心房颤动伴加速的交接性自主心律呈干扰性房室分离；心房颤动频发交界性逸搏或短阵交界性心律；室上性心动过速伴房室传导阻滞；双向性交界性或室性心动过速和双重性心动过速。洋地黄引起的不同程度的窦房和房室传导阻滞也颇常见。应用洋地黄过程中出现室上性心动过速伴房室传导阻滞是洋地黄中毒的特征性表现。

（3）神经系统表现：可有头痛、失眠、忧郁、眩晕，甚至神志错乱。

（4）视觉改变：可出现黄视或绿视及复视。

（5）血清地高辛浓度 >2.0ng/mL。

3. 护理措施　如下所述。

（1）遵医嘱正确给予洋地黄类药物。

（2）熟悉洋地黄药物使用的适应证、禁忌证和中毒反应，若用药前心率 <60/min，禁止给药。

用药适应证：洋地黄类适用于心功能 Ⅱ 级以上各种心力衰竭，除非有禁忌证不能使用，还适用于心功能 Ⅲ、Ⅳ 级收缩性心力衰竭，窦性心律的心力衰竭。

用药禁忌证：本品禁用于预激综合征并发心房颤动，二度或三度房室传导阻滞，病态窦房结综合征无起搏器保护者，低血钾。

洋地黄中毒敏感人群：老年人；急性心肌梗死（AMD）、心肌炎、肺心病、重度心力衰竭；肝、肾功能不全；低钾血症、贫血、甲状腺功能减退症。

使地高辛浓度升高的药物：奎尼丁、胺碘酮、维拉帕米。

（3）了解静脉使用毛花苷 C 的注意事项：需稀释后才能使用，成人静脉注射毛花苷 C 洋地黄化负荷剂量为 0.8mg，首次给药 0.2mg 或 0.4mg 稀释后静脉推注，每隔 2～4h 可追加 0.2mg，24h 内总剂量不宜超过 0.8～1.2mg。对于易于发生洋地黄中毒者及 24h 内用过洋地黄类药物者应根据情况酌情减量或减半量给药。推注时间一般 15～20min，推注过程中密切观察患者心律和心率的变化，一旦心律出现房室传导阻滞、长间歇及心率＜60/min，均应立即停止给药，并通知医生。

（4）注意观察患者有无洋地黄中毒反应的发生。

（5）一旦发生洋地黄中毒，及时处理洋地黄制剂的毒性反应：①临床中毒患者立即停药，同时停用排钾性利尿药，重者内服不久时立即用温水、浓茶或 1∶2 000 高锰酸钾溶液洗胃，用硫酸镁导泻。②内服通用解毒药或鞣酸蛋白 3～5g。③发生少量期前收缩或短阵二联律时可口服 10% 氯化钾液 10～20mL，每日 3～4 次，片剂有发生小肠炎、出血或肠梗阻的可能，故不宜用。如中毒较重，出现频发的异位搏动，伴心动过速、室性心律失常时，可静脉滴注氯化钾，注意用钾安全。④如有重度房室传导阻滞、窦性心动过缓、窦房阻滞、窦性停搏、心室率缓慢的心房颤动及交界性逸搏心律等，根据病情轻重酌情采用硫酸阿托品静脉滴注、静脉注射或皮下注射。⑤当出现洋地黄引起的各种快速心律失常时如伴有房室传导阻滞的房性心动过速和室性期前收缩等患者，苯妥英钠可称为安全有效的良好药物，可用 250mg 稀释于 20mL 的注射用水或生理盐水中（因为强碱性，不宜用葡萄糖液稀释），于 5～15min 内注射完，待转为窦性心律后，用口服法维持，每次 0.1g，每日 3～4 次。⑥出现急性快速型室性心律失常，如频发室性期前收缩、室性心动过速、心室扑动及心室颤动等，可用利多卡因 50～100mg 溶于 10% 葡萄糖溶液 20mL，在 5min 内缓慢静脉注入，若无效可取低限剂量重复数次，间隔 20min，总量不超过 300mg，心律失常控制后，继以 1～3mg/min 静脉滴注维持。

除上述方法外，电起搏对洋地黄中毒诱发的室上性心动过速和其引起的完全性房室传导阻滞且伴有阿-斯综合征者是有效而适宜的方法。前者利用人工心脏起搏器发出的电脉冲频率，超过或接近心脏的异位频率，通过超速抑制而控制异位心律；后者是采用按需型人工心脏起搏器进行暂时性右室起搏。为避免起搏电极刺激诱发严重心律失常，应同时合用苯妥英钠或利多卡因。

## （八）焦虑

1. 相关因素　与疾病的影响、对治疗及预后缺乏信心、对死亡的恐惧有关。
2. 临床表现　精神萎靡、消沉、失望；容易激动；夜间难以入睡；治疗、护理欠合作。
3. 护理措施　如下所述。

（1）患者出现呼吸困难、胸闷等不适时，守候患者身旁，给患者以安全感。
（2）耐心解答患者提出的问题，给予健康指导。
（3）与患者和家属建立融洽关系，避免精神应激，护理操作要细致、耐心。
（4）尽量减少外界压力刺激，创造轻松和谐的气氛。
（5）提供有关治疗信息，介绍治疗成功的病例，注意正面效果，使患者树立信心。
（6）必要时寻找合适的支持系统，如单位领导和家属对患者进行安慰和关心。

# 五、健康教育

## （一）心理指导

急性心力衰竭发作时，患者因不适而烦躁。护士要以亲切语言安慰患者，告知患者尽量做缓慢深呼吸，采取放松疗法，稳定情绪，配合治疗及护理，才能很快缓解症状。长期反复发病患者，需保持情绪稳定，避免焦虑、抑郁、紧张及过度兴奋，以免诱发心力衰竭。

## （二）饮食指导

（1）提供令人愉快、舒畅的进餐环境，避免进餐时间进行治疗：饮食宜少食多餐、不宜过饱，在食欲最佳的时间进食，宜进食易消化、营养丰富的食物。控制钠盐的摄入，每日摄入食盐 5g 以下。对使用利尿药患者，由于在使用利尿药的同时，常伴有体内电解质的排出，容易出现低血钾、低血钠等电解质紊乱，并容易诱发心律失常、洋地黄中毒等，可指导患者多食香蕉、菠菜、苹果、橙子等含钾高的食物。

（2）适当控制主食和含糖零食，多吃粗粮、杂粮，如玉米、小米、荞麦等；禽肉、鱼类，及核桃仁、花生、葵花子等坚果类含不饱和脂肪酸较多，可多用；多食蔬菜和水果，不限量，尤其是超体重者，更应多选用带色蔬菜，如菠菜、油菜、番茄、茄子和带酸味的新鲜水果，如苹果、橘子、山楂，提倡吃新鲜蔬菜；多用豆油、花生油、菜油及香油等植物油；蛋白质按 $2g/kg$ 供给，蛋白尽量多用黄豆及其制品，如豆腐、豆干、百叶等，其他如绿豆、赤豆。

（3）禁忌食物：限制精制糖，包括蔗糖、果糖、蜂蜜等单糖类；最好忌烟酒，忌刺激性食物及调味品，忌油煎、油炸等烹调方法；少用猪油、黄油等动物油烹调；禁用动物脂肪高的食物，如猪肉、牛肉、羊肉及含胆固醇高的动物内脏、动物脂肪、蛋黄等；食盐不宜多用，每天 $2 \sim 4g$；含钠味精也应适量限用。

## （三）作息指导

减少干扰，为患者提供休息的环境，保证睡眠时间。有呼吸困难者，协助患者采取适当的体位。教会患者放松疗法如局部按摩、缓慢有节奏的呼吸或深呼吸等。根据不同的心功能采取不同的活动量。在患者活动耐力许可范围内，鼓励患者尽可能生活自理。教会患者保存体力，减少氧耗的技巧，在较长时间活动中穿插休息，日常用品放在易取放位置。部分自理活动可坐着进行，如刷牙、洗脸等。心力衰竭症状改善后增加活动量时，首先是增加活动时间和频率，然后才考虑增加运动强度。运动方式可采取半坐卧、坐起、床边摆动肢体、床边站立、室内活动、短距离步行。

## （四）出院指导

（1）避免诱发因素，气候转凉时及时添加衣服，预防感冒。

（2）合理休息，体力劳动不要过重，适当的体育锻炼以提高活动耐力。

（3）进食富含维生素、粗纤维食物，保持大便通畅。少量多餐，避免过饱。

（4）强调正确按医嘱服药，不随意减药或撤换药的重要性。

（5）定期门诊随访，防止病情发展。

（凌　娜）

# 第四章

# 消化科疾病的护理

## 第一节 急性胃炎

### 一、概述

急性胃炎指由各种原因引起的急性胃黏膜炎症，其病变可以仅局限于胃底、胃体、胃窦的任何一部分，病变深度大多局限于黏膜层，严重时则可累及黏膜下层、肌层，甚至达浆膜层。临床表现多种多样，可以有上腹痛、恶心、呕吐、上腹不适、呕血、黑粪，也可无症状，而仅有胃镜下表现。急性胃炎的病因虽然多样，但各种类型在临床表现、病变的发展规律和临床诊治等方面有一些共性。大多数患者，通过及时诊治能很快痊愈，但也有部分患者其病变可以长期存在并转化为慢性胃炎。

### 二、护理评估

#### （一）健康史

评估患者既往有无胃病史，有无服用对胃有刺激的药物，如阿司匹林、保泰松、洋地黄、铁剂等，评估患者的饮食情况及睡眠。

#### （二）临床症状评估与观察

1. 腹痛的评估　患者主要表现为上腹痛、饱胀不适。多数患者无症状，或症状被原发疾病所掩盖。

2. 恶心、呕吐的评估　患者可有恶心、呕吐、食欲不振等症状，注意观察患者呕吐的次数及呕吐物的性质、量的情况。

3. 腹泻的评估　食用沙门菌、嗜盐菌或葡萄球菌毒素污染食物引起的胃炎患者常伴有腹泻。评估患者的大便次数、颜色、性状及量的情况。

4. 呕血和（或）黑粪的评估　在所有上消化道出血的病例中，急性糜烂出血性胃炎所致的消化道出血占 10%～30%，仅次于消化性溃疡。

#### （三）辅助检查的评估

1. 病理　主要表现为中性粒细胞浸润。

2. 胃镜检查　可见胃黏膜充血、水肿、糜烂、出血及炎性渗出。

3. 实验室检查　血常规检查：糜烂性胃炎可有红细胞、血红蛋白减少。便常规检查：便潜血阳性。血电解质检查：剧烈腹泻患者可有水、电解质紊乱。

#### （四）心理社会因素评估

1. 生活方式　评估患者生活是否规律，包括学习或工作、活动、休息与睡眠的规律性，有无烟酒嗜好等。评估患者是否能得到亲人及朋友的关爱。

2. 饮食习惯　评估患者是否进食过冷、过热、过于粗糙的食物；是否食用刺激性食物，如辛辣、过酸或过甜的食物，以及浓茶、浓咖啡、烈酒等；是否注意饮食卫生。

3. 焦虑或恐惧　因出现呕血、黑粪或症状反复发作而产生紧张、焦虑、恐惧心理。

4. 认知程度　是否了解急性胃炎的病因及诱发因素，以及如何防护。

## （五）腹部体征评估

上腹部压痛是常见体征，有时上腹胀气明显。

# 三、护理问题

1. 腹痛　由于胃黏膜的炎性病变所致。

2. 营养失调：低于机体需要量　由于胃黏膜的炎性病变所致的食物摄入、吸收障碍所致。

3. 焦虑　由于呕血、黑粪及病情反复所致。

# 四、护理目标

（1）患者腹痛症状减轻或消失。

（2）患者住院期间保证机体需热量，维持水电解质及酸碱平衡。

（3）患者焦虑程度减轻或消失。

# 五、护理措施

## （一）一般护理

1. 休息　患者应注意休息，减少活动，对急性应激造成者应卧床休息，同时应做好患者的心理疏导。

2. 饮食　一般可给予无渣、半流质的温热饮食。如少量出血可给予牛奶、米汤等以中和胃酸，有利于黏膜的修复。剧烈呕吐、呕血的患者应禁食，可静脉补充营养。

3. 环境　为患者创造整洁、舒适、安静的环境，定时开窗通风，保证空气新鲜及温湿度适宜，使其心情舒畅。

## （二）心理护理

1. 解释症状出现的原因　患者因出现呕血、黑粪或症状反复发作而产生紧张、焦虑、恐惧心理。护理人员应向其耐心说明出血原因，并给予解释和安慰。应告知患者，通过有效治疗，出血会很快停止；并通过自我护理和保健，可减少本病的复发次数。

2. 心理疏导　耐心解答患者及家属提出的问题，向患者解释精神紧张不利于呕吐的缓解，特别是有的呕吐与精神因素有关，紧张、焦虑还会影响食欲和消化能力，而树立信心及情绪稳定则有利于症状的缓解。

3. 应用放松技术　利用深呼吸、转移注意力等放松技术，减少呕吐的发生。

## （三）治疗配合

1. 患者腹痛的时候　遵医嘱给予局部热敷、按摩、针灸，或给予止痛药物等缓解腹痛症状，同时应安慰、陪伴患者以使其精神放松，消除紧张恐惧心理，保持情绪稳定，从而增强患者对疼痛的耐受性；非药物止痛方法还可以用分散注意力法，如数数、谈话、深呼吸等；行为疗法，如放松技术、冥想、音乐疗法等。

2. 患者恶心、呕吐、上腹不适　评估症状是否与精神因素有关，关心和帮助患者消除紧张情绪。观察患者呕吐的次数及呕吐物的性质和量的情况。一般呕吐物为消化液和食物时有酸臭味。混有大量胆汁时呈绿色，混有血液呈鲜红色或棕色残渣。及时为患者清理呕吐物、更换衣物，协助患者采取舒适体位。

3. 患者呕血、黑粪　排除鼻腔出血及进食大量动物血、铁剂等所致呕吐物呈咖啡色或黑粪。观察患者呕血与黑粪的颜色性状和量的情况，必要时遵医嘱给予输血、补液、补充血容量治疗。

## （四）用药护理

（1）向患者讲解药物的作用、不良反应、服用时的注意事项，如抑制胃酸的药物多于饭前服用；抗生素类多于饭后服用，并询问患者有无过敏史，严密观察用药后的反应；应用止泻药时应注意观察排便情况，观察大便的颜色、性状、次数及量，腹泻控制时应及时停药；保护胃黏膜的药物大多数是餐前服用，个别药例外；应用解痉止痛药如654-2或阿托品时，会出现口干等不良反应，并且青光眼及前列腺肥大者禁用。

（2）保证患者每日的液体入量，根据患者情况和药物性质调节滴注速度，合理安排所用药物的前后顺序。

## （五）健康教育

（1）应向患者及家属讲明病因，如是药物引起，应告诫今后禁止用此药；如疾病需要必须用该药，必须遵医嘱配合服用制酸剂以及胃黏膜保护剂。

（2）嗜酒者应劝告戒酒。

（3）嘱患者进食要有规律，避免食生、冷、硬及刺激性食物和饮料。

（4）让患者及家属了解本病为急性病，应及时治疗及预防复发，防止发展为慢性胃炎。

（5）应遵医嘱按时用药，如有不适，及时来院就医。

（贺雅男）

# 第二节　慢性胃炎

## 一、概述

慢性胃炎系指不同病因引起的慢性胃黏膜炎性病变，其发病率在各种胃病中居首位。随着年龄增长而逐渐增高，男性稍多于女性。

## 二、护理评估

### （一）健康史

评估患者既往有无其他疾病，是否长期服用 NSAID 类消炎药如阿司匹林、吲哚美辛等，有无烟酒嗜好及饮食、睡眠情况。

### （二）临床症状评估与观察

1. 腹痛的评估　评估腹痛发生的原因或诱因，疼痛的部位、性质和程度；与进食、活动、体位等因素的关系，有无伴随症状。慢性胃炎进展缓慢，多无明显症状。部分患者可有上腹部隐痛与饱胀的表现。腹痛无明显节律性，通常进食后较重，空腹时较轻。

2. 恶心、呕吐的评估　评估恶心、呕吐发生的时间、频率、原因或诱因，与进食的关系；呕吐的特点及呕吐物的性质、量；有无伴随症状，是否与精神因素有关。慢性胃炎的患者进食硬、冷、辛辣或其他刺激性食物时可引发恶心、反酸、嗳气、上腹不适、食欲不振等症状。

3. 贫血的评估　慢性胃炎并发胃黏膜糜烂者可出现少量或大量上消化道出血，表现以黑粪为主，持续3~4天停止。长期少量出血可引发缺铁性贫血，患者可出现头晕、乏力及消瘦等症状。

### （三）辅助检查的评估

1. 胃镜及黏膜活组织检查　这是最可靠的诊断方法，可直接观察黏膜病损。慢性萎缩性胃炎可见黏膜呈颗粒状、黏膜血管显露、色泽灰暗、皱襞细小；慢性浅表性胃炎可见红斑、黏膜粗糙不平、出血点（斑）。两种胃炎皆可见伴有糜烂、胆汁反流。活组织检查可进行病理诊断，同时可检测幽门螺杆菌。

2. 胃酸的测定　慢性浅表性胃炎胃酸分泌可正常或轻度降低，而萎缩性胃炎胃酸明显降低，其分泌胃酸功能随胃腺体的萎缩、肠腺化生程度的加重而降低。

3. 血清学检查　慢性胃体炎患者血清抗壁细胞抗体和内因子抗体呈阳性，血清胃泌素明显升高；慢性胃窦炎患者血清抗壁细胞抗体多呈阴性，血清胃泌素下降或正常。

4. 幽门螺杆菌检测　通过侵入性和非侵入性方法检测幽门螺杆菌。慢性胃炎患者胃黏膜中幽门螺杆菌阳性率的高低与胃炎活动与否有关，且不同部位的胃黏膜其幽门螺杆菌的检测率亦不相同。幽门螺杆菌的检测对慢性胃炎患者的临床治疗有指导意义。

### （四）心理社会因素评估

1. 生活方式　评估患者生活是否有规律；生活或工作负担及承受能力；有无过度紧张、焦虑等负性情绪；睡眠的质量等。

2. 饮食习惯　评估患者平时饮食习惯及食欲，进食时间是否规律；有无特殊的食物喜好或禁忌，有无食物过敏，有无烟酒嗜好。

3. 心理－社会状况　评估患者的性格及精神状态；患病对患者日常生活、工作的影响。患者有无焦虑、抑郁、悲观等负性情绪及其程度。评估患者的家庭成员组成，家庭经济、文化、教育背景，对患者的关怀和支持程度；医疗费用来源或支付方式。

4. 认知程度　评估患者对慢性胃炎的病因、诱因及如何预防的了解程度。

### （五）腹部体征的评估

慢性胃炎的体征多不明显，少数患者可出现上腹轻压痛。

## 三、护理问题

1. 疼痛　由于胃黏膜炎性病变所致。
2. 营养失调：低于机体需要量　由于厌食、消化吸收不良所致。
3. 焦虑　由于病情反复、病程迁延所致。
4. 活动无耐力　由于慢性胃炎引起贫血所致。
5. 知识缺乏　缺乏对慢性胃炎病因和预防知识的了解。

## 四、护理目标

（1）患者疼痛减轻或消失。
（2）患者住院期间能保证机体所需热量、水分、电解质的摄入。
（3）患者焦虑程度减轻或消失。
（4）患者活动耐力恢复或有所改善。
（5）患者能自述疾病的诱因及预防保健知识。

## 五、护理措施

### （一）一般护理

1. 休息　指导患者急性发作时应卧床休息，并可用转移注意力、做深呼吸等方法来减轻。

2. 活动　病情缓解时，进行适当的锻炼，以增强机体抵抗力。嘱患者生活要有规律，避免过度劳累，注意劳逸结合。

3. 饮食　急性发作时可予少渣半流食，恢复期患者指导其食用富含营养、易消化的食物，避免食用辛辣、生冷等刺激性食物及浓茶、咖啡等饮料。嗜酒患者嘱其戒酒。指导患者加强饮食卫生并养成良好的饮食习惯，定时进餐、少量多餐、细嚼慢咽。如胃酸缺乏者可酌情食用酸性食物如山楂、食醋等。

4. 环境　为患者创造良好的休息环境，定时开窗通风，保证病室的温湿度适宜。

## （二）心理护理

1. 减轻焦虑　提供安全舒适的环境，减少患者的不良刺激。避免患者与其他有焦虑情绪的患者或亲属接触。指导其散步、听音乐等转移注意力的方法。

2. 心理疏导　首先帮助患者分析这次产生焦虑的原因，了解患者内心的期待和要求；然后共同商讨这些要求是否能够实现，以及错误的应对机制所产生的后果。指导患者采取正确的应对机制。

3. 树立信心　向患者讲解疾病的病因及防治知识，指导患者如何保持合理的生活方式和去除对疾病的不利因素。并可以请有过类似疾病的患者讲解采取正确应对机制所取得的良好效果。

## （三）治疗配合

1. 腹痛　评估患者疼痛的部位、性质及程度。嘱患者卧床休息，协助患者采取有利于减轻疼痛的体位。可利用局部热敷、针灸等方法来缓解疼痛。必要时遵医嘱给予药物止痛。

2. 活动无耐力　协助患者进行日常生活活动。指导患者体位改变时动作要慢，以免发生直立性低血压。根据患者病情与患者共同制定每日的活动计划，指导患者逐渐增加活动量。

3. 恶心、呕吐　协助患者采取正确体位，头偏向一侧，防止误吸。安慰患者，消除患者紧张、焦虑的情绪。呕吐后及时为患者清理，更换床单位并协助患者采取舒适体位。观察呕吐物的性质、量及呕吐次数。必要时遵医嘱给予止吐药物治疗。

**附：呕吐物性质及特点分析**

1. 呕吐不伴恶心　呕吐突然发生，无恶心、干呕的先兆，伴明显头痛，且呕吐于头痛剧烈时出现，常见于神经血管头痛、脑震荡、脑溢血、脑炎、脑膜炎及脑肿瘤等。

2. 呕吐伴恶心　多见于胃源性呕吐，例如胃炎、胃溃疡、胃穿孔、胃癌等，呕吐多与进食、饮酒、服用药物有关，吐后常感轻松。

3. 清晨呕吐　多见于妊娠呕吐和酒精性胃炎的呕吐。

4. 食后即恶心、呕吐　如果食物尚未到达胃内就发生呕吐，多为食管的疾病，如食管癌、食管贲门失弛缓症。食后即有恶心、呕吐伴腹痛、腹胀者常见于急性胃肠炎、阿米巴痢疾。

5. 呕吐发生于饭后 2~3 小时　可见于胃炎、胃溃疡和胃癌。

6. 呕吐发生于饭后 4~6 小时　可见于十二指肠溃疡。

7. 呕吐发生在夜间　呕吐发生在夜间，且量多有发酵味者，常见于幽门梗阻、胃及十二指肠溃疡、胃癌。

8. 大量呕吐　呕吐物如为大量，提示有幽门梗阻、胃潴留或十二指肠淤滞。

9. 少量呕吐　呕吐常不费力，每口吐出量不多，可有恶心，进食后可立即发生，吐完后可再进食，多见于神经官能性呕吐。

10. 呕吐物性质辨别　如下所述。

（1）呕吐物酸臭：呕吐物酸臭或呕吐隔日食物见于幽门梗阻、急性胃炎。

（2）呕吐物中有血：应考虑消化性溃疡、胃癌。

（3）呕吐黄绿苦水：应考虑十二指肠梗阻。

（4）呕吐物带粪便：见于肠梗阻晚期，带有粪臭味见于小肠梗阻。

## （四）用药护理

（1）向患者讲解药物的作用、不良反应及用药的注意事项，观察患者用药后的反应。

（2）根据患者的情况进行指导，避免使用对胃黏膜有刺激的药物，必须使用时应同时服用抑酸剂或胃黏膜保护剂。

（3）有幽门螺杆菌感染的患者，应向其讲解清除幽门螺杆菌的重要性，嘱其连续服药两周，停药 4 周后再复查。

（4）静脉给药患者，应根据患者的病情、年龄等情况调节滴注速度，保证入量。

### （五）健康教育

（1）向患者及家属介绍本病的有关病因，指导患者避免诱发因素。

（2）教育患者保持良好的心理状态，平时生活要有规律，合理安排工作和休息时间，注意劳逸结合，积极配合治疗。

（3）强调饮食调理对防止疾病复发的重要性，指导患者加强饮食卫生和饮食营养，养成有规律的饮食习惯。

（4）避免刺激性食物及饮料，嗜酒患者应戒酒。

（5）向患者介绍所用药物的名称、作用、不良反应，以及服用的方法剂量和疗程。

（6）嘱患者定期按时服药，如有不适及时就诊。

（贺雅男）

# 第三节　假膜性肠炎

## 一、概述

假膜性肠炎（pseudomembranous colitis，PMC）是一种主要发生于结肠，也可累及小肠的急性黏膜坏死、纤维素渗出性炎症，黏膜表面覆有黄白或黄绿色假膜，其多系在应用抗生素后导致正常肠道菌群失调，难辨梭状芽孢杆菌（clostridium difficile，CD）大量繁殖，产生毒素致病，因此，有人称其为 CD 相关性腹泻（clostridium difficile associated diarrhea，CDAD）。Henoun 报道 CDAD 占医院感染性腹泻患者的 25%。该病多发生于老年人、重症患者、免疫功能低下和外科手术后等患者。年龄多在 50～59 岁，女性稍多于男性。

## 二、护理评估

### （一）评估患者的健康史及家族史

询问患者既往身体状况，尤其是近期是否发生过比较严重的感染，以及近期使用抗生素的情况。

### （二）临床症状评估与观察

1. 评估患者腹泻的症状　临床表现可轻如一般腹泻，重至严重血便。患者表现为水泻（90%～95%），可达 10 次/日，较重病例水样便中可见漂浮的假膜，5%～10% 的患者可有血便。顽固腹泻可长达 2～4 周。

2. 评估患者腹痛的情况　80%～90% 的患者会出现腹痛。

3. 评估患者有无发热症状　近 80% 的患者有发热。

4. 评估患者营养状况　因患者腹泻、发热可致不同程度的营养不良。

5. 评估患者精神状态　有些患者可表现为精神萎靡、乏力和神志模糊，严重者可进入昏迷状态。

### （三）辅助检查评估

1. 血液检查　白细胞增多，多在（10～20）×10⁹/L 以上，甚至高达 40×10⁹/L 或更高，以中性粒细胞增多为主。有低白蛋白血症、电解质失常或酸碱平衡失调。

2. 粪便检查　大便涂片如发现大量革兰阳性球菌，提示葡萄球菌性肠炎。难辨梭状芽孢杆菌培养及毒素测定对诊断假膜性肠炎具有非常重要的意义。

3. 内镜检查　是诊断假膜性肠炎快速而可靠的方法。轻者内镜下可无典型表现，肠黏膜可正常或仅有轻度充血水肿。严重者可见黏膜表面覆以黄白或黄绿色假膜。早期，假膜呈斑点状跳跃分布；进一步发展，病灶扩大，隆起，周围有红晕，红晕周边黏膜正常或水肿。假膜相互融合成各种形态，重者可形成假膜管型。假膜附着较紧，强行剥脱后可见其下黏膜凹陷、充血、出血。皱襞顶部最易受累，可因水肿而增粗增厚。

4. X 线检查 腹平片可见结肠扩张、结肠袋肥大、肠腔积液和指压痕。气钡灌肠双重造影显示结肠黏膜紊乱，边缘呈毛刷状，黏膜表面见许多圆形或不规则结节状阴影、指压痕及溃疡征。

5. B 超检查 可见肠腔扩张、积液。

6. CT 检查 提示肠壁增厚，皱襞增粗。

### （四）心理社会因素评估

（1）评估患者对假膜性肠炎的认识程度。

（2）评估患者心理承受能力、性格类型。

（3）评估患者是否缺少亲人及朋友的关爱。

（4）评估患者是否存在焦虑及恐惧心理。

（5）评估患者是否有经济负担。

（6）评估患者的生活方式及饮食习惯。

### （五）腹部体征的评估

其中 10%～20% 的患者在查体时腹部会出现反跳痛。

## 三、护理问题

1. 腹泻 由于肠毒素与细胞毒素在致病过程中的协同作用，肠毒素通过黏膜上皮细胞的 cAMP 系统使水、盐分泌增加所致。

2. 腹痛 由于肠内容物通过充血、水肿的肠管而引起的刺激痛。

3. 体温过高 由于肠道炎症活动及继发感染所致。

4. 部分生活自理能力缺陷 与静脉输液有关。

5. 营养失调：低于机体需要量 由于腹泻、肠道吸收障碍所致。

6. 有体液不足的危险 与肠道炎症所致腹泻有关。

7. 有肛周皮肤完整性受损的危险 与腹泻有关。

8. 潜在的并发症：肠穿孔、中毒性巨结肠 与肠黏膜基底层受损，结肠扩张有关。

9. 潜在的并发症：水、电解质紊乱，低蛋白血症 与腹泻、肠黏膜上皮细胞脱落、基底膜受损、液体和纤维素有关。

10. 焦虑 由于腹痛腹泻所致。

## 四、护理目标

（1）患者主诉大便次数减少或恢复正常排便。

（2）患者主诉腹痛症状减轻或缓解。

（3）患者体温恢复正常。

（4）患者住院期间生活需要得到满足。

（5）患者住院期间体重增加，贫血症状得到改善。

（6）保持体液平衡，患者不感到口渴，皮肤弹性良好，血压和心率在正常范围。

（7）患者住院期间肛周皮肤完整无破损。

（8）患者住院期间，通过护士的密切观察，能够及早发现并发症，得到及时治疗。

（9）患者住院期间不出现水、电解质紊乱，或通过护士的密切观察，能够及早发现，得到及时纠正；血清总蛋白、白蛋白达到正常水平。

（10）患者住院期间保持良好的心理状态。

# 五、护理措施

## （一）一般护理

（1）为患者提供舒适安静的环境，嘱患者卧床休息，避免劳累。

（2）室内定时通风，保持空气清新，调节合适的温度湿度。

（3）患者大便次数多，指导患者保护肛周皮肤，每次便后用柔软的卫生纸擦拭，并用温水清洗、软毛巾蘸干，避免用力搓擦，保持局部清洁干燥，如有发红，可局部涂抹鞣酸软膏或润肤油。

（4）将日常用品放置于患者随手可及的地方，定时巡视病房，满足患者各项生理需要。

## （二）心理护理

（1）患者入院时主动接待，热情服务，向患者及家属介绍病房环境及规章制度，取得患者及家属的配合，消除恐惧心理。

（2）患者腹痛、腹泻时，应耐心倾听患者主诉，安慰患者，稳定患者情绪，帮助患者建立战胜疾病的信心。

（3）向患者讲解各项检查的目的、方法，术前准备及术后注意事项，消除患者的恐惧心理。

## （三）治疗配合

（1）观察患者大便的次数、性状、量以及有无黏液脓血，及时通知医生给予药物治疗。

（2）观察患者腹痛的部位、性质、持续时间、缓解方式及腹部体征的变化，及时发现，避免肠穿孔及中毒性巨结肠的发生。

（3）观察患者生命体征变化，尤其是体温变化，注意观察热型，遵医嘱应用物理降温及药物降温。

（4）评估患者营养状况，监测血常规、电解质及人血清蛋白、总蛋白的变化，观察患者有无皮肤黏膜干燥、弹性差、尿少等脱水表现。

（5）指导患者合理选择饮食，一般给予高营养低渣饮食，适量补充维生素及微量元素。

（6）指导患者合理用药，观察药物效果及不良反应。

## （四）用药护理

（1）抗菌治疗（表4-1）。

表4-1　假膜性肠炎患者的抗菌治疗

万古霉素、去甲万古霉素使用注意事项：

· 输入速度不可过快：否则可产生红斑样或荨麻疹样反应

· 浓度不可过高：可致血栓性静脉炎，应适当控制药液浓度和滴注速度

· 不可肌内注射

· 不良反应：可引起口麻、刺痛感、皮肤瘙痒、嗜酸粒细胞增多、药物热、感冒样反应以及血压剧降、过敏性休克反应等，与许多药物可产生沉淀反应

· 含本品的输液中不得添加其他药物

（2）保证患者每日液体入量，根据药物的性质和患者自身情况合理调节滴注速度。

## （五）健康教育

（1）向患者及家属介绍假膜性肠炎的病因、疾病过程以及预防方法。

（2）指导患者合理选择饮食，避免粗纤维和刺激性食物。

（3）讲解用药的注意事项、不良反应及服用方法，教会患者自我观察。

（4）嘱患者注意腹部保暖，避免受凉，如有不适随时就医。

（史　敏）

# 第五章

# 肾内科疾病的护理

## 第一节　肾小球肾炎

### 一、急性肾小球肾炎

急性肾小球肾炎（acute glomerulonephritis，AGN）简称急性肾炎，是以急性肾炎综合征为主要表现的一组疾病。其特点为起病急，患者出现血尿、蛋白尿、水肿和高血压，可伴有一过性氮质血症。本病好发于儿童，男性居多。常有前驱感染，多见于链球菌感染后，其他细菌、病毒和寄生虫感染后也可引起。本部分主要介绍链球菌感染后急性肾炎。

#### （一）病因及发病机制

本病常发生于 β - 溶血性链球菌"致肾炎菌株"引起的上呼吸道感染（多为扁桃体炎）或皮肤感染（多为脓疱疮）后，感染导致机体产生免疫反应而引起双侧肾脏弥漫性的炎症反应。目前多认为，链球菌的主要致病抗原是胞质或分泌蛋白的某些成分，抗原刺激机体产生相应抗体，形成免疫复合物沉积于肾小球而致病。同时，肾小球内的免疫复合物可激活补体，引起肾小球内皮细胞及系膜细胞增生，并吸引中性粒细胞及单核细胞浸润，导致肾脏病变。

#### （二）临床表现

前驱感染后常有 1 ~ 3 周（平均 10 日左右）的潜伏期。呼吸道感染的潜伏期较皮肤感染短。本病起病较急，病情轻重不一，轻者仅尿常规及血清补体 C3 异常，重者可出现急性肾功能衰竭。大多预后良好，常在数月内临床自愈。典型者呈急性肾炎综合征的表现。

1. 尿异常　几乎所有患者均有肾小球源性血尿，约 30% 出现肉眼血尿，且常为首发症状或患者就诊的原因。可伴有轻、中度蛋白尿，少数（<20%）患者可呈大量蛋白尿。

2. 水肿　80% 以上患者可出现水肿，常为起病的首发表现，表现为晨起眼睑水肿，呈"肾炎面容"，可伴有下肢轻度凹陷性水肿，少数严重者可波及全身。

3. 高血压　约 80% 患者患病初期水钠潴留时，出现一过性轻、中度高血压，经利尿后血压恢复正常。少数患者可出现高血压脑病、急性左心衰竭等。

4. 肾功能异常　大部分患者起病时尿量减少（400 ~ 700mL/d），少数为少尿（<400mL/d）。可出现一过性轻度氮质血症。一般于 1 ~ 2 周后尿量增加，肾功能于利尿后数日恢复正常，极少数出现急性肾功能衰竭。

#### （三）辅助检查

1. 尿液检查　均有镜下血尿，呈多形性红细胞。尿蛋白多为 + ~ + + 。尿沉渣中可有红细胞管型、颗粒管型等。早期尿中白细胞、上皮细胞稍增多。

2. 血清 C3 及总补体　发病初期下降，于 8 周内恢复正常，对本病诊断意义很大。血清抗链球菌溶血素"O"滴度可增高。

3. 肾功能检查　可有内生肌酐清除率（Ccr）降低，血尿素氮（BUN）、血肌酐（Cr）升高。

### （四）诊断要点

链球菌感染后 1～3 周出现血尿、蛋白尿、水肿和高血压等肾炎综合征典型表现，血清 C3 降低，病情于发病 8 周内逐渐减轻至完全恢复者，即可诊断为急性肾小球肾炎。病理类型需行肾活组织检查确诊。

### （五）治疗要点

本病患者的治疗以卧床休息、对症处理为主。本病为自限性疾病，不宜用糖皮质激素及细胞毒性药物。急性肾功能衰竭患者应予透析。

1. 对症治疗　利尿治疗可消除水肿，降低血压。尿后高血压控制不满意时，可加用其他降压药物。

2. 控制感染灶　以往主张使用青霉素或其他抗生素 10～14 日，现其必要性存在争议。对于反复发作的慢性扁桃体炎，待肾炎病情稳定后，可作扁桃体摘除术，手术前后两周应注射青霉素。

3. 透析治疗　对于少数发生急性肾功能衰竭者，应予血液透析或腹膜透析治疗，帮助患者度过急性期，一般不需长期维持透析。

### （六）护理诊断/合作性问题

1. 体液过多　与肾小球滤过率下降、水钠潴留有关。

2. 活动无耐力　与疾病处于急性发作期、水肿、高血压等有关。

3. 潜在并发症　急性左心衰竭、高血压脑病、急性肾功能衰竭。

### （七）护理措施

1. 一般护理　如下所述。

（1）休息与运动：急性期患者应绝对卧床休息，以增加肾血流量和减少肾脏负担。当其卧床休息 6 周～2 月，尿液检查只有蛋白尿和镜下血尿时，方可离床活动。病情稳定后逐渐增加运动量，避免劳累和剧烈活动，坚持 1～2 年，待完全康复后才能恢复正常的体力劳动。

（2）饮食护理：当患者有水肿、高血压或心力衰竭时，应严格限制盐的摄入，一般进盐应低于 3g/d，对于特别严重病例应完全禁盐。在急性期，为减少蛋白质的分解代谢，还应限制蛋白质的摄取量为 0.5～0.8g/（kg·d）。当血压下降、水肿消退、尿蛋白减少后，即可逐渐增加食盐和蛋白质的量。

除限制钠盐外，也应限制进水量，进水量的控制本着宁少勿多的原则。每日进水量应为不显性失水量（约 500mL）加上前一天 24h 尿量，此进水量包括饮食、饮水、服药、输液等所含水分的总量。另外，饮食应注意热量充足、易于消化和吸收。

2. 病情观察　注意观察水肿的范围、程度，有无胸腔积液、腹腔积液，有无呼吸困难、肺部湿啰音等急性左心衰竭的征象；监测高血压动态变化，监测有无头痛、呕吐、颈项强直等高血压脑病的表现；观察尿的变化及肾功能的变化，及早发现有无肾功能衰竭的可能。

3. 用药护理　在使用降压药的过程中，要注意一定要定时、定量服用，随时监测血压的变化，还要嘱患者服药后在床边坐几分钟，然后缓慢站起，防止眩晕及直立性低血压。

4. 心理护理　患者尤其是儿童对长期的卧床会产生忧郁、烦躁等心理反应，加上担心血尿、蛋白尿是否会恶化，会进一步加重精神负担。故应尽量多关心、巡视患者，随时注意患者的情绪变化和精神需要，按照患者的要求予以尽快解决。关于卧床休息需要持续的时间和病情的变化等，应适当予以说明，并要组织一些有趣的活动活跃患者的精神生活，使患者能以愉快、乐观的态度安心接受治疗。

### （八）健康指导

1. 预防指导　平时注意加强锻炼，增强体质。注意个人卫生，防止化脓性皮肤感染。有上呼吸道或皮肤感染时，应及时治疗。注意休息和保暖，限制活动量。

2. 生活指导　急性期严格卧床休息，按照病情进展调整作息制度。掌握饮食护理的意义及原则，切实遵循饮食计划。指导患者及其家属掌握本病的基本知识和观察护理方法，消除各种不利因素，防止疾病进一步加重。

3. 用药指导 遵医嘱正确使用抗生素、利尿药及降压药等，掌握不同药物的名称、剂量、给药方法，观察各种药物的疗效和不良反应。

4. 心理指导 增强战胜疾病的信心，保持良好的心境，积极配合诊疗计划。

# 二、急进性肾小球肾炎

急进性肾小球肾炎（rapidly progressive glomerulonephritis，RPGN），是一组病情发展急骤，由血尿、蛋白尿迅速发展为少尿或无尿直至急性肾功能衰竭的急性肾炎综合征。临床上，肾功能呈急剧进行性恶化，常在3个月内肾小球滤过率（GFR）下降50%以上，发展至终末期肾功能衰竭一般为数周或数月。该病进展迅速，病情危重，预后差。病理改变特征为肾小球囊内细胞增生、纤维蛋白沉着，表现为广泛的新月体形成，故又称新月体肾炎。这组疾病发病率较低，危险性大，及时诊断、充分治疗尚可有效改变疾病的预后，临床上应高度重视。

## （一）病因及发病机制

由多种原因所致的一组疾病，包括：①原发性急进性肾小球肾炎；②继发于全身性疾病（如系统性红斑狼疮肾炎）的急进性肾小球肾炎；③在原发性肾小球病（如系膜毛细血管性肾小球肾炎）的基础上形成广泛新月体，即病理类型转化而来的新月体性肾小球肾炎。本文着重讨论原发性急进性肾小球肾炎（以下简称急进性肾炎）。

RPGN根据免疫病理可分为三型，其病因及发病机制各不相同：①Ⅰ型又称抗肾小球基底膜型肾小球肾炎，由于抗肾小球基底膜抗体与肾小球基底膜（GBM）抗原相结合激活补体而致病。②Ⅱ型又称免疫复合物型，因肾小球内循环免疫复合物的沉积或原位免疫复合物形成，激活补体而致病。③Ⅲ型为少或无免疫复合物型，肾小球内无或仅微量免疫球蛋白沉积。现已证实50%～80%该型患者为原发性小血管炎肾损害，肾脏可为首发、甚至唯一受累器官或与其他系统损害并存。原发性小血管炎患者血清抗中性粒细胞胞质抗体（ANCA）常呈阳性。我国以Ⅱ型多见，Ⅰ型好发于青、中年，Ⅱ型及Ⅲ型常见于中、老年患者，男性居多。

RPGN患者约半数以上有上呼吸道感染的前驱病史，其中少数为典型的链球菌感染，其他多为病毒感染，但感染与RPGN发病的关系尚未明确。接触某些有机化学溶剂、碳氢化合物如汽油，与RPGNⅠ型发病有较密切的关系。某些药物如丙硫氧嘧啶（PTU）、肼苯达嗪等可引起RPGNⅢ型。RPGN的诱发因素包括吸烟、吸毒、接触碳氢化合物等。此外，遗传的易感性在RPGN发病中作用也已引起重视。

## （二）病理

肾脏体积常较正常增大。病理类型为新月体性肾小球肾炎。光镜下通常以广泛（50%以上）的肾小球囊腔内有大量新月体形成（占肾小球囊腔50%以上）为主要特征，病变早期为细胞性新月体，后期为纤维性新月体。另外，Ⅱ型常伴有肾小球内皮细胞和系膜细胞增生，Ⅲ型常可见肾小球节段性纤维素样坏死。免疫病理学检查是分型的主要依据，Ⅰ型IgG及C3呈光滑线条状沿肾小球毛细血管壁分布；Ⅱ型IgG及C3呈颗粒状沉积于系膜区及毛细血管壁；Ⅲ型肾小球内无或仅有微量免疫沉积物。电镜下可见Ⅱ型电子致密物在系膜区和内皮下沉积，Ⅰ型和Ⅲ型无电子致密物。

## （三）临床表现

患者可有前驱呼吸道感染，起病多较急，病情急骤进展。Ⅰ型的临床特征为急性肾炎综合征（起病急、血尿、蛋白尿、少尿、水肿、高血压），且多在早期出现少尿或无尿，进行性肾功能恶化并发展成尿毒症；Ⅱ型患者约半数可伴肾病综合征；Ⅲ型患者常有不明原因的发热、乏力、关节痛或咯血等系统性血管炎的表现。

## （四）辅助检查

1. 尿液检查 常见肉眼血尿，镜下大量红细胞、白细胞和红细胞管型，尿比重及渗透压降低，蛋白尿常呈阳性（+～++++）。

2. 肾功能检查　血尿素氮、肌酐浓度进行性升高，肌酐清除率进行性降低。

3. 免疫学检查　主要有抗 GBM 抗体阳性（Ⅰ型）、ANCA 阳性（Ⅲ型）。此外，Ⅱ型患者的血液循环免疫复合物及冷球蛋白可呈阳性，并可伴血清 C3 降低。

4. 影像学检查　半数患者 B 型超声显示双肾增大。

### （五）治疗要点

包括针对急性免疫介导性炎症病变的强化治疗以及针对肾脏病变后果（如水钠潴留、高血压、尿毒症及感染等）的对症治疗两方面。尤其强调在早期作出病因诊断和免疫病理分型的基础上尽快进行强化治疗。

1. 强化疗法　如下所述。

（1）强化血浆置换疗法：应用血浆置换机分离患者的血浆和血细胞并弃去血浆，再以等量正常人的血浆（或血浆白蛋白）和患者血细胞混合后重新输入患者体内。通常每日或隔日 1 次，每次置换血浆 2～4L，直到血清抗体（如抗 GBM 抗体、ANCA）或免疫复合物转阴、病情好转，一般需置换约 6～10 次左右。该疗法需配合糖皮质激素 [口服泼尼松 1mg/（kg·d），2～3 个月后渐减] 及细胞毒性药物 [环磷酰胺 2～3mg/（kg·d）口服，累积量一般不超过 8g]，以防止在机体大量丢失免疫球蛋白后有害抗体大量合成而造成"反跳"。该疗法适用于各型急进性肾炎，但主要适用于Ⅰ型；对于 Goodpasture 综合征和原发性小血管炎所致急进性肾炎（Ⅲ型）伴有威胁生命的肺出血作用较为肯定、迅速，应首选。

（2）甲泼尼龙冲击伴环磷酰胺治疗：为强化治疗之一。甲泼尼龙 0.5～1.0g 溶于 5% 葡萄糖中静脉滴入，每日或隔日 1 次，3 次为一疗程。必要时间隔 3～5 天可进行下一疗程，一般不超过 3 个疗程。甲泼尼龙冲击疗法也需辅以泼尼松及环磷酰胺常规口服治疗，方法同前。近年有人用环磷酰胺冲击疗法（0.8～1g 溶于 5% 葡萄糖静脉滴入，每月 1 次）替代常规口服，可减少环磷酰胺的不良反应，其确切优缺点和疗效尚待进一步总结。该疗法主要适用Ⅱ、Ⅲ型，Ⅰ型疗效较差。用甲泼尼龙冲击治疗时，应注意继发感染和水钠潴留等不良反应。

2. 替代治疗　凡急性肾功能衰竭已达透析指征者应及时透析。对强化治疗无效的晚期病例或肾功能已无法逆转者，则有赖于长期维持透析。肾移植应在病情静止半年（Ⅰ型、Ⅲ型患者血中抗 GBM 抗体、ANCA 需转阴）后进行。

3. 对症治疗　对水钠潴留、高血压及感染等需积极采取相应的治疗措施。

### （六）护理诊断/合作性问题

1. 潜在并发症　急性肾功能衰竭。

2. 体液过多　与肾小球滤过率下降、大量激素治疗导致水钠潴留有关。

3. 有感染的危险　与激素、细胞毒性药物的应用、血浆置换、大量蛋白尿致机体抵抗力下降有关。

4. 恐惧　与疾病的病情进展快、预后差有关。

5. 知识缺乏　缺乏疾病防治的相关知识。

### （七）护理措施

1. 病情监测　密切观察病情变化，及时识别急性肾功能衰竭的发生。监测项目包括：①生命体征：观察有无气促、端坐呼吸、肺部湿啰音等心力衰竭表现。②尿量：若尿量迅速减少或出现无尿，提示发生急性肾功能衰竭。③血肌酐、尿素氮、内生肌酐清除率：急性肾功能衰竭时可出现血尿素氮、肌酐浓度迅速进行性升高，肌酐清除率快速降低。④血清电解质：重点观察有无高血钾，急性肾功能衰竭时常可出现高血钾，并诱发心律失常、心脏骤停。⑤消化道症状：了解患者有无消化道症状，如食欲减退、恶心、呕吐、呕血或黑便等表现。⑥神经系统症状：有无意识模糊、定向障碍、甚至昏迷等神经系统症状。

2. 用药护理　严格遵医嘱用药，密切观察激素、免疫抑制剂、利尿剂的效果和不良反应。糖皮质激素可导致水钠潴留、血压升高、精神兴奋、消化道出血、骨质疏松、继发感染、伤口愈合缓慢以及类肾上腺皮质功能亢进症的表现，如满月脸、水牛背、腹部脂肪堆积、多毛等。对肾脏患者，使用糖皮质激素后应特别注意有无加重肾损害导致病情恶化的水钠潴留、血压升高和继发感染等不良反应。激素和细胞毒性药物冲击治疗时，可明显抑制机体的免疫功能，必要时需要对患者实施保护性隔离，防止感染。血浆置换和透析治疗时，应注意严格无菌操作。

### （八）健康指导

1. 疾病防护指导　部分患者的发病与前驱感染病史、吸烟或接触某些有机化学溶剂有关，应积极预防，注意保暖，避免受凉和感冒。

2. 疾病知识指导　向患者家属介绍疾病特点。

3. 用药指导　对患者及家属强调遵医嘱用药的重要性，告知激素及细胞毒性药物的作用、可能出现的不良反应和服药的注意事项，鼓励患者配合治疗。

4. 病情监测指导　向患者解释如何监测病情变化和病情经治疗缓解后的长期随访，防止疾病复发及恶化。

### （九）预后

患者若能得到及时明确诊断和早期强化治疗，预后可得到显著改善。早期强化治疗可使部分患者得到缓解，避免或脱离透析，甚至少数患者肾功能得到完全恢复。若诊断不及时，早期未接受强化治疗，患者多于数周至半年内进展至不可逆肾功能衰竭。影响患者预后的主要因素有：①免疫病理类型：Ⅲ型较好，Ⅰ型差，Ⅱ型居中；②强化治疗是否及时：临床无少尿，血肌酐<530μmol/L，病理尚未显示广泛不可逆病变（纤维性新月体、肾小球硬化或间质纤维化）时，即开始治疗者预后较好，否则预后差；③老年患者预后相对较差。

本病缓解后的长期转归，以逐渐转为慢性病变并发展为慢性肾功能衰竭较为常见，故应特别注意采取措施保护残存肾功能，延缓疾病进展和慢性肾功能衰竭的发生。部分患者可长期维持并缓解。仅少数患者（以Ⅲ型多见）可复发，必要时需重复肾活检，部分患者强化治疗仍可有效。

## 三、慢性肾小球肾炎

慢性肾小球肾炎（chronic glomerulonephritis，CGN），简称慢性肾炎，是一组以血尿、蛋白尿、高血压、水肿为基本临床表现的肾小球疾病。临床特点是病程长，起病初无症状，进展缓慢，最终可发展成慢性肾功能衰竭。由于不同的病理类型及病程阶段不同，疾病表现可多样化。可发生于任何年龄，以青、中年男性居多。

### （一）病因及发病机制

绝大多数慢性肾炎由不同病因、不同病理类型的原发性肾小球疾病发展而来，仅少数由急性链球菌感染后肾小球肾炎所致。其发病机制主要与原发病的免疫炎症损伤有关。此外，高血压、大量蛋白尿、高血脂等非免疫非炎症性因素亦参与其慢性化进程。

### （二）病理类型

慢性肾炎的常见病理类型有系膜增生性肾小球肾炎（包括 IgA 肾病和非 IgA 系膜增生性肾小球肾炎）、系膜毛细血管性肾炎、膜性肾病及局灶节段性肾小球硬化等。上述所有类型均可转化为不同程度的肾小球硬化、肾小管萎缩和间质纤维化，最终肾脏体积缩小，晚期进展成硬化性肾小球肾炎，临床上进入尿毒症阶段。

### （三）临床表现

本病起病多缓慢、隐匿，部分患者因感染、劳累呈急性发作。临床表现多样，病情时轻时重，逐渐发展为慢性肾功能衰竭。

1. 一般表现　蛋白尿、血尿、高血压、水肿为基本临床表现。早期患者可有乏力、食欲缺乏、腰部疼痛；水肿可有可无；轻度尿异常，尿蛋白定量常在 1～3g/d，多有镜下血尿；血压可正常或轻度升高；肾功能正常或轻度受损。以上情况持续数年，甚至数十年，肾功能逐渐恶化出现相应临床表现（贫血、血压增高等）。

2. 特殊表现　有的患者可表现为血压（特别是舒张压）持续性升高，出现眼底出血、渗出，甚至视盘水肿；感染、劳累、妊娠和使用肾毒性药物可使病情急剧恶化，可能引起不可逆慢性肾功能衰竭。

### （四）辅助检查

1. 尿液检查　尿蛋白 + ～ + + + ，24h 尿蛋白定量常在 1～3g。尿中可有多形性的红细胞 + ～ + + ，红细胞颗粒管型等。

2. 血液检查　肾功能不全的患者可有肾小球滤过率（GFR）下降，血尿素氮（BUN）、血肌酐（Cr）增高、内生肌酐清除率下降。贫血患者出现贫血的血象改变。部分患者可有血脂升高，血浆白蛋白降低。另外，血清补体 C3 始终正常，或持续降低 8 周以上不恢复正常。

3. B 超检查　双肾可有结构紊乱、缩小、皮质变薄等改变。

4. 肾活组织检查　可以确定慢性肾炎的病理类型，对指导治疗和估计预后有重要价值。

### （五）诊断要点

凡蛋白尿持续 1 年以上，伴血尿、水肿、高血压和肾功能不全，排除继发性肾炎、遗传性肾炎和慢性肾盂肾炎后，可诊断为慢性肾炎。

### （六）治疗要点

慢性肾炎的治疗应以防止或延缓肾功能进行性恶化、改善或缓解临床症状及防治严重并发症为目标，主要治疗如下。

1. 优质低蛋白饮食和必需氨基酸治疗　限制食物中蛋白质及磷的摄入量，低蛋白及低磷饮食可减轻肾小球内高压力、高灌注及高滤过状态，延缓肾小球的硬化。根据肾功能的状况给予优质低蛋白饮食（每日 0.6～0.8g/kg），同时控制饮食中磷的摄入。在进食低蛋白饮食时，应适当增加糖类的摄入以满足机体生理代谢所需要的热量，防止负氮平衡。在低蛋白饮食 2 周后可使用必需氨基酸或 α - 酮酸（每日 0.1～0.2g/kg）。极低蛋白饮食者，0.3g/（kg·d），应适当增加必需氨基酸（8～12g/d）或 α - 酮酸，防止负氮平衡。有明显水肿和高血压时，需低盐饮食。

2. 对症治疗　主要是控制高血压。控制高血压尤其肾内毛细血管高血压是延缓慢性肾功能衰竭进展的重要措施。一般多选用血管紧张素转换酶抑制剂（ACEI）、血管紧张素 II 受体拮抗剂（ARB）或钙通道阻滞剂。临床与实验研究结果均证实，ACEI 和 ARB 具有降低肾小球内血压、减少蛋白尿及保护肾功能的作用。肾功能损害的患者使用此类药物时应注意高钾血症的防治。其他降压药如 β - 受体阻滞剂、α - 受体阻滞剂、血管扩张药及利尿剂等亦可应用。患者应限盐，有明显水钠潴留的容量依赖型高血压患者选用噻嗪类利尿药。肾功能较差时，噻嗪类利尿剂无效或疗效较差，应改用袢利尿剂。

血压控制欠佳时，可联合使用多种抗高血压药物把血压控制到靶目标值。多数学者认为肾病患者的血压应较一般患者控制更严格，蛋白尿≥1.0g/24h，血压应控制在 125/75mmHg 以下；如果蛋白尿≤1.0g/24h，血压应控制在 130/80mmHg 以下。应尽量选用具有肾脏保护作用的降压药如 ACEI 和 ARB。

3. 特殊治疗　目前研究结果显示，大剂量双嘧达莫（300～400mg/d）、小剂量阿司匹林（40～300mg/d）对系膜毛细血管性肾小球肾炎有降低尿蛋白的作用。对糖皮质激素和细胞毒性药物一般不主张积极应用，但对病理类型较轻、肾体积正常、肾功能轻度受损而尿蛋白较多的患者在无禁忌时可试用。

4. 防治肾损害因素　包括：①预防和治疗各种感染，尤其是上呼吸道感染，因其可致慢性肾炎急性发作，使肾功能急剧恶化；②纠正水电解质和酸碱平衡紊乱；③禁用肾毒性药物，包括中药（如含马兜铃酸的中药关木通、广防己等）和西药（如氨基糖苷类、两性霉素、磺胺类抗生素等）；④及时治疗高脂血症、高尿酸血症。

### （七）护理诊断/合作性问题

1. 营养失调：低于机体需要量　与限制蛋白饮食、低蛋白血症等有关。

2. 有感染的危险　与皮肤水肿、营养失调、应用糖皮质激素和细胞毒性药物致机体抵抗力下降有关。

3. 焦虑　与疾病的反复发作、预后不良有关。

4. 潜在并发症　慢性肾功能衰竭。

## （八）护理措施

1. 一般护理　如下所述。

（1）休息与活动：慢性肾炎患者每日在保证充分休息和睡眠的基础上，应有适度的活动。尤其是肥胖者应通过活动减轻体重，以减少肾脏和心脏的负担。但对病情急性加重及伴有血尿、心力衰竭或并发感染的患者，应限制活动。

（2）饮食护理：慢性肾炎患者肾小管的重吸收作用不良，在排尿量达到一般标准时，应充分饮水，增加尿量以排泄体内废物。一般情况下不必限制饮食，但若肾功能已受到严重损害，伴有高血压且有发展为尿毒症的倾向时，应限制盐为 3~4g/d，蛋白质为 0.3~0.4g/（kg·d），且宜给予优质的动物蛋白，使之既能保证身体所需的营养，又可达到低磷饮食的要求，起到保护肾功能的作用。另外，应提供足够热量、富含维生素、易消化的饮食，适当调节高糖和脂类在饮食热量中的比例，以减轻自体蛋白质的分解，减轻肾脏负担。

2. 病情观察　密切观察血压的变化，因血压突然升高或持续高血压可加重肾功能的恶化。注意观察水肿的消长情况，注意患者有无出现胸闷、气急及腹胀等胸、腹腔积液的征象。监测患者的尿量变化及肾功能，如血肌酐（Cr）、血尿素氮（BUN）升高和尿量迅速减少，应警惕肾功能衰竭的发生。

3. 用药护理　使用利尿剂注意监测有无电解质、酸碱平衡紊乱，如低钾血症、低钠血症等；肾功能不全患者在应用 ACEI 降压时，应监测电解质，防止高血钾，另外注意观察有无持续性干咳的不良反应，如果发现要及时提醒医生换药；用血小板解聚药时注意观察有无出血倾向，监测出血、凝血时间等；激素或免疫抑制剂常用于慢性肾炎伴肾病综合征的患者，应观察该类药物可能出现的不良反应。

4. 心理护理　本病病程长，病情反复，长期服药疗效差、不良反应大，预后不良，患者易产生悲观、恐惧等不良情绪反应。且长期患病使患者生活、工作能力下降，经济负担加重，更进一步增加了患者及亲属的思想负担。因此心理护理尤为重要。积极主动与患者沟通，鼓励其说出内心的感受，对提出的问题予以耐心解答。与亲属一起做好患者的疏导工作，联系单位和社区解决患者的后顾之忧，使患者以良好的心态正确面对现实。

## （九）健康指导

1. 预防感染指导　保持环境清洁、空气流通、阳光充足；注意休息，避免剧烈运动和过重的体力劳动；注意个人卫生，预防呼吸道和泌尿道感染，如出现感染症状时，应及时治疗。

2. 生活指导　严格按照饮食计划进餐；能够劳逸结合；学会与疾病有关的家庭护理知识，如如何控制饮水量、自我监测血压等。

3. 怀孕指导　在血压和 BUN 正常时，可安全怀孕。如曾有高血压症，且 BUN 较高，应该避孕，必要时行人工流产。

4. 用药指导　掌握利尿剂、降压药等各种药物的使用方法、用药过程中的注意事项；不使用对肾功能有害的药物，如氨基糖苷类抗生素、抗真菌药等。

5. 心理指导　能明确不良心理对疾病的危害性，学会有效的调适方法，心境平和，积极配合医护工作。

## （十）预后

慢性肾炎呈持续进行性进展，最终发展至终末期肾功能衰竭。其进展的速度主要取决于肾脏病理类型、延缓肾功能进展的措施以及避免各种危险因素。其中长期大量蛋白尿、伴高血压或肾功能受损者预后较差。

（史　敏）

# 第二节　肾病综合征

肾病综合征（nephrotic syndrome，NS）是指由各种肾小球疾病引起的以大量蛋白尿（尿蛋白定量＞3.5g/d）、低蛋白血症（血浆白蛋白＜30g/L）、水肿、高脂血症为临床表现的一组综合征。

## 一、病因

NS 分为原发性和继发性两大类，本节主要讨论原发性 NS。原发性 NS 为各种不同病理类型的肾小球病，常见的有：①微小病变肾病；②系膜增生性肾小球肾炎；③局灶节段性肾小球硬化；④膜性肾病；⑤系膜毛细血管性肾小球肾炎。

## 二、病理生理

1. 大量蛋白尿　在正常生理情况下，肾小球滤过膜具有分子屏障及电荷屏障作用，这些屏障作用受损致使原尿中蛋白含量增多，当其增多明显超过近曲小管回吸收量时，形成大量蛋白尿。而高血压、高蛋白饮食或大量输注血浆蛋白等因素均可加重尿蛋白的排出。尿液中主要含白蛋白和与白蛋白近似分子量的蛋白。大分子蛋白如纤维蛋白原、$\alpha_1$ 和 $\alpha_2$ 巨球蛋白等，因其无法通过肾小球滤过膜，从而在血浆中的浓度保持不变。

2. 低白蛋白血症　大量白蛋白从尿中丢失的同时，如肝白蛋白合成增加不足以克服丢失和分解，则出现低白蛋白血症。同时，NS 患者因胃肠黏膜水肿导致食欲减退、蛋白摄入不足、吸收不良或丢失也可加重低白蛋白血症。另外，某些免疫球蛋白（如 IgG）和补体、抗凝及纤溶因子、金属结合蛋白及内分泌素蛋白也可减少，尤其是肾小球病理损伤严重，大量蛋白尿和非选择性蛋白尿时更为显著。患者易产生感染、高凝、微量元素缺乏、内分泌紊乱和免疫功能低下等并发症。

由于免疫球蛋白和补体成分的丢失，NS 患者的抵抗力降低，易患感染。B 因子和 D 因子的丢失导致患者对致病微生物的易感性增加。激素结合蛋白随尿液的丢失会导致体内一系列内分泌和代谢紊乱。少数患者会在临床上表现出伴 NS 的甲状腺功能低下，并且会随着 NS 的缓解而得到恢复。NS 时，血钙和维生素 D 水平也受到明显的影响。血浆中维生素 D 水平下降，又同时使用激素或者有肾功能损害时，就会加速骨病的产生。因此，对于这样的患者应及时进行骨密度、血浆激素水平的监测，同时补充维生素 D 及相关药物，防止骨病的发生。

3. 水肿　NS 时低白蛋白血症、血浆胶体渗透压下降，使水分从血管腔内进入组织间隙，是造成 NS 水肿的基本原因。此外，部分患者有效循环血容量不足，肾素-血管紧张素-醛固酮系统激活和抗利尿激素分泌增加，可增加肾小管对钠的重吸收，进一步加重水肿。但也有研究发现，约 50% 的 NS 患者血容量并不减少甚至增加，血浆肾素水平正常或下降，提示 NS 患者的水钠潴留并不依赖于肾素，血管紧张素，醛固酮系统的激活，而是肾脏原发的水钠潴留的结果。

4. 高脂血症　患者表现为高胆固醇血症和（或）高三酰甘油血症，并可伴有低密度脂蛋白（LDL）、极低密度脂蛋白（VLDL）及脂蛋白 a［Lp（a）］的升高，高密度脂蛋白（HDL）正常或降低。高脂血症的发生与肝脏脂蛋白合成的增加和外周组织利用及分解减少有关，后者可能是高脂血症更为重要的原因。高胆固醇血症的发生与肝脏合成过多富含胆固醇和载脂蛋白 B 的 LDL 及 LDL 受体缺陷致 LDL 清除减少有关。高三酰甘油血症在 NS 中也常见，其产生的原因更多是由于分解减少而非合成增多。

## 三、临床表现

引起原发性 NS 的肾小球疾病的病理类型有五种，各种病理类型的临床特征、对激素的治疗反应和预后不尽相同。

1. 微小病变型肾病　微小病变型肾病占儿童原发性 NS 的 80%~90%，占成人原发性 NS 的 5%~

10%。好发于儿童，男性多于女性。典型临床表现为 NS，15% 左右伴镜下血尿，一般无持续性高血压及肾功能减退。60 岁以上的患者，高血压和肾功能损害较多见。90% 对糖皮质激素治疗敏感，但复发率高达 60%。

2. 系膜增生性肾小球肾炎　此类型在我国的发病率显著高于西方国家，占原发性 NS 的 30%，男性多于女性，好发于青少年。约 50% 于前驱感染后急性起病，甚至出现急性肾炎的表现。如为非 IgA 系膜增生性肾小球肾炎，约 50% 表现为 NS，约 70% 伴有血尿；如为 IgA 肾病，约 15% 出现 NS，几乎均有血尿。肾功能不全和高血压随着病变程度加重会逐渐增加。对糖皮质激素及细胞毒性药物的治疗反应与病理改变轻重有关，轻者疗效好，重者疗效差。50% 以上的患者经激素治疗后可获完全缓解。

3. 系膜毛细血管性肾小球肾炎　此类型占我国原发性 NS 的 10%，男性多于女性，好发于青壮年。约半数患者有上呼吸道的前驱感染史。50% ~60% 表现为 NS，30% 的患者表现为无症状蛋白尿，常伴有反复发作的镜下血尿或肉眼血尿。20% ~30% 的患者表现为急性肾炎综合征。高血压、贫血及肾功能损害常见，常呈持续进行性进展。75% 的患者有持续性低补体血症，是本病的重要特征之一。糖皮质激素及细胞毒性药物对成人疗效差，发病 10 年后约 50% 的病例将进展为慢性肾功能衰竭。肾移植术后常复发。

4. 膜性肾病　此型占我国原发性 NS 的 25% ~30%，男性多于女性，好发于中老年。起病隐匿，70% ~80% 表现为 NS，约 30% 可伴有镜下血尿。肾静脉血栓发生率可高达 40% ~50%，肾静脉血栓最常见。有自发缓解倾向，约 25% 的患者会在 5 年内自发缓解。单用激素治疗无效；必须与细胞毒性药物联合使用可使部分患者缓解，但长期和大剂量使用激素和细胞毒性药物有较多的不良反应，因此必须权衡利弊，慎重选择。此外，应适当使用调脂药和抗凝治疗。患者常在发病 5 ~10 年后逐渐出现肾功能损害。

5. 局灶性节段性肾小球硬化　此型占我国原发性 NS 的 20% ~25%，好发于青少年男性。多隐匿起病，NS 为主要临床表现，其中约 3/4 伴有血尿，约 20% 可见肉眼血尿。确诊时约半数伴高血压、约 30% 有肾功能减退，部分患者可伴有近曲小管功能障碍。部分患者可由微小病变型肾病转变而来。对激素和细胞毒性药物治疗的反应性较差，激素治疗无效者达 60% 以上，疗程要较其他病理类型的 NS 适当延长。预后与激素治疗的效果及蛋白尿的程度密切相关。激素治疗反应性好者，预后较好。

# 四、并发症

1. 感染　是 NS 的常见并发症，与大量蛋白质营养不良、免疫功能紊乱及激素治疗有关。常见感染部位的顺序为：呼吸道、泌尿道、皮肤。感染是 NS 复发和疗效不佳的主要原因之一。

2. 血栓和栓塞　NS 患者的高脂血症以及蛋白质从尿中丢失会造成血液黏稠度增加，加之 NS 时血小板功能亢进、利尿剂和糖皮质激素等因素进一步加重高凝状态，使血栓、栓塞易发，其中以肾静脉血栓最为多见（发生率为 10% ~50%，其中 3/4 病例无临床症状）。此外，肺血管血栓、栓塞，下肢静脉、脑血管、冠状血管血栓也不少见。

3. 急性肾功能衰竭　NS 时有效循环血容量的减少导致肾血流量不足，易诱发肾前性氮质血症。少数患者可出现急性肾功能衰竭，尤以微小病变型肾病居多。其机制可能是肾间质高度水肿压迫肾小管及大量管型阻塞肾小管，导致肾小管腔内高压、肾小球滤过率骤然减少所致。

4. 蛋白质和脂肪代谢紊乱　可出现低蛋白血症，蛋白代谢呈负平衡。长期低蛋白血症可造成患者营养不良、机体抵抗力下降、生长发育迟缓、内分泌紊乱等。低蛋白血症还可导致药物与蛋白结合减少，游离药物增多，影响药物的疗效，增加部分药物的毒性作用；金属结合蛋白丢失可使微量元素（铁、铜、锌等）缺乏；内分泌素结合蛋白不足可诱发内分泌紊乱。高脂血症增加血液黏稠度，促进血栓、栓塞并发症的发生，还将增加心血管系统并发症冠状动脉粥样硬化、心肌梗死，并可促进肾小球硬化和肾小管－间质病变的发生，促进肾脏病变的慢性进展。

# 五、辅助检查

1. 尿液检查　尿蛋白定性一般为 + + + ~ + + + +，尿中可有红细胞、管型等。24h 尿蛋白定量超过 3.5g。

2. 血液检查　血浆清蛋白低于 30g/L，血中胆固醇、三酰甘油、低及极低密度脂蛋白增高。肾功能衰竭时血尿素氮、血肌酐升高。

3. 肾活检　可明确肾小球的病理类型。

4. 肾 B 超检查　双肾正常或缩小。

# 六、诊断要点

根据大量蛋白尿、低蛋白血症、高脂血症、水肿等临床表现，排除继发性 NS 即可确立诊断，其中尿蛋白 >3.5g/d、血浆清蛋白 <30g/L 为诊断的必备条件。NS 的病理类型有赖于肾活组织病理检查。

# 七、治疗要点

治疗原则以抑制免疫与炎症反应为主，同时防治并发症。

## （一）一般治疗

1. 适当休息，预防感染　NS 患者应注意休息，避免到公共场所并预防感染。病情稳定者适当活动是必需的，以防止静脉血栓形成。

2. 限制水钠，优质蛋白饮食　水肿明显者应适当限制水钠摄入（NaCl <3g/d）。肾功能良好者不必限制蛋白的摄入，但 NS 患者摄入高蛋白饮食会加重蛋白尿，促进肾脏病变的进展。因此，主张给予 NS 患者正常量 0.8~1.0g/（kg·d）的优质蛋白（富含必需氨基酸的动物蛋白）饮食。

## （二）对症治疗

1. 利尿消肿　一般患者在使用激素并限制水、钠摄入后可达到利尿消肿的目的。对于水肿明显，经上述处理仍无效者可适当选用利尿剂。利尿治疗的原则是不宜过快、过猛，以免引起有效血容量不足、加重血液高黏倾向，诱发血栓、栓塞并发症。常用噻嗪类利尿剂（氢氯噻嗪）和保钾利尿剂（螺内酯）作基础治疗，二者并用可提高利尿的效果，同时可减少钾代谢紊乱。上述治疗无效时，改为渗透性利尿剂（低分子右旋糖酐、羟乙基淀粉）并用襻利尿剂（呋塞米），可获良好利尿效果。注意在通过输注血浆或血浆白蛋白利尿时要严格掌握适应证，只有对病情严重的患者在必需利尿时方可使用，且要避免过频、过多。对伴有心脏病的患者应慎用此法利尿。

2. 提高血浆胶体渗透压　血浆或白蛋白等静脉输注均可提高血浆胶体渗透压，促进组织中水分回吸收并利尿，如继而使用呋塞米 60~120mg 加于葡萄糖溶液中缓慢静脉滴注，有时能获得良好的利尿效果。但由于输入的蛋白均将于 24~48h 内由尿中排出，可引起肾小球高滤过及肾小管高代谢造成肾小球脏层及肾小管上皮细胞损伤、促进肾间质纤维化，轻者影响糖皮质激素疗效，延迟疾病缓解，重者可损害肾功能，多数学者认为非必要时不宜多用。故应严格掌握适应证，对严重低蛋白血症、高度水肿而又少尿（尿量 <400mL/d）的 NS 患者，在必需利尿的情况下方可考虑使用，但也要避免过频、过多使用。心力衰竭者慎用。

3. 减少尿蛋白　持续性大量蛋白尿本身可导致肾小球高滤过、加重肾小管 - 间质损伤、促进肾小球硬化，是影响肾小球病预后的重要因素。已证实减少尿蛋白可以有效延缓肾功能的恶化。应用 ACEI 如贝那普利和（或）ARB 如氯沙坦，可通过有效地控制高血压，降低肾小球内压和直接影响肾小球基底膜对大分子蛋白的通透性，有不依赖于降低全身血压而减少尿蛋白作用。所用剂量一般应比常规降压药剂量大，才能获得良好疗效。

4. 调脂　高脂血症可加速肾小球疾病的发展，增加心、脑血管疾病的发生率，因此，NS 患者并发高脂血症应使用调脂药，尤其是有高血压及冠心病家族史、高 LDL 及低 HDL 血症的患者更需积极治疗。常用降脂药有：①3 - 羟基 - 3 - 甲基戊二酰单酰辅酶 A 还原酶抑制剂，如洛伐他汀、辛伐他汀；②纤维酸类药物，如非诺贝特、吉非贝齐；③普罗布考，本品除降脂作用外还具有抗氧化作用，可防止低密度脂蛋白的氧化修饰，抑制粥样斑块的形成，长期使用可预防肾小球硬化。若 NS 缓解后高脂血症自行缓解则不必使用调脂药。

5. 抗凝　由于凝血因子的改变及激素的使用，常处于高凝状态，有较高血栓并发症的发生率，尤其是在血浆白蛋白 <20g/L 时，更易并发静脉血栓的形成。建议当血浆白蛋白 <20g/L 时常规使用抗凝剂，可使用普通肝素或低分子肝素，维持 APTT 在正常的 2 倍。此外，也可使用口服抗血小板药如双嘧达莫、阿司匹林。一旦出现血栓或栓塞时，应及早予尿激酶或链激酶溶栓，并配合应用抗凝药。治疗期间应密切观察出、凝血情况，避免药物过量而致出血。

6. 抗感染　用激素治疗时，不必预防性使用抗生素，因其不能预防感染，反而可能诱发真菌双重感染。一旦出现感染，应及时选用敏感、强效及无肾毒性的抗生素。

7. 透析　急性肾功能衰竭时，利尿无效且达到透析指征时应进行血液透析。

### （三）抑制免疫与炎症反应

1. 糖皮质激素　该药可能是通过抑制免疫与炎症反应，抑制醛固酮和抗利尿激素的分泌，影响肾小球基底膜通透性而达到治疗作用。应用激素时应注意以下几点：①起始用量要足：如泼尼松始量为 1mg/（kg·d），共服 8～12 周。②撤减药要慢：足量治疗后每 1～2 周减少原用量的 10%，当减至 20mg/d 时疾病易反跳，应更加缓慢减量。③维持用药要久：最后以最小有效剂量（10mg/d）作为维持量，再服半年至 1 年或更久。激素可采用全日量顿服，维持用药期间两日量隔日一次顿服，以减轻激素的不良反应。

NS 患者对激素治疗的反应可分为三种类型：①激素敏感型：即治疗 8～12 周内 NS 缓解。②激素依赖型：即药量减到一定程度即复发。③激素抵抗型：即对激素治疗无效。

2. 细胞毒性药物　目前国内外最常用的细胞毒性药物为 CTX，细胞毒性药物常用于"激素依赖型"或"激素抵抗型"NS，配合激素治疗有可能提高缓解率。一般不首选及单独应用。

3. 环孢素　该药可选择性抑制辅助性 T 细胞及细胞毒效应 T 细胞。近年来已开始用该药治疗激素及细胞毒性药物都无效的难治性 NS，但此药昂贵，不良反应大，停药后病情易复发；因而限制了它的广泛应用。

4. 霉酚酸酯　霉酚酸酯（mycophenolate mofetil，MMF）是一种新型有效的免疫抑制剂，在体内代谢为霉酚酸，通过抑制次黄嘌呤单核苷酸脱氢酶、减少鸟嘌呤核苷酸的合成，从而抑制 T、B 淋巴细胞的增殖。可用于激素抵抗及细胞毒性药物治疗无效的 NS 患者。推荐剂量为 1.5～2.0g/d，分两次口服，共用 3～6 个月，减量维持半年。不良反应相对较少，有腹泻及胃肠道反应等，偶有骨髓抑制作用。其确切的临床效果及不良反应还需要更多临床资料证实。

### （四）中医中药治疗

一般主张与激素及细胞毒性药物联合使用，不但可降尿蛋白，还可拮抗激素及细胞毒性药物的不良反应，如雷公藤总苷、真武汤等。

## 八、护理评估

### （一）健康史

1. 病史　询问本病的有关病因，如有无原发性肾疾病、糖尿病、过敏性紫癜、系统性红斑狼疮等病史。询问有关的临床表现，如水肿部位、程度、特点及消长情况，有无出现胸闷、气促、腹胀等胸腔、心包、腹腔积液的表现；有无肉眼血尿、高血压、尿量减少等。注意有无发热、咳嗽、咳痰、尿路刺激征、腹痛等感染征象；有无腰痛、下肢疼痛等肾静脉血栓、下肢静脉血栓的表现。

2. 治疗经过　询问患者的用药情况，如激素的剂量、用法、减药情况、疗程、治疗效果、有无不良反应等；有无用过细胞毒性药及其他免疫抑制剂，其用、剂量及疗效等。

### （二）身心状况

1. 身体评估　评估患者的一般状态，如精神状态、营养状况、生命体征、体重等有无异常。评估水肿范围、特点，有无胸腔、腹腔、阴囊水肿和心包积液。

2. 心理-社会状况　患者有无因形象的改变产生自卑、悲观、失望等不良的情绪反应；患者及家属的应对能力；患者的社会支持情况、患者出院后的社区保健资源等。

## （三）辅助检查

观察实验室及其他检查结果，如24h尿蛋白定量结果、血浆白蛋白浓度的变化、肝肾功能、血清电解质、血脂浓度的变化、凝血功能等；肾活组织的病理检查结果等。

# 九、护理诊断/合作性问题

1. 体液过多　与低蛋白血症致血浆胶体渗透压下降等有关。

2. 营养失调：低于机体需要量　与大量蛋白质的丢失、胃肠黏膜水肿致蛋白质吸收障碍等因素有关。

3. 焦虑　与疾病造成的形象改变及病情复杂，易反复发作有关。

4. 有感染的危险　与皮肤水肿，大量蛋白尿致机体营养不良，激素、细胞毒性药物的应用致机体免疫功能低下有关。

5. 潜在并发症　血栓形成、急性肾功能衰竭、心脑血管并发症等。

# 十、护理目标

（1）患者能积极配合治疗，水肿程度减轻或消失。

（2）能按照饮食原则进食，营养状况逐步改善。

（3）能正确应对疾病带来的各种问题，焦虑程度减轻。

（4）无感染发生。

（5）无血栓形成及急性肾功能衰竭、心脑血管等并发症的发生。

# 十一、护理措施

1. 一般护理　如下所述。

（1）休息与活动：NS如有全身严重水肿、胸腹腔积液时应绝对卧床休息，并取半坐卧位。护理人员可协助患者在床上作关节的全范围运动，以防止关节僵硬及挛缩，并可防止肢体血栓形成。对于有高血压的患者，应适当限制活动量。老年患者改变体位时不可过快，以防止直立性低血压。

水肿减轻后患者可进行简单的室内活动，尿蛋白定量下降到2g/d以下时可恢复适量的室外活动，恢复期的患者应在其体能范围内适当进行活动。但需注意在整个治疗、护理及恢复阶段，患者应避免剧烈运动，如跑、跳、提取重物等。

（2）饮食护理：NS患者的饮食要求既能改善患者的营养状况，又不增加肾脏的负担。饮食原则如下：①蛋白质：高蛋白饮食可增加肾脏负担，对肾不利，故提倡正常量的优质蛋白（富含必需氨基酸的动物蛋白）摄入，按1g/（kg·d）供给。但当肾功能不全时，应根据肌酐清除率调整蛋白质的摄入量。②热量供给要充足，不少于126~147kJ［30~35kcal/（kg·d）］。③为减轻高脂血症，应少食富含饱和脂肪酸的食物如动物油脂，而多吃富含多聚不饱和脂肪酸的食物如植物油及鱼油，以及富含可溶性纤维的食物如燕麦、豆类等。④水肿时低盐饮食，勿食腌制食品。⑤注意各种维生素及微量元素（如铁、钙）的补充。且应定期测量血浆白蛋白、血红蛋白等指标以反映机体营养状态。

由于NS患者一般食欲欠佳，因此可采用增加餐次的方法以提高摄入量。同时在食谱内容上注意色、香、味。在烹调方法上可用糖醋汁、番茄汁等进行调味以改善低盐膳食的味道。

2. 病情观察　监测生命体征、体重、腹围、出入量的变化，定时查看各种辅助检查结果，结合临床表现判断病情进展情况。如根据体温有无升高，患者有无出现咳嗽、咳痰、肺部湿啰音、尿路刺激征、皮肤破溃化脓等判断是否并发感染；根据患者有无腰痛、下肢疼痛、胸痛、头痛等判断是否并发肾静脉、下肢静脉、冠状血管及脑血管血栓；根据患者有无少尿、无尿及血BUN、血肌酐升高等判断有无肾功能衰竭。同时，注意观察有无营养不良、内分泌紊乱及微量元素缺乏的改变。

3. 感染的预防及护理 保持水肿皮肤清洁、干燥，避免皮肤受摩擦或损伤；指导和协助患者进行口腔黏膜、眼睑结膜及阴部等的清洁；定期作好病室的空气消毒，用消毒药水拖地板、湿擦桌椅等；尽量减少病区的探访人次，对有上呼吸道感染者应限制探访；同时指导患者少去公共场所等人多聚集的地方；遇寒冷季节，嘱患者减少外出，注意保暖。出现感染情况时，按医嘱正确采集患者的血、尿、痰、腹腔积液等标本送检，根据药敏试验使用有效的抗生素，观察用药后感染有无得到有效控制。

4. 用药护理 如下所述。

（1）激素和细胞毒性药物：应用环孢素的患者，服药期间应注意监测血药浓度，观察有无不良反应的出现，如肝肾毒性、高血压、高尿酸血症、高血钾、多毛及牙龈增生等。

（2）抗凝药：如在使用肝素、双嘧达莫等的过程中，若出现皮肤黏膜、口腔、胃肠道等的出血倾向时，应及时减药并给予对症处理，必要时停药。

（3）中药：使用雷公藤制剂时，应注意监测尿量、性功能及肝肾功能、血常规的变化。因其可造成性腺抑制、肝肾损害及外周血白细胞减少等不良反应。

5. 心理护理 针对本病病程长、表现复杂、易反复发作带给患者及家属的忧虑。首先允许患者发泄自己的郁闷，对患者的表现表示理解；还要引导患者多说话，随时将自己的需要说出来，这样消极的寂寞会逐渐变为积极的配合；在此期间，随时向患者及家属报告疾病的进展情形，对任何微小的进步都应给予充分的认可，使他们重建信心。同时，要根据评估资料，调动患者的社会支持系统，为患者提供最大限度的物质和精神支持。

## 十二、护理评价

（1）患者水肿程度有无减轻并逐渐消退。

（2）营养状况有无改善。

（3）焦虑程度有无减轻。

（4）是否发生感染。

（5）有无血栓形成、急性肾功能衰竭、心脑血管等并发症的发生。

## 十三、健康指导

1. 预防指导 认识到积极预防感染的重要性，能够加强营养、注意休息、保持个人卫生，积极采取措施防止外界环境中病原微生物的侵入。

2. 生活指导 能够根据病情适度活动，注意避免肢体血栓等并发症的产生。饮食上注意限盐，每日不会摄入过多蛋白。

3. 病情监测指导 学会每日用浓缩晨尿自测尿蛋白，出院后坚持定期门诊随访，密切观察肾功能的变化。

4. 用药指导 坚持遵医嘱用药，勿自行减量或停用激素，了解激素及细胞毒性药物的常见不良反应。

5. 心理指导 意识到良好的心理状态有利于提高机体的抵抗力，增强适应能力。能保持乐观开朗的心态，对疾病治疗充满信心。

## 十四、预后

影响 NS 预后的因素主要有：①病理类型：微小病变型肾病和轻度系膜增生性肾小球肾炎预后较好，系膜毛细血管性肾炎、局灶节段性肾小球硬化、重度系膜增生性肾小球肾炎预后较差。早期膜性肾病也有一定的缓解率，晚期则难于缓解；②临床表现：大量蛋白尿、严重高血压及肾功能损害者预后较差；③激素治疗效果：激素敏感者预后相对较好，激素抵抗者预后差；④并发症：反复感染导致 NS 经常复发者预后差。

（曾　丹）

# 第六章

# 内分泌科疾病护理

## 第一节 糖尿病

## 一、概述

糖尿病是一组由遗传和环境因素相互作用而引起的临床综合征。由于胰岛素相对或绝对不足及靶组织细胞对胰岛素敏感性降低而引起糖、蛋白质、脂肪、水和电解质代谢的紊乱。以葡萄糖耐量减低、血糖增高和糖尿为特征，临床表现有多饮、多尿、多食、疲乏及消瘦等，并可并发心血管、肾、视网膜及神经的慢性病变，病情严重或应激时可发生急性代谢紊乱。

据世界卫生组织（WHO）估计，全球目前有超过 1.5 亿糖尿病患者，到 2025 年这一数字将增加一倍。西方发达国家糖尿病患病率为 5%。我国糖尿病调查于 1979—1980 年调查成人糖尿病患病率为 1%，1994—1995 年调查成人糖尿病患病率为 2.5%，1995—1996 年调查成人糖尿病患病率为 3.21%。随着经济发展和生活方式改变，糖尿病患病率正在逐渐上升。估计我国现有糖尿病患者超过 4 000 万，居世界第 2 位。本病多见于中老年，患病率随年龄而增长，自 45 岁后明显上升，至 60 岁达高峰，年龄在 40 岁以上者患病率高达 40‰，年龄在 40 岁以下者患病率低于 2‰，男女患病率无明显差别。国内各地区患病率相差悬殊，以宁夏最高（10.94‰），北京次之，贵州最低（1.15‰）。职业方面，干部、知识分子、退休工人、家庭妇女较高，农民最低，脑力劳动者高于体力劳动者，城市高于农村。体重超重者（身体体重指数 BMI≥24）患病率是体重正常者的 3 倍。民族方面以回族最高，汉族次之。我国糖尿病绝大多数属 2 型糖尿病（非胰岛素依赖性糖尿病）。

### （一）胰腺的分泌功能

胰腺横卧于 $L_{1-2}$ 腰椎前方，前面被后腹膜所覆盖，固定于腹后壁，它既是外分泌腺，也是内分泌腺。胰腺的外分泌功能是由腺泡细胞和导管壁细胞来完成的，这些细胞分泌出能消化蛋白质、糖类和脂肪的消化酶；内分泌来源于胰岛，胰岛是大小不一、形态不定的细胞集团，散布在腺泡之间，在胰体、尾部较多。胰岛有多种细胞，其中以 β 细胞较多，产生胰岛素，有助于蛋白质、糖类和脂肪的代谢；α 细胞产生胰高血糖素，通过促进肝糖分解成葡萄糖来升高血糖。

### （二）影响糖代谢的激素

影响糖代谢作用的激素包括胰岛素、胰高血糖素、促肾上腺皮质激素（ACTH）、皮质激素、肾上腺素及甲状腺激素。

1. 胰岛素和胰高血糖素　胰岛素和胰高血糖素是控制糖代谢的两种主要激素，均属小分子蛋白质。胰岛素是体内降血糖的唯一激素，并有助于调节脂肪和蛋白质的新陈代谢。它的功能包括如下。

（1）刺激葡萄糖主动运输进入肌肉及脂肪组织细胞内，为能穿过细胞膜，葡萄糖必须与胰岛素结合，而且必须与细胞上的受体连接在一起。有些糖尿病患者虽然有足够的胰岛素，但是受体减少，因此减少了胰岛素送入细胞的量。其他的人则是胰岛素分泌不足，当胰岛素分泌不足时，葡萄糖就留在细胞外，使血糖浓度升高，超过正常值。

（2）调节细胞将糖类转变成能量的速率。

（3）促进葡萄糖转变成肝糖原贮存起来，并抑制肝糖原转变成葡萄糖。

（4）促进脂肪酸转变成脂肪，形成脂肪组织贮存起来，且能抑制脂肪的破坏、脂肪的利用及脂肪转换成酮体。

（5）刺激组织内的蛋白质合成作用，且能抑制蛋白质转变成氨基酸。

总之，正常的胰岛素可主动地促进以上过程，以降低血糖，抑制血糖升高。

胰岛 β 细胞分泌胰岛素的速率是由血中葡萄糖的量来调节的，当血糖升高时，胰岛细胞就分泌胰岛素进入血中，从而使葡萄糖进入细胞内，并将葡萄糖转变成肝糖原；当血糖降低时，胰岛分泌胰岛素的速率降低；当食物消化吸收后，胰岛细胞再分泌胰岛素。

当胰岛素分泌不足时，血糖浓度便高于正常值；当胰岛素过量时，如体外补充胰岛素过量时，血糖过低会发生胰岛素诱发的低血糖反应（胰岛素休克）。

胰高血糖素的作用与胰岛素相反，当血糖降低时，刺激胰高糖素分泌，胰高糖素通过促进肝糖原转化为葡萄糖的方式来升高血糖。糖尿病患者常常同时有胰岛素与胰高血糖素分泌异常的情况，单独影响胰岛 α 细胞的疾病（胰高血糖素的分泌过量或不足）非常罕见。下面通过进餐后血糖的变化，来说明胰岛素与胰高血糖素相反而互补的作用。

如当一个人早上7：00用早餐，血糖开始升高，胰岛素约在7：15开始分泌，大约在上午9：30血糖升到最高值，稍后胰岛素的分泌将减少，到了上午11：00，因为胰岛素促进葡萄糖进入到细胞内，因此机体会利用这些葡萄糖作为两餐间的能量来源。胰岛素与胰高血糖素的合成及释放依赖以下三种要素：

（1）健全的胰脏：具有正常功能的 α 细胞及 β 细胞。

（2）含有充分蛋白质饮食：胰岛素和胰高血糖素都是蛋白质物质。

（3）正常的血钾浓度：低血钾会使胰岛素分泌减少，当胰岛素或胰高血糖素分泌不足对，患者可由胃肠以外的途径补充。因为胃肠中的蛋白溶解酶可使它们失去活性，注射胰高血糖素可逆转因注射过量胰岛素导致的低血糖。

2. 其他激素的作用　如下所述。

（1）肾上腺皮质所分泌的糖皮质激素刺激蛋白质转换成葡萄糖，使血糖升高。在身体处于应激情况下，或血糖非常低时，这些激素便可分泌。

（2）肾上腺素在人体处于应激时，可将肝糖原转换成葡萄糖而使血糖升高。

（3）甲状腺素和生长激素也可使血糖升高。

### （三）糖尿病分型

目前国际上通用 WHO 糖尿病专家委员会提出的病因学分型标准（1999）。此标准将糖尿病分成四大类型，包括1型糖尿病（胰岛素依赖性糖尿病）、2型糖尿病（非胰岛素依赖性糖尿病）、其他特殊类型糖尿病和妊娠期糖尿病。

## 二、病因及发病机制

糖尿病的病因和发病机制目前尚未完全阐明，不同类型的糖尿病其病因也不相同。

### （一）1型糖尿病

1. 遗传易感性　糖尿病病因中遗传因素可以肯定，1型糖尿病患者的父母患病率为11%，三代直系亲属中遗传6%，这主要是因为基因异常所致人类白细胞组织相容抗原（HLA）与自身免疫相关的这些抗原是糖蛋白，分布在全身细胞（红细胞和精子除外）的细胞膜上。研究发现，携带 HLA-DR$_3$ 和/或 HLA-DR$_4$ 的白种人和携带 HLA-DR$_3$、HLA-DR$_9$ 的中国人易患糖尿病。

2. 病毒感染　1型糖尿病与病毒感染有明显关系。已发现的病毒有柯萨奇 B 病毒、腮腺炎病毒、风疹病毒、巨细胞病毒。病毒感染可直接损伤胰岛组织引起糖尿病，也可能损伤胰岛组织后，诱发自身免疫反应，进一步损伤胰岛组织引起糖尿病。

3. 自身免疫　目前发现 90% 新发生的 1 型糖尿病患者，其循环血中有多种胰岛细胞自身抗体。此外，细胞免疫在发病中也起重要作用。临床观察 1 型患者常伴有其他自身免疫病，如 Graves 病、桥本病、重症肌无力等。

总之，HIA - D 基因决定了 1 型糖尿病的遗传易感性，易感个体在环境因素的作用下，通过直接或间接的自身免疫反应，引起胰岛 β 细胞破坏，体内可检测出各种胰岛细胞抗体，胰岛 β 细胞数目开始减少，但仍能维持糖耐量正常。当胰岛 β 细胞持续损伤达一定程度（通常只残存 10% β 细胞），胰岛素分泌不足，糖耐量降低或出现临床糖尿病，需用胰岛素治疗，最后胰岛 β 细胞完全消失，需依赖胰岛素维持生命。

## （二）2 型糖尿病

2 型糖尿病与遗传和环境因素的关系更为密切，其遗传方式与 1 型糖尿病患者不同，不存在特殊的 HLA 单型的优势。中国人与 2 型糖尿病关联的基因有 4 个，即胰岛素受体基因载脂蛋白 $A_1$ 和 B 基因、葡萄糖激酶基因。不同的糖尿病患者可能与不同的基因缺陷有关此为 2 型糖尿病的遗传异质性特点。2 型糖尿病有明显的家族史，其父母糖尿病患病率达 85%，单卵双生子中，两人同患糖尿病的比例达 90% 以上。环境因素中，肥胖是 2 型糖尿病发病的重要诱因，肥胖者因外周靶组织细胞膜胰岛素受体数目减少，亲和力降低，周围组织对胰岛素敏感性降低，即胰岛素抵抗，胰岛 β 细胞长期超负荷，其分泌功能将逐渐下降一旦胰岛 β 细胞分泌的胰岛素不足以代偿胰岛素抵抗，即可发生糖尿病。此外，感染、应激、缺乏体力活动、多次分娩均可能是 2 型糖尿病的诱因。胰高血糖素、肾上腺素等胰岛素拮抗激素分泌过多，对糖尿病代谢紊乱的发生也有重要作用。2 型糖尿病早期存在胰岛素抵抗而胰岛 β 细胞代偿性分泌胰岛素增多时，血糖可维持正常；当 β 细胞功能出现缺陷而对胰岛素抵抗不能代偿时，可进展为葡萄糖调节受损和糖尿病。

# 三、病理

1 型患者胰腺的病理改变明显，β 细胞数量减少，仅为正常的 10% 左右，50% ~ 70% 可出现胰岛 β 细胞周围淋巴细胞和单核细胞浸润，另外还有胰岛萎缩和 β 细胞变形。2 型的主要病理改变有胰岛玻璃样变，胰腺纤维化，β 细胞空泡变性和脂肪变性。

糖尿病患者的大、中血管病变主要是动脉粥样硬化，微血管的基本病变为毛细血管基底膜增厚。神经病变的患者有末梢神经纤维轴突变性，继以节段性或弥漫性脱髓鞘改变，病变可累及神经根、椎旁交感神经节和颅神经。糖尿病控制不良时，常见的病理改变为肝脏脂肪沉积和变性。

由于胰岛素生物活性作用绝对或相对不足而引起糖、脂肪和蛋白质代谢的紊乱，葡萄糖在肝、肌肉和脂肪组织的利用减少，肝糖输出增多，因而发生高血糖。升高的血糖使细胞内液进入血液，从而导致细胞内液不足，当血糖浓度升高超过 10mmol/L 时，便超过肾糖阈，葡萄糖进入尿中，而引起糖尿。尿中葡萄糖的高渗透作用，阻止肾小管对水分的再吸收，引起细胞外液不足。脂肪代谢方面，因胰岛素不足，脂肪组织摄取葡萄糖及血浆清除甘油减少，脂肪合成减少，脂蛋白酶活性低下，使血浆游离脂肪酸和三酰甘油浓度升高。在胰岛素极度缺乏时，储存脂肪动员和分解加速，可使血游离脂肪酸浓度更高。脂肪代谢障碍，可产生大量酮体（包括乙酰乙酸、β 羟丁酸、丙酮酸）。当酮体生成超过组织利用和排泄能力时，大量酮体堆积形成酮症或进一步发展为酮症酸中毒。蛋白质代谢方面，肝、肌肉等组织摄取氨基酸减少，蛋白质合成减少，分解代谢加速，而出现负氮平衡。血浆中生糖氨基酸浓度降低，同时血中生酮氨基酸水平增高，导致肌肉摄取氨基酸合成蛋白质的能力下降，患者表现为消瘦、乏力，组织修复能力和抵抗力降低，儿童生长发育障碍、延迟。1 型患者和 2 型患者在物质代谢紊乱方面是相同的，但 2 型患者一般症状较轻，不少患者可在相当长时期内无代谢紊乱，有的患者基础胰岛素分泌正常，有的患者进食后胰岛素分泌高峰延迟。

# 四、护理评估

## （一）健康史

评估患者家族中糖尿病的患病情况，详细询问患者的生活方式、饮食习惯、食量、妊娠次数、新生儿出生体重、身高等。

## （二）身体评估

1. 代谢紊乱症状群　本病典型症状是"三多一少"，即多饮、多尿、多食及体重减轻，此外还有糖尿病并发症的症状。

（1）多尿：由于血糖升高，大量葡萄糖从肾脏排出，引起尿渗透压增高，阻碍水分在肾小管被重吸收，大量水分伴随葡萄糖排出，形成多尿，患者的排尿次数和尿量明显增多，每日排尿量 2~10L。血糖越高，排糖越多，尿量也越多。

（2）烦渴多饮：多尿使机体失去大量水分，因而口渴，饮水量增多。

（3）易饥多食：葡萄糖是体内能量及热量的主要来源，由于胰岛素不足，摄入的大量葡萄糖不能被利用而随尿丢失，机体处于半饥饿状态，为补偿失去的葡萄糖，大多患者有饥饿感，从而导致食欲亢进，易饥多食。

（4）消瘦（体重减轻）、乏力：由于机体不能充分利用葡萄糖，故需用蛋白质和脂肪来补充能量和热量，使体内蛋白质和脂肪消耗增多，加之水分的丧失，患者体重减轻，消瘦乏力。1 型糖尿病患者体型均消瘦，2 型糖尿病患者发病前多有肥胖，病后虽仍较胖，但较病前体重已有减轻。

（5）其他：患者常有皮肤疖肿及皮肤瘙痒，由于尿糖浓度较高和尿糖的局部刺激，患者外阴部瘙痒较常见，有时因局部湿疹或真菌感染引起。此外还可见腰背酸痛，视物模糊，月经失调等。

2. 并发症　如下所述。

（1）酮症酸中毒：为最常见的糖尿病急症。糖尿病加重时，脂肪分解加速，大量脂肪酸在肝脏经 β 氧化产生酮体（包括乙酰乙酸、β 羟丁酸、丙酮酸），血酮升高时称酮血症，尿酮排出增多时称酮尿，统称酮症。乙酰乙酸和 β 羟丁酸的酸性较强，故易产生酸中毒。病情严重时可出现糖尿病昏迷，1 型糖尿病患者多见，2 型糖尿病患者在一定诱因作用下也可发生酮症酸中毒，尤其是老年人常因并发感染而易患此症。

酮症酸中毒的诱发因素很多，如急、慢性感染，以呼吸道、泌尿系、胃肠感染最常见。胰岛素突然中断或减量过多、饮食失调、过多摄入甜食和脂肪的食物或过分限制糖类，应激如外伤、手术麻醉、精神创伤、妊娠分娩均可诱发此病。

酮症酸中毒时患者可表现出糖尿病症状加重，如明显的软弱无力，极度口渴，尿量较前更多，食欲减退，恶心呕吐以至不能进水和食物。当 pH 值 <7.2 或血浆 $CO_2$ 结合力低于 15mmol/L 时，呼吸深大而快（Kussmaul 呼吸），患者呼气中含丙酮，故有烂苹果味。失水加重可致脱水表现，如尿量减少，皮肤干燥无弹性，眼球下陷，严重者出现休克，表现为心率加快，脉细速，血压下降，四肢厥冷等。患者早期有头晕、头痛、精神萎靡，继而嗜睡，烦躁不安，当病情恶化时，患者反应迟钝、消失，最后陷入昏迷。

（2）高血糖高渗状态：是糖尿病急性代谢紊乱的另一临床类型。多见于老年 2 型糖尿病患者。发病前多无糖尿病史或症状轻微未引起注意，患者有严重高血糖、脱水及血渗透压增高而无显著的酮症酸中毒，可表现为突然出现神经精神症状，表现为嗜睡、幻觉、定向障碍、昏迷等，病死率高达 40%。

（3）大血管病变：大、中动脉粥样硬化主要侵犯主动脉、冠状动脉、脑动脉、肾动脉和肢体外周动脉等，引起冠心病、缺血性或出血性脑血管病、肾动脉硬化、肢体动脉硬化等。

（4）微血管病变：微血管病变是糖尿病的特异性并发症，其典型改变是微循环障碍和微血管基底膜增厚。其主要病变主要表现在视网膜、肾、神经和心肌组织，其中尤以糖尿病肾病和视网膜病为重要。

1）糖尿病肾病：常见于病史超过 10 年的患者。包括肾小球毛细血管间硬化症、肾动脉硬化病和慢性肾盂肾炎。糖尿病肾损害的发生、发展分为Ⅰ～Ⅴ五期，患者可表现为蛋白尿、水肿和高血压，晚期伴氮质血症、肾衰竭。

2）糖尿病视网膜病变：大部分病程超过 10 年的患者可并发不同程度的视网膜病变，是失明的主要原因之一。视网膜病变可分为六期，Ⅰ～Ⅲ期为背景性视网膜病变，Ⅳ～Ⅵ期为增殖性视网膜病变。出现增殖性病变时常伴有糖尿病肾病及神经病变。

（5）神经病变：多发性周围神经病变最常见，患者出现对称性肢体隐痛、刺痛或烧灼样痛，夜间及寒冷时加重，一般下肢比上肢明显。肢端呈手套、袜子状分布的感觉异常。自主神经损害表现为瞳孔改变、排汗异常、便秘、腹泻、尿潴留、尿失禁、直立性低血压、持续心动过速、阳痿等。

（6）糖尿病足：与下肢远端神经异常和不同程度周围血管病变相关的足部溃疡、感染和/或深层组织破坏。轻者表现为足部皮肤干燥苍白和发凉，重者可出现足部溃疡、坏疽。糖尿病足是糖尿病患者截肢、致残的主要原因。

（7）感染：糖尿病患者易感染疖、痈等皮肤化脓性疾病，皮肤真菌的感染也较常见，如足癣、甲癣、体癣等。女性患者常并发真菌性阴道炎、肾盂肾炎和膀胱炎等常见的泌尿系感染，常反复发作，多转为慢性肾盂肾炎。

（8）其他：糖尿病患者还容易出现白内障、青光眼、屈光改变和虹膜睫状体病变等其他眼部并发症。皮肤病变也很常见，大多数为非特异性，但临床表现和自觉症状较重。

### （三）辅助检查

（1）尿糖测定：轻症患者空腹尿糖可阴性，但饭后尿糖均为阳性。每日尿糖总量一般与病情平行，因而是判断治疗控制程度的指标之一。但患有肾脏病变者血糖虽高但尿糖可为阴性，妊娠时血糖正常，但尿糖可阳性。

（2）尿酮体：并发酮症酸中毒时，尿酮体阳性。

（3）血糖测定：空腹及饭后2h血糖是诊断糖尿病的主要依据，同时也是判断糖尿病病情和疗效的主要指标。血糖值反映的是瞬间血糖状态。当空腹血糖≥7.0mmoL/L（126mg/dl）和/或餐后 2h 血糖≥11.1mmol/L（200mg/dl）时，可确诊为糖尿病。酮症酸中毒时，血糖可达 16.7～33.3mmol/L（300～600mg/dl）；高血糖高渗状态时，血糖高至 33.3mmol/L（600mg/dl）。空腹静脉血血糖正常值为 3.9～6.4mmol/L（70～115mg/dl）。诊断糖尿病时必须用静脉血浆测定血糖，随访血糖控制情况可用便携式血糖仪。

（4）口服葡萄糖耐量试验（OGTT）：对怀疑患有糖尿病，而空腹或饭后血糖未达到糖尿病诊断标准者，应进行本试验。OGTT 应在清晨进行。目前葡萄糖负荷量成人为 75g，溶于250～300mL 水中，5min 内饮完，2h 后测静脉血浆糖。儿童为 1.75g/kg，总量不超过 75g。

（5）糖化血红蛋白测定（GHbA1）：糖化血红蛋白的量与血糖浓度呈正相关，分为 a、b、c 三种，其中以 GHbA1C 最为主要，正常人 A1C 占血红蛋白总量的 3%～6%，可反映近8 周～12 周内血糖总的水平，为糖尿病控制情况的主要监测指标之一。

（6）病情未控制的患者，常见血三酰甘油、胆固醇、β 脂蛋白增高。并发肾脏病变者尿常规可见不同程度的蛋白质、白细胞、红细胞、管型等，并可有肾功能减退；并发酮症酸中毒时，血酮阳性，重者可 >4.8mmol/L（50mg/dl），$CO_2$ 结合力下降，可至 13.5～9.0mmol/L（40～20vol%）或以下，血 pH 值在 7.35 以下，外周血中白细胞增高。高血糖高渗状态者血钠可达 155mmol/L，血浆渗透压达 330～460mOsm/（kg·$H_2O$）。

### （四）心理–社会评估

1. 评估患者对疾病的反应　如否认、愤怒、悲伤。

2. 评估家庭成员情况　是否有家庭、社区的支持，家庭成员是否协助患者进行饮食控制，督促患者按时服药，胰岛素注射，定期进行血尿糖检验。

3. 评估家庭的经济状况　是否能够保证患者的终生用药。

4. 评估患者对疾病治疗的态度　有的患者认识不到糖尿病的危害，不注意饮食控制。继续吸烟、饮酒等不良生活习惯。对于 1 型糖尿病患者，能否坚持餐前胰岛素注射，2 型糖尿病患者是否按时服药，自觉地自测血糖、尿糖等。

## 五、护理诊断及医护合作性问题

1. 知识缺乏　与缺乏糖尿病疾病及治疗、护理知识有关。

2. 营养失调：低于机体需要量　与胰岛素分泌绝对或相对不足引起糖、蛋白质、脂肪代谢紊乱有关。

3. 有感染的危险　与糖、蛋白质、脂肪代谢紊乱所致的机体抵抗力下降和微循环障碍有关。

4. 潜在并发症　糖尿病酮症酸中毒、低血糖。

5. 焦虑　与疾病的慢性过程有关。

## 六、计划与实施

通过治疗与护理，患者情绪状态稳定，焦虑程度减轻，患者能够遵循医嘱按时用药，控制饮食、有运动计划。患者多饮、多尿、多食的症状缓解，体重增加，血糖正常或趋于正常。患者在健康教育之后，能够进行自我照顾、病情监测，如进行足部护理、胰岛素注射、正确测量血糖、尿糖等，护士能够及时发现并发症，及时通知医师，使并发症得到及时处理。患者顺利接受手术，术后无感染的发生。

### （一）用药护理

护士在患者用药过程中应指导患者按时按量服药，不可随意增量或减量；用药后注意观察药物疗效，监测血糖、尿糖、尿量、体重变化，并观察药物不良反应。护士应给患者讲解胰岛素和口服降糖药对糖尿病控制的重要性，药物的作用及不良反应，演示胰岛素注射方法，说明用药与其他因素的关系，如饮食、锻炼等，保证患者及家属了解低血糖症状和治疗方法及持续高血糖、酮症酸中毒的处理方法。指导的对象包括患者及其家庭成员。

1. 胰岛素治疗患者的护理　如下所述。

（1）胰岛素治疗的适应证：①1 型糖尿病患者尤其是青少年、儿童，无论有否酮症酸中毒，都必须终身坚持用胰岛素替代治疗。②显著消瘦的成年糖尿病患者，与营养不良相关的糖尿病患者，及生长发育迟缓者，均应采用胰岛素治疗。③2 型糖尿病患者经严格饮食控制，适当运动及口服降糖药物未获良好控制者，可补充胰岛素治疗，以便减轻 β 细胞负担，尽快控制临床症状和高血糖。但胰岛素用量不宜过大，以免发生胰岛素抵抗性。④2 型糖尿病患者在严重感染、创伤、手术、结核病等消耗性疾病以及应激状态如急性心肌梗死等情况下，为预防酮症酸中毒或其他并发症的发生，宜用胰岛素治疗，待病情好转后可停用。⑤糖尿病伴有酮症酸中毒，高血糖高渗状态或乳酸性酸中毒等急性并发症的患者，都必须使用胰岛素治疗。⑥妊娠期糖尿病或糖尿病妇女妊娠期间，为了纠正代谢紊乱，保证胎儿正常发育，防止出现胎儿先天性畸形，宜采用胰岛素治疗。⑦糖尿病患者伴有视网膜病变、肾脏病变、神经病变、心脏病变或肝硬化、肝炎、脂肪肝、下肢坏疽等，宜采用胰岛素治疗。⑧外科手术前后患者，须采用胰岛素治疗。⑨成年或老年糖尿病患者起病很急，体重明显减轻，可采用胰岛素治疗。⑩伴重度外阴瘙痒，宜暂时用胰岛素治疗，有继发性糖尿病如垂体性糖尿病、胰源性糖尿病时，亦应采用。

（2）胰岛素制剂类型及作用时间：按作用快慢和维持作用时间，胰岛素制剂可分为速（短）效、中效、长（慢）效三类。短效胰岛素可皮下、肌内、静脉注射，注射后吸收快、作用迅速，维持时间短。中效胰岛素又称中性鱼精蛋白锌胰岛素，只能皮下注射，其作用较慢，维持时间较长，可单独使用，也可与短效胰岛素合用。长效胰岛素又称鱼精蛋白锌胰岛素，只供皮下注射，不能做静脉注射，吸收速度慢，维持时间长。

（3）胰岛素贮存：胰岛素的贮存温度为 2～3℃，贮存时间不宜过长，过期会影响胰岛素的效价，不能存放冰冻层，同时要避免剧烈晃动，不要受日光照射，短效胰岛素如不清亮或中、长效胰岛素呈块状时，不能使用。

（4）胰岛素的抽吸：我国常用胰岛素制剂的浓度有每毫升40IU或100IU，使用时应看清浓度。一般用1mL注射器抽取胰岛素以保证剂量准确，当患者需要长、短效胰岛素混合使用时，应先抽短效，再抽长效胰岛素，然后轻轻混匀，不可反向操作，以免将长效胰岛素混入短效胰岛素瓶内，影响其疗效。某些患者需混用短、中效胰岛素，现有各种比例的预混制作，最常用的是含30%短效和70%中效的制剂。胰岛素"笔"型注射器使用装满预混胰岛素笔芯，使用方便且便于携带。目前经肺、口腔黏膜和鼻腔黏膜吸收的3种胰岛素吸入剂已开始上市。

（5）给药时间：生理性胰岛素分泌有两种模式，包括持续性基础分泌和进餐后胰岛素分泌迅速增加，胰岛素治疗应力求模拟生理性胰岛素分泌的模式。使用短效胰岛素，每次餐前半小时皮下注射一次，有时夜宵前再加一次，每日3~4次。使用中效胰岛素，早餐前1小时皮下注射一次，或早餐及晚餐前分别皮下注射一次。使用长效胰岛素，每日于早餐前1小时皮下注射一次。

（6）胰岛素强化治疗：即强化胰岛素治疗法，目前较普遍应用的方案是餐前多次注射短效胰岛素加睡前注射中效或长效胰岛素。采用胰岛素强化治疗的患者有时早晨空腹血糖仍高，可能原因为夜间胰岛素作用不足、"黎明"现象和"苏木杰"效应，夜间多次测定血糖有助于鉴别上述原因。另外采用胰岛素强化治疗时，低血糖症发生率增加，应注意预防、早期识别和及时处理。

（7）常见不良反应及护理：①低血糖反应：由于胰岛素使用剂量过大、饮食失调或运动过量，患者可出现低血糖反应，表现为饥饿、头昏、心悸多汗甚至昏迷。对于出现低血糖反应的患者，护士应及时检测血糖，根据患者的具体情况给患者进食糖类食物，如糖果、饼干、含糖饮料，或静脉推注50%葡萄糖40~100mL，随时观察病情变化。②变态反应：胰岛素变态反应是由IgE引起，患者首先出现注射部位瘙痒，随之出现荨麻疹样皮疹，可伴有恶心、呕吐、腹泻等胃肠症状。如出现变态反应，应立即更换胰岛素制剂的种类，使用抗组胺药物和糖皮质激素及脱敏疗法等，严重变态反应者需停止或暂时中断胰岛素治疗。③局部反应：胰岛素注射后可出现局部脂肪营养不良，在注射部位呈皮下脂肪萎缩或增生，停止该部位注射后自然恢复。护士在进行胰岛素注射时，应注意更换注射部位。另外，通过使用高纯度胰岛素制剂可明显减少脂肪营养不良。胰岛素注射部位包括前臂、大腿前侧、外侧、臀部和腹部（脐周不要注射），两周内同一个注射部位不能注射两次，每个注射点相隔2cm。

（8）护士应教会患者进行自我胰岛素注射方法，自我监测注射后的反应，讲解注意事项。先指导患者准确抽吸药液，注射前，用左拇指及示指将皮肤夹住提起，右手持注射器与皮肤成45°~60°角的方向，迅速刺进皮肤，抽吸回血，确定无回血后，注入胰岛素。注射完毕后，用棉签轻压穿刺点，以防止少量胰岛素涌出，但不要按摩局部。

2. 口服降糖药患者的护理　如下所述。

（1）促胰岛素分泌剂

1）磺脲类：此类药物作用机制为通过作用于胰岛β细胞表面的受体，促进胰岛素释放。主要适用于通过饮食治疗和体育活动不能很好控制病情的2型糖尿病患者。1型糖尿病、有严重并发症或晚期β细胞功能很差的2型糖尿病、对磺脲类过敏或有严重不良反应等是本药的禁忌证或不适应证。药物主要的不良反应为低血糖反应，当剂量过大、饮食过少、使用长效制剂或同时应用增强磺脲类降血糖的药物时，可发生低血糖反应。患者还可出现胃肠反应，如恶心、呕吐、消化不良等，偶尔可出现药物变态反应如荨麻疹、白细胞减少等。常见的第二代药物有：①格列本脲（优降糖）：具有较强而迅速的降糖作用，剂量范围为2.5~20mg/d，分1~2次餐前半小时口服。②格列吡嗪（美吡达）：剂量范围为2.5~30mg/d，分1~2次口服，于餐前半小时口服。③格列齐特（达美康）：剂量范围为80~240mg/d，分1~2次口服，于餐前半小时口服。④格列喹酮（糖适平）：剂量范围为30~180mg/d，分1~2次服用，于餐前半小时口服，肾功能不全时仍可使用。

2）格列奈类：此类药物的作用机制、禁忌证或不适应证与磺脲类大致相同。降血糖作用快而短，主要用于控制餐后高血糖。低血糖症发生率低、程度较轻。较适用于餐后高血糖为主的老年2型糖尿病患者。常用药物为瑞格列奈（每次0.5~4mg）和那格列奈（每次60~120mg），于餐前或进餐时口服。

（2）双胍类：此类药物的作用机制为通过促进肌肉等外周组织摄取葡萄糖加速无氧酵解、抑制葡萄糖异生、抑制或延缓葡萄糖在胃肠道吸收等作用改善糖代谢，与磺脲类联合使用，可增强降血糖作用。此类药物适用于肥胖或超重的 2 型糖尿病患者，常见的不良反应是胃肠反应，服药后患者出现口干苦、金属味、厌食、恶心、呕吐、腹泻等，偶见皮肤红斑、荨麻疹等。常用药物为甲福明（又称二甲双胍），每日剂量 500 ~ 1 500mg，分 2 ~ 3 次服，进餐中口服。

（3）α - 葡萄糖苷酶抑制剂：此类药物的作用机制为通过抑制小肠黏膜上皮细胞表面的 α 葡萄糖苷酶，延缓糖类的吸收，从而降低餐后高血糖。常见药物有阿卡波糖，开始服用剂量为 25mg。每日 3 次，进食第一口饭时服药，若无不良反应，剂量可增至 50mg，每日 3 次。最大剂量可增至 100mg，每日 3 次。常见的不良反应有腹胀、腹泻、肠鸣音亢进、排气增多等胃肠反应。

（4）噻唑烷二酮：格列酮类药物。其作用机制是增强靶组织对胰岛素的敏感性，减轻胰岛素抵抗，被视为胰岛素增敏剂。此类药物有罗格列酮，用法为 4 ~ 8mg/d，每日 1 次或分次服用；吡格列酮，剂量为 15mg，每日 1 次。

### （二）饮食护理

糖尿病治疗除采用必要的口服降糖药或胰岛素注射外，饮食治疗是治疗糖尿病的重要措施。适当节制饮食可减轻胰岛 β 细胞的负担。对于老年人，肥胖者而无症状或轻型患者，尤其是空腹及餐后血浆胰岛素不低者，饮食控制非常重要。护士可组织患者、家属、营养师共同参与制定饮食计划，在制定计划过程中，要考虑患者的种族、宗教、文化背景及饮食习惯。

糖尿病患者的饮食原则是在合理控制热量的基础上，合理分配糖类、脂肪、蛋白质的进量，以纠正糖代谢紊乱引起的血糖、尿糖、血脂异常等。

1. 合理控制总热量　人体所需总热量由基础代谢、体力劳动及食物在消化吸收代谢过程所需热量三部分组成。

总热量 = 基础代谢热量 + 体力劳动热量 + 食物消化吸收代谢所需热量

患者总热量的摄入以能维持标准体重为宜，热量的需要应根据患者的具体情况而定。肥胖者应先减少热量的摄入，减轻体重；消瘦者应提高热量的摄入，增加体重，使之接近标准体重；孕妇、乳母、儿童需增加热量摄入，维持其特殊的生理需要和正常生长发育。

糖尿病患者每日所需总热量应根据标准体重和每日每千克体重所需热量来计算。标准体重由身高来定，而每日每千克所需热量与患者的体型和活动性质有关。

标准体重（kg）= 身高（cm）- 105

每日所需总热量（kJ）= 标准体重（kg）× 热量（kJ/kg 体重）

2. 糖尿病患者所需三大营养素量及其分配比例　如下所述。

（1）糖类：应根据患者的实际情况限制糖类的摄入量，但不能过低。饮食中糖类太少，患者不易耐受。大量实验和临床观察表明，在控制热能的基础上提高糖类进量，不但可以改善葡萄糖耐量，而且还可以提高胰岛素的敏感性。机体因少糖而利用脂肪代谢供给能量，更易发生酸中毒。对于空腹血糖高于 11. 2mmol/L（200mL/dl）的患者，不宜采用高糖类饮食，但每日摄入量不应少于 150g；对于空腹血糖正常或同时应用磺脲类降糖药患者，及某些使用胰岛素的患者，糖类的供给量应占总热量的 50% ~ 65%，折合主食 250 ~ 400g/d。

有利于患者血糖控制的糖类食品有：燕麦片、莜麦粉、荞麦粉、玉米渣、白芸豆饭、绿豆、海带、粳米、二合一面或三合一面窝头。

（2）蛋白质：蛋白质是人体细胞的重要组成部分，对人体的生长发育、组织的修补和更新起着极为重要的作用。在糖尿病患者的饮食中，蛋白质摄入量应比正常人高一些。这主要因为糖尿病患者蛋白质代谢紊乱，如果蛋白质摄入不足，出现负氮平衡，会出现消瘦、乏力、抵抗力差、易感染、创口不易愈合、小儿生长发育受阻等。蛋白质摄入量成人按每日每千克体重 0. 8 ~ 1. 2g 供给，占总热量的 15% ~ 20%；孕妇、乳母、营养不良及消耗性疾病患者，酌情加至 1. 5g/（kg·d），个别可达 2. 0g/（kg· d）；小儿 2 ~ 4g/（kg· d）。

蛋白质食物的选择包括动物性和植物性两类。其中至少应选用 1/3 的优质蛋白质，优质蛋白质的主要来源有瘦肉、鱼、虾、鸡、鸭、鸡蛋、牛奶、豆类等。

（3）脂肪：脂肪是人体结构的重要材料，在体内起着保护和固定作用，是体内热量的储存部分，有利于维生素 A、维生素 D、维生素 E 的吸收。脂肪可增加饱腹感，但可导致动脉粥样硬化。糖尿病患者每日进食脂肪量为每千克体重 1.0g，占总热量的 30%～35%。饮食中要限制动物性脂肪如羊、牛、猪油的进量，少吃胆固醇含量高的食物，如肝、肾、脑、蛋黄、鱼子等，偏向选用植物油。

3. 糖尿病患者的食物选择和禁忌　糖尿病患者主食可选用大米、白面、玉米面、小米、莜面，每日控制在 250～450g。副食可选用富含蛋白质的食物，如瘦肉、鸡蛋、鱼、鸡、牛奶、豆类等。烹调油宜用豆油、菜籽油、花生油、玉米油、芝麻油、葵花子油等，这类植物油含不饱和脂肪酸较高，有预防动脉粥样硬化的作用，但也不能大量食用。如按膳食单的标准吃完后，仍有饥饿感，可加食含糖 3% 以下的蔬菜，如芹菜、白菜、菠菜、韭菜、黄瓜、西红柿、生菜等。

糖尿病患者禁止食用含糖过高的甜食如红糖、白糖、冰淇淋、甜饮料、糖果、饼干、糕点、蜜饯、红薯等。如想吃甜味食品可采用木糖醇、山梨醇或甜叶菊等调味品；如想吃土豆、藕粉、胡萝卜等，则需从主食中相应减量。

### （三）运动指导

体力活动或体力锻炼是糖尿病治疗的重要组成部分。运动可使身体强壮，改善机体的代谢功能，促进能量消耗，减少脂肪组织的堆积，提高机体对胰岛素的敏感性，增加肌肉对血糖的利用，改善血液循环，从而降低血糖，使肥胖者减轻体重，减少糖尿病并发症的发生。同时运动使糖尿病患者保持良好的心态，树立战胜疾病的信心，从而提高生存质量。

适用于糖尿病患者的锻炼方式多种多样，如散步、步行、健身操、太极拳、打球、游泳、滑冰、划船、骑自行车等。选择运动的方式应根据患者的年龄、性别、性格、爱好及糖尿病控制程度、身体状况和是否有并发症等具体情况而定。运动的强度应掌握在运动后收缩压不超过 24.0kPa，中青年心率达130～140 次/分，老年人不超过 120 次/分。运动每天可进行 1～2 次，每周不少于 5d。

糖尿病患者运动时要做好自我防护，如穿厚底防滑运动鞋、戴护膝、保护足跟等，随手携带易吸收的糖类食品，如糖果、饮品等，若感觉血糖过低，立即进食。运动宜在饭后 1h 左右开始，可从短时间的轻微活动开始，逐渐增加运动量。切忌过度劳累，每次活动以 15～30min 为宜。不适合运动的情况包括：血糖太高、胰岛素用量太大、病情波动较大；有急性感染、发热；有酮症酸中毒，严重的心、肾病变，高血压，腹泻，反复低血糖倾向等。

### （四）病情监测

1. 四次尿、四段尿糖　四次尿即早、午、晚餐前和睡觉前的尿液，做尿糖定性检查。应注意留尿前 30min 先把膀胱排空，然后收集半小时的尿液，这样才能根据每次尿糖多少，比较真实地反映和推测血糖水平。四段尿糖是指将 24h 分为四段。

第一段：早饭后到午饭前（7：30am～11：30am）。

第二段：午饭后到晚饭前（11：30am～5：30pm）。

第三段：晚饭后到晚睡前（5：30pm～10：30pm）。

第四段：睡觉后到次日早饭前（10：30pm～次日 7：30am）。

每段尿不论排尿几次，全放在一个容器内混匀，四段尿分别留在四个瓶子里，分别记录，做尿量定性检查，并将结果详细记录。

烧尿糖的方法用滴管吸班氏液 20 滴，放于玻璃试管中，再滴 2 滴尿，将试管放沸水中煮沸 5min后，观察颜色改变。不要用火烧液面以上的试管，防止将试管烧裂。

2. 使用尿糖试纸法和酮体试纸法　①尿糖试纸法：将纸浸入尿液中，湿透（约 1min）后取出，1min 后观察试纸颜色，并与标准色板对照，即能测得结果。使用时注意试纸的有效期，把一次所需的试纸取出后，立即将瓶盖拧紧，保存于阴凉干燥处，以防受潮变质。②酮体试纸法：将酮体试纸浸于新鲜尿中后当即取出，多余尿液于容器边缘除去，3min 后在白光下与标准色板比较判断结果。

3. 血糖自测　①血糖仪的种类：目前血糖仪的类型较多，较具代表性的新产品有德国 BM 公司血糖仪。BM 公司产品准确、可靠、便携、简便。测试时间仅 12s，测试血糖范围 0.33 ~ 27.75mmol/L。美国强生公司生产的 ONE TOUCH Ⅱ 血糖仪，液晶显示，不需擦血，经济实惠，患者可根据自身情况进行选择。②自测血糖注意事项：采血前用温水、肥皂清洁双手，用酒精消毒手指，待酒精完全挥发后，方可采血。采血前手臂下垂 10 ~ 15s 使局部充血，有利于采血，每次更换采血部位。采血量要严格控制，血滴一定要全部覆盖试纸垫或试纸孔。

试纸拿出后随时盖紧瓶盖，不要使用过期或变质的试纸，采血针不可重复使用，用后加针帽再丢弃。

## （五）足部护理

（1）每日检查足部是否有水泡、裂口、擦伤及其他改变。细看趾间及足底有无感染征象，一旦发现足部有伤口，特别是当足部出现水泡、皮裂和磨伤、鸡眼和胼胝及甲沟炎时，要及时进行有效处理，以预防糖尿病足的发生。

（2）每日晚上用温水（不超过 40℃）及软皂洗脚，并用柔软且吸水性强的毛巾轻柔地擦干双脚，特别要擦干足趾缝间，但注意不要擦得太重以防任何微小创伤，每次洗脚不要超过 10min。

（3）将脚擦干后，用羊毛脂或植物油涂抹，轻柔而充分地按摩皮肤，以保持皮肤柔软，清除鳞屑，防止干燥。

（4）汗多时，可用少许滑石粉放在趾间、鞋里及袜中。

（5）不要赤足行走，以免受伤。

（6）严禁使用强烈的消毒药物如碘酒等，不要用药膏抹擦鸡眼及胼胝，以免造成溃疡。

（7）禁用热水袋温热足部，不用电热毯或其他热源，避免暴晒于日光下，足冷时可多穿一双袜子。

（8）糖尿病患者早晚起床或晚睡前可穿拖鞋，平时不穿，最好不穿凉鞋。鞋要合脚，鞋尖宽大且够长，使脚在鞋内完全伸直，并可稍活动。鞋的透气性要好，以布鞋为佳，不穿高跟鞋。最好有两双鞋轮换穿用，保证鞋的干爽。袜子要穿吸水性好的毛袜或线袜，袜子要软、合脚，每日换洗，汗湿后及时更换。不要穿有松紧口的袜子，以免影响血液循环。不穿有洞或修补不平整的袜子，袜子尖部不要太紧。糖尿病患者应禁止吸烟。

## （六）心理护理

糖尿病的慢性病程及疾病的治疗过程中，会给患者造成许多心理问题，如精神紧张、忧虑、发怒、恐惧、孤独、绝望、忧郁、沮丧等，而这些不良的心理问题使病情加重，甚至发生酮症酸中毒。相反，当消除紧张情绪时，血糖下降，胰岛素需要量也减少。因此糖尿病患者保持乐观稳定的情绪，对糖尿病的控制是有利的。护士应鼓励患者说出自己的感受，支持其恰当的应对行为。为了摆脱不良情绪的困扰，糖尿病患者可采用以下几种方法。

1. 加强健身运动　现代研究证实，人在运动之后，由于大脑血液供应的改善及血中电解质的不断置换，使人的精神状态趋向安逸、宁静，不良情绪得到发泄。运动引起舒畅心情的作用，是药物所达不到的。所以糖尿病患者在病情允许的情况下，在医师指导下，可根据自己的爱好去选择运动方式，如散步、慢跑、打太极拳、骑车、游泳等。每日一次，每次至少 30min，以不感到明显疲劳为标准。

2. 观赏花草　许多研究表明，花香有益于健康，利于精神调节。糖尿病患者在心情烦闷时多到公园散步，多看看大自然的景色。若条件允许，也可自己栽培花卉以供观赏。

3. 欣赏音乐疗法　糖尿病的音乐保健必须根据不同的年龄、病情和情绪而有所选择。

4. 多接触自然光线　人的心态受着自然光线照射的影响，自然光线照射太少令人缺乏生气，照射充分令人充满朝气和信心。故居室要明亮，多采用自然光线。要多到野外、室外活动，多沐浴阳光，这样可使患者心情舒畅，有利于疾病的治疗。

5. 进行自我安慰法　当糖尿病患者因患病而感到烦恼时，可想一想遭受更多不幸的人们，或许会感到一些安慰，进而从"精神胜利法"中增添治疗和战胜疾病的信心。

6. 培养有益的兴趣与爱好　有益的兴趣与爱好可消除不良情绪，使人愉快乐观、豁达、遇事心平气和，有利于心身健康。糖尿病患者尤其是老年患者，可根据自己的爱好，听听京剧，欣赏音乐，练习书法、绘画，养鸟，培育花草，或散步、打太极拳等，生活增添了乐趣，精神上有了寄托，心情愉快，情绪稳定，以利于糖尿病的康复。

7. 外出旅游　旅游是调剂精神的最好办法，但糖尿病患者外出旅游必须注意以下几点。

（1）胰岛素必须随身携带：胰岛素有效时间通常在24h以内，所以注射胰岛素的患者必须坚持每天定时注射，否则会产生严重的后果，即使是病情稳定的患者，1~2d不注射，血糖也会上升。因此糖尿病患者外出旅游，应该随身携带足够的胰岛素，胰岛素是比较稳定的激素，在室温25℃以下不会影响其性能，即使温度稍高也不影响太大。旅途中没有冰箱冷藏也没有关系，可放在随身携带的皮包或行李箱内。

（2）携带甜食以备低血糖：在旅游时必须把握饮食定时定量的原则。最好在平时进食时间的30min以前，就找好用餐场所。患者可随身携带面包、饼干等，以备错过吃饭时间时随时补充。吃饭时间不得已需要延迟时，以每延误1小时，摄食20g食物为原则，如半个苹果、半个香蕉或6片全麦饼干等。还应随身准备巧克力或糖果等，以便在轻微低血糖时食用。另外，需根据活动量，随时补充些食物，以减少低血糖的发生。

（3）携带病历卡：患者外出旅游，最好随身携带病历卡，联络电话，目前所使用的药物及使用剂量，及"一旦意识障碍，请目击者即送医院急诊"的字条，以备一旦发生意外，可立即送往医院，及时得到救治。

（4）准备好舒适的鞋袜：旅游时比平时走路时间长得多，为防止足部的损伤，应准备适宜的鞋袜。为了确保途中不出问题，绝对不要穿新鞋上路，即使穿新鞋，也应在旅行前至少2周开始试穿。袜子最好买没有松紧带的袜子，以免阻碍下肢的血流。在旅途中，如有机会就把鞋袜脱掉，光着足抬高摆放，使足部血流通畅。

## （七）密切观察病情，及时发现并处理并发症

密切观察患者有无酮症酸中毒的表现，如恶心、呕吐、疲乏、多尿、皮肤干燥或潮红，黏膜干燥、口渴、心动过速、嗜睡等。定时监测呼吸、血压、心率，准确记录出入量。如怀疑酮症酸中毒，立即通知医师，协助医师做好各项检查，定时留血、尿标本，送检血糖、尿糖、尿酮体、血电解质及 $CO_2$ 结合力。嘱患者绝对卧床休息，注意保暖，使体内消耗能量达到最低水平，以减少脂肪、蛋白质分解。昏迷患者按照昏迷护理常规进行，定时翻身、拍背，预防压疮及继发感染，并保持口腔、皮肤、会阴的清洁卫生。及时准确执行医嘱，保证液体、胰岛素输入。

## （八）接受手术的糖尿病患者护理

1. 术前及术中护理　糖尿病患者手术前的护理目标是，在进手术室之前，尽量控制好血糖。1型糖尿病患者在择期手术前数天甚至数周即需住院调节血糖，以减少手术的危险性。有时会遇到1型糖尿病患者在血糖控制不好的情况下必须进行急诊手术，那么该努力将血糖、电解质、血气和血压等情况控制好，术中与术后需严密监测患者的生命体征，做好实验室检查。2型糖尿病患者，在血糖控制好的情况下，其手术的危险性仅比没有糖尿病的手术患者稍大一些。手术尽量安排在清晨，使患者的饮食及胰岛素疗法中断时间尽量减少。

术前护士需协助医师做好各种实验室及其他辅助检查，包括空腹血糖及餐后血糖、尿糖及尿酮体检查，$CO_2$ 结合力，血中尿素氮，心电图及胸部X线等。

在手术日晨，患者需禁食一切食物、水、胰岛素、口服降糖药，长效降糖药物需在术前两天停药。手术前1小时要测血糖，并告知医师，以确保患者在术中不会发生低血糖。如果患者血糖值低，应在麻醉诱导前给患者静脉滴注葡萄糖。手术开始之后，所有的措施需根据糖尿病的严重程度及手术范围大小而定，轻微糖尿病且接受小手术的患者，在回恢复室之前，通常不需胰岛素或静脉注射葡萄糖。假如患

者接受的是大手术，或患者中度甚至严重的糖尿病时，术中应给予患者葡萄糖静脉输入，同时给予正常剂量一半的胰岛素并严密监测血糖。

2. 手术后护理　术后的护理目标是稳定患者的生命体征，重建糖尿病控制，预防伤口感染，促进伤口愈合。护士应遵医嘱静脉输入5%葡萄糖及胰岛素直到患者能经口进食。患者能进食后，除一天正常的三餐外，还要依据血糖控制的情况，餐间加点心。每天查三次血糖值，留尿查尿糖及尿酮体。一旦血糖控制，应给予术前所规定的胰岛素种类及剂量。尽量避免导尿，防止膀胱感染。换药时严格无菌操作，以防伤口感染。

## 七、预期结果与评价

（1）患者情绪状态稳定，焦虑程度减轻。
（2）患者症状缓解，体重增加，血糖正常或趋于正常。
（3）患者遵循医嘱坚持用药，合理饮食、运动。
（4）患者进行自我照顾，进行病情监测，足部护理，胰岛素注射，正确测量血糖、尿糖、酮体。
（5）护士及时发现并发症，并通知医师及时处理。
（6）患者顺利接受手术，术后无感染的发生。

（曾　丹）

## 第二节　皮质醇增多症

皮质醇增多症又称库欣综合征（Cushing），是由多种原因引起肾上腺皮质分泌过量糖皮质激素所致疾病的总称。其中垂体促肾上腺皮质激素（ACTH）分泌亢进所引起者称为库欣病。库欣综合征可发生于任何年龄，但以20～40岁最多见，女性多于男性。主要临床表现为满月脸、多血质、向心性肥胖、皮肤紫纹、痤疮、血压升高、糖尿病倾向、骨质疏松、抵抗力下降等。

## 一、病因与发病机制

1. 垂体分泌ACTH过多　ACTH过多可导致双侧肾上腺增生，分泌大量的皮质醇，Cushing病最常见，约占70%，如垂体瘤或下丘脑-垂体功能紊乱等。

2. 异位ACTH综合征　是由于垂体以外的癌瘤产生ACTH刺激肾腺皮质增生，分泌过量的皮质类固醇，最常见的是肺癌（约占50%），其次为胸腺癌、胰腺癌等。

3. 不依赖ACTH的Cushing综合征　不依赖ACTH的双侧小结节性增生或小结节性发育不良，此类患者多为儿童或青年。

4. 肾上腺皮质病变　如原发性肾腺皮质肿瘤等。

5. 医源性皮质醇增多　长期或大量使用ACTH或糖皮质激素所致。

## 二、临床表现

本病的临床表现主要由于皮质醇分泌过多，引起代谢障碍、多器官功能障碍和对感染抵抗力降低。

1. 脂肪代谢障碍　皮质醇增多能促进脂肪的动员和合成，引起脂肪代谢紊乱和脂肪重新分布而形成本病特征性向心性肥胖，表现为面如满月，胸、腹、颈、背部脂肪甚厚，四肢相对瘦小，与面部、躯干形成明显对比。

2. 蛋白质代谢障碍　大量皮质醇促进蛋白分解，抑制蛋白合成。表现为皮肤菲薄、毛细血管脆性增加、皮肤紫纹，甚至肌萎缩。

3. 糖代谢障碍　大量皮质醇抑制葡萄糖进入组织细胞，影响外周组织对葡萄糖的利用，同时促进肝糖原异生，使血糖升高，有部分患者继发类固醇性糖尿病。

4. 电解质紊乱　大量皮质醇有潴钠排钾作用，低血钾可加重乏力，并引起肾脏浓缩功能障碍，部分患者因潴钠而有水肿。

5. 心血管病变　高血压常见，长期高血压可并发心脏损害、肾脏损害和脑血管意外。

6. 性功能异常　女性患者大多出现月经减少、不规则或停经，轻度多毛，痤疮，明显男性化者少见，但如出现要警惕为肾上腺癌；男性患者性欲减退，阴茎缩小，睾丸变软，与大量皮质醇抑制垂体促腺激素有关。

7. 造血系统　皮质醇刺激骨髓，使红细胞计数和血红蛋白含量增高，加以患者皮质变薄，故面容呈多血质、面红等表现。

8. 感染　长期大量皮质醇，可以抑制免疫功能，使机体抵抗力下降，易发生感染。多见于肺部感染、化脓性细菌感染，且不易局限化，可发展为蜂窝组织炎、菌血症、败血症。

9. 其他　如骨质疏松、皮肤色素沉着等。

10. 心理表现　常有不同程度的精神、情绪变化，表现为失眠、易怒、焦虑、注意力不集中等。因体形、外貌的改变，往往产生悲观情绪。

## 三、实验室及其他检查

1. 血液检查　红细胞计数和血红蛋白含量偏高，白细胞总数及中性粒细胞增多，淋巴细胞和嗜酸粒细胞绝对值可减少。血糖高、血钠高、血钾低。

2. 皮质醇测定　血浆皮质醇浓度升高且昼夜规律消失。24h 尿 17 - 羟皮质类固醇、尿游离皮质醇含量升高。

3. 地塞米松抑制试验　①小剂量地塞米松抑制试验：17 - 羟皮质类固醇不能被抑制到对照值的50% 以下。②大剂量地塞米松试验：能被抑制到对照值的 50% 以下者，病变大多为垂体性，不能被抑制者，可能为原发性肾上腺皮质肿瘤或异位 ACTH 综合征。

4. ACTH 试验　垂体性 Cushing 病和异位 ACTH 综合征者有反应，高于正常；原发性肾上腺皮质肿瘤则大多数无反应。

5. 影像学检查　包括肾上腺超声检查、蝶鞍区断层摄片、CT、MRI 等，可显示病变部位属于定位检查。

## 四、诊断要点

典型病例可根据临床表现及实验室检查等作出诊断，但应注意与单纯性肥胖症、Ⅱ型糖尿病肥胖者进行鉴别。

## 五、治疗要点

治疗以病因治疗为主，病情严重者应先对症治疗以避免并发症。

1. 对症治疗　如低钾时给予补钾，糖代谢紊乱时用降糖药治疗。

2. 肾上腺皮质病变　以手术治疗为主。

3. 库欣病治疗　主要有手术切除、垂体放射、药物治疗 3 种方法。经蝶窦切除垂体微腺瘤为近年治疗本病的首选方法。临床上几乎没有特效药物能有效治疗本病。

4. 异位 ACTH 综合征　以治疗原发性癌肿为主，根据具体病情做手术、放疗及化疗。

## 六、护理诊断/问题

1. 自我形象紊乱　与库欣综合征引起身体外形改变有关。

2. 体液过多　与糖皮质激素过多引起水钠潴留有关。

3. 有感染的危险　与皮质醇增多导致机体免疫力下降有关。

4. 有受伤的危险　与代谢异常引起钙吸收障碍导致骨质疏松有关。

5. 无效性性生活型态　与体内激素水平变化有关。

6. 有皮肤完整性受损的危险　与皮肤干燥、菲薄、水肿有关。

7. 潜在并发症　心力衰竭、脑卒中、类固醇性糖尿病。

## 七、护理措施

1. 一般护理　如下所述。

（1）环境与休息：给予安静、舒适的环境，促进患者休息。取平卧位，抬高双下肢，以利于静脉回流，避免水肿加重。

（2）饮食护理：给予高蛋白、高钾、高钙、低钠、低热量、低糖类饮食，以纠正因代谢障碍所致机体负氮平衡和补充钾、钙，鼓励患者食用柑橘、香蕉等含钾高的水果。有糖尿病症状时应限制进食量，按糖尿病饮食给予。避免刺激性食物，戒烟、戒酒。

2. 病情观察　注意患者水肿情况，记录 24h 液体出入量，观察有无低钾血症的表现，如出现恶心、呕吐、腹胀、乏力、心律失常等表现，应及时测血钾和心电图，并与医师联系和配合处理。观察体温变化，定期检查血常规，注意有无感染征象。注意观察患者有无糖尿病表现，必要时及早做糖耐量试验或测空腹血糖，以明确诊断。观察患者有无关节痛或腰背痛等情况。

3. 感染的预防和护理　对患者的日常生活进行保健指导，保持皮肤、口腔、会阴等清洁卫生；注意保暖，预防上呼吸道感染；保持病室通风，温湿度适宜，并定期进行紫外线照射消毒，保持被褥清洁、干燥。

4. 用药护理　注意观察药物的疗效和不良反应。在治疗过程中若发现有 Addison 病症状等不良反应发生应及时通知医生进行处理。

5. 心理护理　患者因身体外形的改变，产生焦虑和悲观情绪，应予耐心解释和疏导，对出现精神症状者，应多予关心照顾，尽量减少情绪波动。

## 八、健康指导

（1）向患者及家属介绍本病有关知识，以利自我适应，教会患者自我护理，避免感染，防止摔伤、骨折、保持心情愉快。

（2）指导患者和家属有计划地安排力所能及的生活活动，让患者独立完成，增强自信心和自尊感。

（3）指导患者遵医嘱用药，并详细介绍用法和注意事项，用药过程中要观察药物疗效及不良反应，应定期复查有关化验指标。

（程文凤）

## 第三节　库欣综合征

### 一、疾病概要

#### （一）概述

库欣综合征（Cushing 综合征）为各种原因导致肾上腺分泌过多的糖皮质激素（主要是皮质醇）所致病症的总称，其中最常见的是垂体促肾上腺皮质激素（ACTH）分泌亢进所致的临床类型，称为库欣病（Cushing 病）。

主要表现为满月脸、向心性肥胖、多血质外貌、皮肤紫纹、痤疮、糖尿病倾向、高血压和骨质疏松等。本病多见于女性，男女之比为 1∶(2~3)，20~40 岁女性多见，约占 2/3。

#### （二）病因及发病机制

1. 依赖 ACTH 的皮质醇增多症　①Cushing 病：最常见，约占库欣综合征的 70%，指垂体分泌

ACTH 过多，伴有肾上腺皮质增生。垂体多有微腺瘤，少数有大腺瘤。②异位 ACTH 综合征：垂体以外肿瘤分泌大量 ACTH，刺激肾上腺皮质增生，分泌过量的皮质醇。最常见的是肺癌，其次是胸腺癌、胰腺癌。

2. 不依赖 ACTH 的皮质醇增多症　主要包括肾上腺皮质腺瘤、肾上腺皮质癌、不依赖 ACTH 的双侧肾上腺大、小结节增生等。

3. 医源性皮质醇增多症　长期或大量使用糖皮质激素治疗某些疾病时可引起医源性皮质醇增多症。

## （三）诊断及治疗要点

典型病例根据临床表现即可做出诊断。早期或表现不典型者，则主要依赖于实验室及影像学检查。

本病治疗原则是尽可能恢复正常的血浆皮质醇水平，根据不同病因做相应的治疗。治疗方法可分为手术、放射和药物治疗。对垂体微腺瘤者首选经蝶窦垂体微腺瘤切除术。病情严重者，应先对症治疗以改善病情。各类皮质醇增多症患者，当其他治疗效果不明显时，可使用米托坦、美替拉酮等肾上腺皮质激素合成阻滞药。

# 二、疾病护理

## （一）护理评估

1. 健康史　询问患者既往健康状况，有无垂体瘤，有无垂体以外的肿瘤，如肾上腺皮质腺瘤、肾上腺皮质癌及肺癌等，有无长期应用糖皮质激素等情况。

2. 身体状况　皮质醇分泌过量会引起机体代谢紊乱和多脏器功能障碍，感染和机体抵抗力下降。本病典型的临床表现如下。

（1）向心性肥胖、满月面容、多血质：患者面圆呈暗红色，颈、胸、背及腹部脂肪增厚，主要与脂肪代谢紊乱及脂肪的重新分布有关。疾病后期因肌肉消耗，四肢相对瘦小。多血质主要与皮肤菲薄、微血管易透见有关；其次可能与皮质醇刺激骨髓，使血红蛋白含量和红细胞计数增高有关。

（2）皮肤表现：皮肤薄，微血管脆性增加，轻微外伤就可引起瘀斑。由于皮肤下弹力纤维断裂、皮肤薄、肥胖等原因，患者大腿外侧、下腹两侧等处出现紫纹。手、脚、指（趾）甲、肛周常出现真菌感染。部分患者皮肤色素明显加深。

（3）心血管表现：高血压多见。长期高血压可导致左心室肥大、心力衰竭、脑血管意外等并发症。由于脂肪代谢紊乱，易发生动、静脉血栓，使心、脑血管并发症发生率增加。

（4）感染：长期皮质醇分泌增加使患者免疫功能减弱，患者易发生各种感染，以肺部感染多见。化脓性细菌感染不容易局限化，可发展成蜂窝织炎、菌血症、败血症。皮质醇增多可使发热等机体防御反应被抑制，患者感染后，炎症反应常不显著，发热不明显。

（5）性功能异常：由于皮质醇对垂体促性腺激素的抑制作用，女性患者可出现月经减少、不规则或停经、痤疮、胡须等。男性患者可出现性欲减退、阴茎缩小、睾丸变软等。

（6）神经、精神表现：常表现为肌无力，下蹲后起立困难。患者常有情绪不稳、烦躁及失眠等不同程度的精神、情绪变化。重者可出现精神异常。

（7）代谢障碍：大量皮质醇促进糖异生，抑制外周组织对葡萄糖的酵解和利用，并拮抗胰岛素的作用，使血糖升高，葡萄糖耐量减少，部分患者出现类固醇性糖尿病。大量皮质醇还有潴钠、排钾作用，低血钾使患者乏力加重，部分患者因钠潴留而出现轻度水肿。皮质醇有排钙作用，病程较久者出现骨质疏松。儿童患病后，生长发育受到抑制。

3. 心理－社会状况　患者容易产生精神紧张、烦躁不安，同时因家庭和社会生活受影响而产生自卑感，不愿主动与人交流，影响正常人际交往。

4. 辅助检查

（1）皮质醇测定：血浆皮质醇水平增高，昼夜节律消失。24 小时尿 17－羟皮质类固醇、尿游离皮质醇升高。

（2）地塞米松抑制试验：血浆皮质醇不受地塞米松的明显抑制，不低于对照值的 50%。

（3）ACTH 兴奋试验：垂体性 Cushing 病和异位 ACTH 综合征者有反应，原发性肾上腺皮质肿瘤者多无反应。

（4）影像学检查：肾上腺超声检查、CT、MRI 等可协助病变部位的诊断。

## （二）护理诊断与合作性问题

1. 自我形象紊乱　与皮质醇增多引起向心性肥胖，女性男性化等因素有关。

2. 体液过多　与糖皮质激素过多引起水钠潴留有关。

3. 有感染的危险　与营养不良，皮质醇增多引起的机体抵抗力低下有关。

4. 有受伤的危险　与代谢障碍致骨质疏松有关。

5. 活动无耐力　与皮质醇增多引起蛋白质分解增加、肌肉萎缩有关。

6. 潜在并发症　心力衰竭、脑血管意外、类固醇性糖尿病。

## （三）护理措施

1. 一般护理

（1）休息与体位：合理的休息可以避免加重水肿。患者宜取平卧位，适当抬高双下肢，有利于静脉回流。

（2）饮食：患者宜进食低钠、高钾、高蛋白、低碳水化合物及低热量的食物，鼓励患者食用含钾高的食物如柑橘类、枇杷、香蕉、南瓜等，预防和控制水肿、高血糖和低钾血症。鼓励患者摄取富含钙及维生素 D 的食物如牛奶、紫菜、虾皮、坚果等以预防骨质疏松。

2. 病情观察　注意观察血压、心律、心率变化，以防左心衰竭发生；有无低钾血症的表现，如出现恶心、呕吐、腹胀、乏力及心律失常等表现，应及时报告医生处理；监测血糖变化；监测体温，定期检查血常规，注意有无感染征象；水肿者，每日测量体重变化，记录 24 小时液体出入量；有无关节痛或腰背痛等骨质疏松表现，及时报告医生。

3. 对症护理

（1）感染的预防和护理：保持室内环境清洁，温、湿度适宜；严格执行无菌操作，减少侵入性治疗措施，降低感染和交叉感染的危险；向患者及家属介绍预防感染的知识如注意个人清洁卫生，注意保暖，减少或避免到公共场所，以减少感染机会。一旦发生感染应遵医嘱及早治疗。

（2）防止受伤：注意休息，避免过度劳累；提供安全、舒适的环境，移去环境中不必要的家具或摆设，浴室铺上防滑脚垫，防止因跌倒或碰撞引起外伤或骨折；避免剧烈运动，变换体位时动作应轻柔，防止摔伤和骨折；护理操作应轻稳，避免碰击或擦伤患者皮肤，引起广泛性皮下出血。

4. 配合治疗护理　遵医嘱应用肾上腺皮质激素合成阻滞药，注意观察疗效和不良反应。此类药物的主要不良反应是食欲缺乏、恶心、呕吐、嗜睡和乏力等。部分药物对肝损害较大，应定期做肝功能检查。

5. 心理护理　多与患者沟通，鼓励说出身体外观改变的感受，对患者进行心理疏导以减轻其紧张、焦虑等不良情绪。指导家属为患者提供有效的心理支持，教会患者自我护理，从事力所能及的活动，增强患者的自信心和自尊感。

## （四）护理目标及评价

病情逐渐缓解，身体外形趋于正常；水肿程度减轻或消退；抵抗力逐渐增强，未出现感染；能够得到及时有效的看护，未出现损伤；能逐步增加活动量，且活动时无明显不适；能够积极配合治疗，未出现并发症。

# 三、健康教育

1. 疾病知识指导　告知患者疾病过程及相关治疗方法，指导患者正确用药并学会观察药物疗效及不良反应。对使用皮质激素替代治疗者，应详细介绍用法、注意事项。

2. 生活指导　教会患者自我护理，保持生活规律、心情愉快；尽量少去公共场所，以免发生感染；指导家属及患者让患者完成力所能及的活动，增强其自信心和自尊感。

（程文凤）

# 第七章

# 风湿免疫科疾病护理

## 第一节　一般护理

（1）按内科护理常规护理。

（2）根据医嘱护理级别向病人介绍活动范围，对狼疮脑病、关节功能障碍、肌力Ⅲ级以下、发热患者应特别强调进食、洗澡、外出治疗检查的注意事项，以预防摔伤、烫伤，必要时由专人护送。

（3）狼疮脑病、关节功能障碍、肌力Ⅲ级以下、高热患者应加双侧床档保护患者，防止患者坠床。

（4）危重病人入院时应准备好急救用品（氧气、吸痰器、急救车等）根据病情给予特别护理，24h内制订出护理计划。

（张丽杰）

## 第二节　风湿科常见症状护理

### 一、疼痛

疼痛是伴随真实或潜在性组织损伤或者根据这种损伤所描述的一种不愉快的感觉和情感体验。

#### （一）常见原因

疼痛反应归因于组织损害后释放刺激疼痛感受器的化学物质，这些物质包括前列腺素、缓激肽、组胺和血清素，一旦这些物质刺激了疼痛感受器，就会释放神经递质引起疼痛。主要类型有神经病理性疼痛、手术后疼痛、癌性疼痛及心因性疼痛。关节炎等疾病可以主要表现为慢性疼痛。

#### （二）临床表现

风湿病多呈缓慢起病，疼痛的性质与关节活动的关系，对风湿性疾病诊断有一定的特征。风湿热患者常伴有红、肿、热，无骨性破坏。类风湿关节炎患者常伴有关节损伤、变形、僵直。系统性红斑狼疮常伴有多脏器损害的表现。

#### （三）护理

（1）了解关节炎患者的疼痛感受：是强烈和持久的。这种疼痛伴随着从有睡意到入眠中。作为一种反应，大脑发出的信号作用于受累部位的肌肉，肌肉开始保护性收缩。这种痛性痉挛阻止患者正常使用关节，同时导致人体功能失用。

（2）认识关节炎疼痛不治疗的结果：如果疼痛开始不能到医院解决，这将会付出沉重的代价：有研究结果显示如果3~6d不活动，肌肉开始变瘦，随之降低其韧性和弹性，继而加剧疼痛。如果不治疗，病情继续进展，疼痛只能越来越重。

（3）掌握疼痛的评估处置方法：如下所述。

1）视觉模拟评分法（visual analogue scale, VAS）：基本的方法是使用一条长约10cm的游动标尺，两端分别为"0"分端和"10"分端，"0"分表示无痛，"10"分代表难以忍受的最剧烈的疼痛。0分为无痛，无须处理；1～2分为轻度疼痛，给予心理支持，继续观察每日评估1次；2～4分为轻度疼痛，须告知医师处理，进行环境管理，每班进行评估；4～6分为重度疼痛，须告知医师镇痛干预处理，每班进行评估；6～8分为剧烈疼痛，须告知医师镇痛干预处理，每班进行评估；8～10分为无法忍受的疼痛，须告知医师镇痛干预处理，每班进行评估。

2）麦－吉疼痛问卷（McGill pain questionaire, MPQ）：采用的是调查表形式，表内附有78个用来描述各种疼痛的形容词汇，以强度递增的方式排列，分别为感觉类，情感类，评价类和非特异性类四类。

3）情绪评分（emotional scale, ES）：不论急慢性疼痛都会伴有程度不同的情绪变化，使用VAS尺进行评定，"0"分端为"最佳情绪"，"10"分端为"最差情绪"。

（4）如何解决疼痛：要与医师联系，遵医嘱给予处理。服用非甾类抗炎药（non - steroidal anti - inflammatory drug, NSAID），服药后将立刻感觉疼痛减轻，以利于患者能够重新活动。

（5）疼痛治疗的短期方案：如下所述。

1）药物：对乙酰氨基酚（扑热息痛）、阿司匹林或者其他非甾体类抗炎药（NSAIDs）效果较好。

2）理疗：湿热疗法，如水浴；干热疗法，如电热毯，热源与疼痛关节接触大约15min后就可以缓解疼痛。而把冰袋（或者是冰冻的蔬菜）置于疼痛部位大约15min则可以有效减轻水肿和疼痛。但是如果血液循环较差则不能使用冰敷。

3）关节保护：使用托板或者支架使关节得到休息并免于意外伤害对保护关节。

# 二、皮肤损害

皮肤损害是指可以看到或扪着的皮肤异常表现，分原发和继发两类。原发损害指皮肤最先出现的损害，是皮肤病第一次表现的病理改变；继发损害是由原发损害演变而来，可因原发损害的自然发展，或因治疗、感染、搔抓而引起。伴有皮肤损害出现的常见风湿病可见于系统性红斑狼疮、皮肌炎、白塞病、硬皮病、血管炎等疾病。

## （一）常见原因及临床表现

1. 脱发　系统性红斑狼疮患者常见，不仅发生于头部，也可发生于眉毛、睫毛、体毛，通常为弥漫性脱发，部分患者的脱发与病情活动有关，可以恢复；部分为毛发脆性增加，失去光泽、枯黄，易折断，称为"狼疮发"，以前额部明显。

2. "向阳性"皮疹　多见于皮肌炎，为眼眶周围暗紫红色水肿性皮肤损害，多位于上眼睑，无痛、无痒。

3. 前胸"V"部位皮疹　皮肌炎多发角化性红色小丘疹。

4. 日照性皮炎（光过敏）　常见于系统性红斑狼疮患者。皮疹发生于光照部位（暴露部位）皮疹为红色斑疹，伴灼热感、瘙痒和刺痛，照强度、时间相关。

5. 蝶形红斑　部分系统性红斑狼疮患者。皮疹最初位于面颊部，水肿性，淡红色，可有糜烂渗出和脱屑。皮疹可以逐渐扩大至鼻梁，当双侧面颊部皮疹相连时，形成类似蝴蝶样形状，故称蝶形红斑。

6. 冻疮样皮损　见于系统性红斑狼疮患者，多见于四肢末端。皮损为紫红色，结节状或丘疹，表面皮肤发亮，边界不清，愈合后可有瘢痕。

7. 高雪皮疹　位于关节伸面，多见于掌指关节、指间关节及趾关节伸面，皮疹呈紫红丘疹，大小不等，可融合成片，边缘不齐，可伴鳞屑或皮肤萎缩。无痛、无痒，多见于皮肌炎。手掌部皮疹：手掌及鱼际部位皮肤可见红丘疹，略高于皮肤，见于多种血管炎。

8. 皮肤或黏膜溃疡　多于白塞病，1～3周可缓慢消退，但可反复发作，男性多位于阴囊、阴茎，女性多位于外阴和阴道。

## （二）护理

（1）观察皮肤损害在病程中变化特点：包括皮肤损害发生的时间、部位、色泽、面积或深度、感染程度、伴随症状等，以便有的放矢的制订具体护理措施。

（2）皮肤损害的自我护理：如下所述。

1）鼓励患者进行皮肤观察，提高自我护理意识。承认患者对已存在的皮肤完整性受损的心理反应是正常的，允许患者宣泄其情绪，并给予正确的引导及暗示；指导患者学会放松，使紧张的神经松弛，精力充沛，机体免疫力增强。

2）避免紫外线照射：在日常生活中，系统性红斑狼疮、皮肌炎患者避免在有强阳光时外出，不宜在海滩浴场游泳或进行日光浴。外出可选择打伞、穿长袖衫和长裤、戴手套、戴宽边帽或使用防晒霜等方法来防护。

（3）皮肤损害破损的护理：如下所述。

1）口腔黏膜溃疡的护理：进食流质或半流质饮食，加强餐前、餐后及睡前漱口，避免进食过硬、过热及刺激性食物，保持口腔清洁，减少口腔感染发生。

2）外阴溃疡护理：可用 1 ∶ 10 000 的高锰酸钾溶液清洗后涂抗生素软膏。

3）皮肤护理：用温水清洗皮肤，避免使用肥皂等有刺激性的洗涤用品。常更换内衣、内裤、被服、床单，可防止痤疮样皮疹及毛囊感染。如有破溃根据感染情况遵医嘱换药，换药时注意无菌操作。

（4）心理护理：如下所述。

1）建立良好的护患关系，主动关心患者，多与患者沟通，确认患者对疾病及未来生活的忧虑，并针对其忧虑进行耐心解释、疏导，向患者说明良好的心理状态对缓解疾病和改善预后的重要性。

2）自我形象紊乱的护理：风湿病患者有皮肤完整性受损的危险，极易产生自我形象紊乱，可导致患者采取消极应付方式，如回避查看及触摸自己的身体甚至自毁行为，故心理护理极为重要，应因势利导，鼓励患者采取积极乐观的方式，树立康复信念，走出思想误区。

（张丽杰）

# 第三节　类风湿性关节炎护理

类风湿关节炎（rheumatoid arthritis，RA）是一种常见的以慢性、对称性、进行性、游走性及侵蚀性的多滑膜关节炎和关节外病变（皮下结节、心包炎、胸膜炎、肺炎、周围神经炎等）为主要临床表现的、病因未明的、尚无特异性诊断指标的自身免疫炎性疾病。

类风湿关节炎是一个比较常见的疾病，分布在世界各个民族。以温带、亚热带和寒带地区多见，热带地区少见。

西方白种人类风湿关节炎患病率约1%，我国类风湿关节炎患病率约为0.3%。男女患病率之比为1 ∶ 2～1 ∶ 4，可发生于任何年龄，随着年龄的增长，患病率也随之增高，以40～60岁为发病高峰。约70%患者类风湿因子（rheumatoid factor，RF）阳性。我国类风湿关节炎患者在病情进展和病变程度上均较西方国家为轻。

# 一、病因与发病机制

## （一）病因

类风湿关节炎的发病机制至今尚未阐明，可能与下列因素有关。

1. 遗传因素　类风湿关节炎有轻度家族聚集和孪生子共同患病现象，这表明类风湿关节炎发病与遗传有一定关系。例如，已发现同卵双生子有30%～50%的共同发病率，而异卵双生子为5%。HLA - DR$_4$ 阳性和 HLA - DR$_1$ 阳性的个体易感性增强。

2. 感染因素　实验研究发现，多种致病原，如细菌、病毒、衣原体、螺旋体等均可引致不同动物

RA 样病征。临床也见到部分 RA 发生于某些感染之后，如结核杆菌、链球菌、衣原体感染等。在患者血清或滑膜液中可发现相应抗原的抗体效价升高，但尚未确定其致病抗原或致病抗原成分。虽如此，仍不排除感染因子在 RA 起病中的重要作用。

3. 性激素　体内激素水平也可能与发病有关。雌激素促进类风湿关节炎的发生，而孕激素则减缓类风湿关节炎发生，怀孕能使类风湿关节炎临床症状减轻，类风湿关节炎患者的糖皮质激素日基础分泌量偏低。

4. 诱因　RA 发病常于受寒、受潮、劳累、外伤、精神刺激等因素相关，这些因子可能是 RA 发病的诱因，而非病因。

总之，RA 病因是复杂的，可能是易感宿主与多种致病因素相互作用的结果。

### （二）发病机制

1. RF 的作用　RF 是一种自身抗体，本质是抗 IgG Fc 端的抗体。它与 IgG 形成的免疫复合物是造成关节局部和关节外病变的重要因素。

2. 细胞因子的作用　细胞因子是细胞间相互作用的重要介质。一方面使巨噬细胞、淋巴细胞在疾病过程中持续被活化，造成 RA 的慢性过程；另一方面是许多临床表现的因素。例如，IL-1 等促使花生四烯酸代谢造成滑膜炎症；激活胶原酶和破骨细胞，使关节软骨和骨破坏；促使肝合成急性期蛋白以致血沉、CRP 升高。

### （三）病理

1. 基本病理改变-滑膜炎　急性期滑膜表现为渗出性和细胞浸润性，滑膜下层小血管扩张，间质水肿和中性粒细胞浸润。慢性期滑膜肥厚，由大量增生的滑膜细胞和淋巴细胞构成，内有新生血管和大量被激活的纤维母样细胞及随后形成的纤维组织，称为血管翳，侵入到软骨和软骨下骨，有很大破坏性，是造成关节破坏、关节畸形、功能障碍的病理基础。

2. 类风湿结节　重要的关节外病变常见于关节伸侧受压部位的皮下组织，也见于肺。结节中心为纤维素样坏死组织，周围是呈栅栏状排列的成纤维细胞，外周浸润单核细胞、淋巴细胞和浆细胞，形成典型的纤维肉芽组织。

3. 类风湿血管炎　表现多样，如皮肤血管炎、小静脉炎、末端动脉内膜增生和纤维化等。

## 二、临床表现与诊断

RA 发病一般呈隐袭性，先有几周到数月的乏力、食欲缺乏、体重减轻、低热、手足麻木等前驱症状。随后出现单一或多个关节肿痛，大多为手和足趾关节对称性肿痛，偶尔呈游走不定的多关节肿痛，以指间关节，掌指关节、腕关节及足关节多见，依次为肘、肩、踝、膝、颈、颞颌及髋关节等。

### （一）关节表现

由于受累关节炎症充血水肿或渗液，常使关节肿痛、压痛及僵硬不适，主要累及小关节，尤其是手关节的对称性多关节炎。

1. 晨僵　即病变的关节长期不活动后出现活动障碍、僵直。如胶黏着样的感觉。关节僵硬以晨间或关节休息后明显，统称为晨僵，95% 以上 RA 有晨僵。活动关节后可减轻，晨僵持续的时间亦常作为 RA 炎症活动的指标之一。

2. 痛与压痛　关节疼痛以夜间、晨间或关节启动时为著；酸胀难忍或向关节周围放散，遇冷尤剧；多呈对称性、持续性，但时轻时重，关节伴有压痛。最早出现在腕、掌指关节、近端指关节，渐发展至颞颌、足趾、膝、踝、肘、髋等全身大小关节。如颞颌关节受累：主要表现为局部疼痛、肿胀和张口受限，以致患者不敢咀嚼。

3. 关节肿　因关节腔内积液或关节周围软组织炎症引起。病程长者因滑膜炎症后的肥厚而肿胀，此时浮髌征（-）。慢性期则多呈梭形肿胀，伴或不伴有关节萎缩；也多呈对称性，累及各关节，手、膝多见。

4. 关节畸形　见于晚期 RA。原因：①软骨，软骨下骨质破坏造成关节纤维性或骨性强直；②关节周围的肌腱，韧带受损，关节局部受力平衡遭到破坏，而造成关节不能保持在正常位置。常见畸形有梭形肿胀、尺侧偏斜、天鹅颈、纽扣花、峰谷畸形等及其他畸形。

5. 关节功能障碍　RA 功能分级如下。

Ⅰ级：能正常进行各种日常生活活动和工作。

Ⅱ级：可进行一般的日常生活及某种特定职业工作，但对参与其他项目的活动受限。

Ⅲ级：可进行一般的日常生活，但对参与某种职业工作或其他活动受限。

Ⅳ级：不能正常地进行各种日常生活活动及各种工作。

## （二）关节外表现

关节外表现为 RA 病情严重或病变活动的征象，有时非常突出，或单独出现或在关节炎之前出现。

1. 类风湿结节　为特异的皮肤表现。15% ~20% RA 出现皮下结节、单个或多个、数毫米至数厘米大小，质硬韧如橡皮样，无触压痛或轻触痛，常对称的出现于肘关节皮下鹰嘴突附近、膝关节上下、四肢肌腱部，偶尔见于头部、躯干及脊柱后方。出现于内脏如心、肺、脑膜等处的类风湿结节，常引起系统性症状。一般认为类风湿结节是 RA 病变活动的征象，多见于 RF 阳性的患者，但与关节炎或整个病情不一定完全一致。

2. 类风湿血管炎　各系统都可出现。表现为指端小血管炎，局部组织的缺血性坏死，严重者可出现肠穿孔、心肌梗死、脑血管意外。发生于病情较重、关节炎症表现明显、RF 效价高的患者。

3. 肺部表现　RA 肺部受累可出现在关节炎期间或关节炎之前数年，表现为胸膜炎或弥漫性间质性肺炎及肺大疱形成；有时为无临床症状的双侧胸膜下类风湿结节；广泛的 RA 胸膜病变可致小到中量胸腔积液。

4. 心脏表现　尸检发现 40% RA 患者有陈旧性纤维索性粘连性心包炎，但生前诊断的不多。部分可表现出心包炎征象，有时可见局灶性心肌炎、冠状动脉炎及心电图异常。

5. 眼部表现　约 30% RA 合并干燥综合征（Sjogren syndrome，SS）时会出现干燥性角膜炎；类风湿结节累及巩膜时，可引致巩膜外层巩膜炎、巩膜软化或穿通；眼底血管炎可引致视力障碍或失明。

6. 神经系统表现　RA 神经系统损害多由血管炎引起。出现单个或多个肢体局部性感觉缺失，垂腕征、垂足症或腕管综合征。环枢关节脱位而压迫脊髓时，则可出现颈肌无力、进行性步态异常及颈部疼痛等。

7. 消化系统表现　RA 患者可伴有胃肠道症状，如上腹部不适、食欲减退、恶心等。原因：①血管炎病变，损伤胃肠道组织，发生缺血性肠炎或引起胃肠道运动功能障碍。②因并发症，如干燥综合征可影响循环系统的外分泌功能。③因服用药物而出现不良反应，其中最常见的是服用非甾体抗炎药对胃肠道产生的不良反应。

8. 血液系统　低血红蛋白小细胞性贫血，为疾病本身或药物引起胃肠道慢性失血所致。伴脾大和中性粒细胞减少的称 Felty 综合征，有的同时有贫血和血小板减少。

## （三）实验室检查

1. 血象　轻、中度贫血，白细胞及分类多正常，活动期血小板可升高。

2. 血沉　观察滑膜炎症的活动性和严重性指标，无特异性。

3. CRP　炎症急性期蛋白，增高说明疾病活动。

4. RF　是一种自身抗体，分 IgM、G、A、E 型 RF，临床测的是 IgM 型，见于 70% RA，滴度高低与本病活动性和严重性相关。RF 还见于 SLE、SS、PSS 等病。正常人 5% 可有低滴度的 RF，因而 RF 不是 RA 特异性循环。

5. Ig 检查内容　IgM RF，检测指标；IgG - RF，致病抗体；IgA - RF，病情严重。

新发现的自身抗体：抗核周因子（APF），抗角蛋白抗体（AKA），抗 Sa 抗体，抗类风湿关节炎相关核抗原（RANA）。临床意义：早期诊断、RF 阴性者的诊断、特异性更强、与病情更相关。

6. CIC 和补体　血清 CIC（＋），补体一般不减少，少数合并血管炎者补体降低。滑液中补体减少。

7. 关节滑液　滑液增多（＞3.5mL），白细胞明显增多 2 000～75 000/mm³，正常＜200/mm³，且中性粒细胞为主，黏度差，色黄，糖含量低于血糖。

8. 类风湿结节活检　为诊断指标之一。

### （四）关节 X 线检查

对诊断、病变分期、观察病情演变均重要，以手及腕关节 X 线片最有价值。

1 期：关节周围软组织肿胀，关节端骨质疏松。

2 期：关节间隙因软骨破坏关节间隙变狭窄。

3 期：关节面出现凿样破坏性改变。

4 期：关节出现半脱位，骨质破坏后纤维性和骨性强直。

### （五）诊断标准

美国风湿病学会 1987 年进行修订后的诊断标准。

（1）晨僵＞1h，≥6 周。

（2）3 个以上关节肿，≥6 周。

（3）腕、掌指、近指关节肿≥6 周。

（4）对称性关节肿，≥6 周。

（5）皮下结节。

（6）手 X 线改变（至少有骨质稀疏和关节间隙狭窄）。

（7）RF（＋）（＞1：20）。

7 项中符合 4 项或 4 项以上即可诊断为 RA。该标准容易遗漏一些早期或不典型患者，需结合本病对称性、多发性慢性小关节炎，症状可相继出现的特点而综合考虑。

## 三、治疗原则

### （一）治疗目标

（1）减轻症状：缓解疼痛，减轻炎症，减少不良反应。

（2）保护肌肉和关节功能，控制和延缓病情进展，促进已破坏的关节、骨修复。

（3）提高生活质量。

### （二）治疗措施

包括科普教育、药物治疗、其他治疗、生活保健。

1. 一般治疗　急性期应休息、关节制动；恢复期进行关节功能锻炼、理疗。注意：过度休息和制动可致关节废用和肌肉萎缩，影响关节功能。

2. 治疗方案个体化　根据患者的病情制定，早期治疗、规律用药、联合用药、长期坚持治疗是治疗类风湿关节炎的关键。

3. 药物治疗　常用药物治疗有非甾体抗炎药（NSAID）、慢作用抗风湿药（SAARDs）又称改变病情药（DMARDs）、细胞毒药物、肾上腺皮质激素（GC）。

（1）非甾体抗炎药：如下所述。

1）阿司匹林：肝损害，基本不用。

2）舒林酸：用于老年患者，肾功受损者，200mg/d。

3）布洛芬：缓释剂。0.3g，2/d。

4）双氯酚酸：25mg，3/d。

5）奥湿克（双氯酚酸＋米索前列醇）：每日总量 150～200mg，每次 1 片，每天 2 次。

（2）SAARDs（慢作用抗风湿药）：起效慢，可能有控制病情进展的作用，又称改变病情药（DMARDs）。多与 NSAIDs 联合应用。

1）甲氨蝶呤（MTX）：7.5～20mg，每周1次，口服；也可静脉注入或静脉滴注。

2）雷公藤总苷：20mg，3/d，口服。

3）金诺芬（瑞得）：3mg，2/d。适用于早期、轻型患者，不良反应少，需长期使用。

4）青霉胺：首剂125mg，2～3/d，后增至500～750mg/d。

5）柳氮磺胺吡啶（SASP）：5-氨基水杨酸和磺胺吡啶偶氮连接物，既有水杨酸的抗风湿作用，又有磺胺类的抗菌作用。药理作用，水解后在肠道可起到抗菌消炎和免疫抑制作用。每天8～12片，分次口服。8周后见效，在类风湿关节炎、强直性脊柱炎等病中有广泛的应用。不良反应：ESR和CRP下降；胃肠道反应，少数出现过敏性皮疹、粒细胞减少、肝功能损害，部分男性出现可逆性精子数目减少，停药后可以恢复。服药时需多喝水，以减少不良反应，定期检查血常规、尿常规、肝功能。

6）免疫抑制药：硫唑嘌呤、环磷酰胺、环孢素。毒性较大，适用于其他药无效或病情较重者。

7）来氟米特（LEF）：新型免疫抑制剂，有抗炎与免疫抑制作用。临床应用，每天10～20mg。

8）白芍总苷：服用3个月起效。0.3g，每日2或3次。

（3）肾上腺皮质激素：强大的抗炎作用，迅速改善关节炎症，但不能根本控制疾病。停药易复发。适用于有关节外症状或关节炎明显又不能为：NSAIDs控制和DMARDs尚未起效时。泼尼松30～40mg/d。长效制剂倍他米松，关节腔内注射或肌内注射。

（4）生物制剂：目前常见的治疗类风湿关节炎、强直性脊柱炎的肿瘤坏死因子（TNF）拮抗剂，与传统的治疗药物比较，拮抗剂有着鲜明的特点如表7-1。

表7-1　生物制剂与传统药物的比较

| 药物类型 | 优点 | 缺点 |
|---|---|---|
| 解热镇痛药（NSAIDS） | 解热、镇痛效果好，起效快 | 没有骨关节保护作用，容易引起消化道溃疡、心脑血管意外 |
| 慢作用药（DMARD） | 长期使用有一定骨关节保护作用 | 起效慢，疗效不稳定，长期使用有骨髓抑制，肝损害等不良反应 |
| 激素 | 解热、镇痛、抗炎起效快 | 没有骨关节保护作用，长期使用对人体各个器官都有损伤，易发生感染 |
| 肿瘤坏死因子（TNF）拮抗药 | 解热、镇痛、抗炎作用迅速，快速改善关节活动度，长期使用可以保护骨关节、降低致残率 | 注射部位反应、皮疹多见，易发生轻度感染 |

1）益赛普：是一种模仿人体内固有成分的可溶性的受体融合蛋白，是第4代（全人化）的肿瘤坏死因子（TNF）拮抗药，是第一个在国内使用的肿瘤坏死因子拮抗药，目前已经在国内使用了2年多，是国内使用时间最长的肿瘤坏死因子拮抗药，国外同类产品已经在临床上使用超过9年。该药治疗类风湿关节炎和强直性脊柱炎疗效显著，安全性好。使用方法：每次25mg，用灭菌注射用水稀释后进行皮下注射2次/周，规范使用3个月后，根据病情症状好转程度和实验室检查指标，决定是否再使用。

2）类克：是一种含有鼠源成分的单克隆抗体，是第二代的肿瘤坏死因子（TNF）拮抗药。目前刚在国内使用，其疗效和安全性还有待观察。该药为静脉输液使用，必须在医院接受严密观察。使用方法：3mg/kg，用注射用水稀释，静脉滴注。

3）阿达木单抗：是一种和类克作用机制一致的新一代单克隆抗体，区别在于将类克中的鼠源成分替换成了人的成分，从而减少不良反应发生。目前该药还没有在国内上市。

这类生物制剂通过体内阻断肿瘤坏死因子（TNF）——类风湿关节炎和强直性脊柱炎中的核心炎症细胞因子，从而抑制肿瘤坏死因子介导的慢性炎症过程。美国风湿病学会在2002年公布的《类风湿关节炎治疗》中指出：选择性细胞因子拮抗药代表了类风湿关节炎治疗的最新进展，其中临床疗效最好的抗细胞因子制剂是肿瘤坏死因子（TNF）拮抗药。

## （三）类风湿关节炎

作为一种至今发病机制不明的、治疗效果不佳、致残率很高的自身免疫性疾病，目前无很满意的治疗药物，传统的慢作用抗风湿病药不良反应大，患者耐受性差；新型的生物制剂费用昂贵、不能口服、体内清除快、靶向性差。造血干细胞移植和基因治疗从理论上可克服以上缺点，是两种新的治疗手段。从干细胞水平和基因水平研究类风湿关节炎患者的免疫功能，将对类风湿关节炎的发病机制的探索开辟了新的途径，有很好的研究前景。

# 四、常见护理问题

## （一）疼痛

1. 相关因素　如下所述。

（1）与关节慢性炎性反应或关节软骨退行性改变有关。

（2）与血管炎炎性反应、痉挛、小血管微循环障碍有关。

（3）与骨质疏松，骨钙盐减少和骨小梁结构破坏有关。

2. 临床表现　如下所述。

（1）关节肿胀、疼痛、活动受限。

（2）雷诺现象、皮肤溃疡、坏疽等。

（3）骨痛、腰背疼痛或全身骨痛。骨痛通常为弥漫性，无固定部位。

3. 护理措施　如下所述。

（1）急性期卧床休息，冬天注意保暖。缓解期下床适量活动，锻炼，按医嘱使用一般止痛药，减轻和消除痛苦。保证患者休息睡眠。

（2）观察关节有无肿胀、疼痛部位及疼痛性质、有无游走性或对称性；关节的活动度，有无畸形。

（3）晨僵护理：①观察晨僵持续时间，以判断病情及治疗效果：有晨僵者起床前或睡前 1h 服用非甾体抗炎药以缓解病情。在疾病的治疗和恢复过程中，应计算每天晨僵的时间，观察病情变化。指导和配合用药。②鼓励患者早晨起床后行温水沐浴，或用热水浸泡僵硬的关节，以促进双手的血液循环，减轻僵硬，尔后活动关节。注意水温不宜过烫，以防烫伤。夜间睡眠戴弹力手套保暖，可减轻晨僵。③有晨僵时，勿强行翻动患者或强行活动，防止骨折。

（4）注意观察皮肤：有无掌红斑或指红斑，有无雷诺现象或皮肤破溃。

（5）疼痛分级评估：①急性期。每班评估，用药后 30min 后及时评估。②缓解期。可 12h 或每天评估。③观察评估疼痛有无减轻或加重及伴发的症状，如有无晨僵；多关节痛或单关节痛，是否影响睡眠和饮食。疼痛时除药物止痛外，可分散注意力，如听音乐等以减轻疼痛。

（6）避免各种引起疼痛的诱因：如防寒保暖，勿过度劳累，不能在空调房间内长时间停留等。

（7）注意观察关节外的症状：若出现胸闷、胸痛、腹痛、消化道出血、发热、咳嗽、呼吸困难等及其他不适症状，提示病情严重，应尽早给予适当处理。

## （二）生活自理能力下降（躯体移动障碍）

1. 相关因素　如下所述。

（1）与四肢关节肿胀、畸形、功能障碍有关。

（2）与营养不良、卧床时间长、久病不能下床活动、全身虚弱有关。

（3）与休息、睡眠时间不足；缺乏动力、抑郁有关。

2. 临床表现　如下所述。

（1）生活不能自理，如不能自行如厕，不能自行起坐，行走困难等。

（2）不能长时间活动或不能长时间坐位。

3. 护理措施　如下所述。

（1）饮食护理：不要刻意避免吃某种食物；宜食含高维生素、高蛋白、营养丰富的饮食；选择含饱和脂肪和胆固醇少的食物；避免油炸食物，可食用低脂和脱脂牛奶；多吃蔬菜和水果；不要吃过咸的食物，有贫血的患者增加含铁的食物。

（2）帮助患者经常变换体位，以减少压力性溃疡（压疮），每2h翻身1次或改变一下身体的重心。

（3）经常协助患者主动或被动活动四肢关节，功能锻炼。

（4）维持正常的体位，以预防关节畸形发生或加重。

（5）患者以中老年女性较多，所负担的家务劳动较多，家人应给予适当分担，避免患者过度操劳，加重关节负担。

（6）督促患者按时服药，指导并协助其功能锻炼，如穿衣、吃饭、步行等。如长期卧床不起，关节不活动，会使关节功能减退甚至丧失。

（7）做好基础护理，协助患者如厕等生活护理，帮助患者提高生活质量。

### （三）有失用综合征的危险

1. 相关因素　如下所述。

（1）与关节炎反复发作、关节骨质破坏有关。

（2）与不注意关节活动及功能锻炼有关。

2. 临床表现　如下所述。

（1）关节畸形，关节功能障碍。

（2）关节僵直，肌肉萎缩。

3. 护理措施　如下所述。

（1）预防关节失用：帮助患者学会自我护理，明确锻炼目的，有计划地进行关节功能锻炼，防止和延缓畸形。

（2）急性期：应卧床休息，以减少体力消耗，保护关节，避免脏器受损；静息时正确的体位和夹板的合理应用对于防止关节畸形有重要意义。

（3）通过适当合理的锻炼防止关节出现僵直挛缩，防止肌肉萎缩，促进血液循环，恢复关节功能，振奋精神，增强体质，增加康复信心。

（4）缓解期：指导患者每日定期做全身和局部相结合的活动，如：游泳、做操、打太极拳、太极剑、五禽戏等中华传统武术；骑自行车；跳老年迪斯科、传统舞蹈、健美操等；经常活动双手、双腕，如织毛衣、双手握圆球转动等。教会患者锻炼的方法，防止过度锻炼。

（5）注意事项：活动时慢慢开始，运动的关节疼痛剧烈时需暂停，经常改变体位锻炼，坚持、不放弃，功能锻炼时较严重的患者需有陪护。

（6）有必要对患者进行职业技能训练，根据患者兴趣、技能、专长、身体状况及可行性进行综合考虑，制定切实可行的训练计划，提高其社会适应能力。

### （四）功能障碍性悲哀（预感性悲哀）

1. 相关因素　如下所述。

（1）与病情反复发作、顽固的关节疼痛、疗效不佳、疾病久治不愈有关。

（2）与肌肉萎缩、关节致残、畸形、影响生活有关。

2. 临床表现　如下所述。

（1）抑郁、失眠、情绪低落、悲观失望、厌世、恐惧等。

（2）工作及日常生活受影响。

3. 护理措施　如下所述。

（1）做好心理护理：用爱心去鼓励患者，争取社会支持。

（2）鼓励患者正确对待疾病：了解疾病的特点和转变，做到早期就诊，不要错过治疗的良机，以减少疾病治疗的难度和复杂性，降低致残率。

（3）帮助患者对不良心理的认识，重视患者的每一个反应，提供合适的环境让患者表达心中的想法、悲哀的情绪，尽量减少外界刺激，保持心情愉快，帮助患者认识不良情绪对健康的影响，长期的情绪低落会引起食欲缺乏、失眠等症状，可加重病情，影响治疗。

（4）鼓励患者自我护理，正确认识和对待疾病，积极配合治疗。鼓励患者自强，对家庭、对社会有责任感；同时激发患者亲友对患者多关心和支持，以增强战胜疾病的信心。

（5）一个良好的家庭环境和良好气氛，对患者治疗和康复是至关重要的。多数患者易悲观、情绪低落，鼓励家人对患者多理解和体贴。

（6）坚持关节功能锻炼，做一些力所能及的工作和自理日常生活，以延缓关节的功能障碍和畸形。

### （五）潜在药物不良反应

1. 相关因素　与多种药物的长期应用有关。

2. 临床表现　恶心、呕吐、胃部不适、食欲缺乏、肝功能受损、血象变化等。

3. 护理措施　主要有以下几点。

（1）非甾体抗炎药、免疫制剂药等药物的不良反应。

（2）应用生物制剂：如下所述。

1）注意观察肿瘤坏死因子拮抗剂的不良反应，包括注射部位的局部反应（如红肿、硬结）、输液反应、头痛、眩晕、皮疹、咳嗽、腹痛等。

2）为了避免在使用过程中发生不良反应，避免在处于急、慢性感染发作期，怀孕和哺乳期，有活动性结核病及肿瘤患者中应用。

3）如果需要接种疫苗，接种时间最好在开始 TNF 拮抗剂治疗前 2 周，或在最后 1 次用药的 2～3 周后，在使用该药期间不可接种疫苗。

4）多饮水，以减少药物在体内的不良反应。病情稳定后逐渐减量。

5）定期监测肝肾功能、血常规等。注意观察病情是否有复发症状，定期随访复查。

6）尽量不用生理盐水稀释药物，因为生理盐水是等渗溶液，稀释后的溶液进行皮下注射不易被吸收，所以应规范使用灭菌注射用水稀释药物。

7）使用益赛普前需行结核菌素试验检查，如有活动性结核病、败血症患者禁用。

### （六）知识缺乏（特定知识缺乏）

1. 相关因素

（1）对新出现的健康问题、治疗、认知、理解信息错误。

（2）缺乏主动学习，文化程度低，对信息资源不熟悉。

2. 临床表现

（1）发病时第 1 次就诊未到专科治疗，从而延误治疗或误诊。

（2）擅自停药、换药，导致病情复发加重。

（3）未到医院规范治疗，病急乱投医。

3. 护理措施

（1）多数患者对 RA 只有朦胧的概念，不了解和其他类型关节炎的区别，错误地以为所有 RA 患者的关节一定会变畸形，也不知道 RA 的症状有自发性，加剧和消退倾向等。因此，须向患者介绍 RA 的基本特点，治疗药物的特点和治疗注意事项等。通过教育使患者能配合治疗，改善预后。

（2）根据医嘱用药，不要随便停药或换药。

（3）帮助患者认识和了解疾病的性质、治疗方案。应认识到类风湿关节炎是一个难治性疾病，在整个病程中常常为复发和缓解交替出现，是一个病程长、疗程长的疾病，必须做好长期治疗的心理准备，必须积极配合治疗，并把自己在治疗中出现的微小变化、体会及时而又经常地与医生沟通，以便调整治疗计划。

（4）不要轻信广告和传言、想象通过神医、神药产生神效，不要相信"奇迹疗法"，坚持正规治疗，定期复查。

（5）鼓励患者积极参与集体活动及病友会，以充实生活，鼓励患者常与其他病友相互交流，了解治疗信息及自我护理知识。

# 五、健康教育

## （一）心理指导

（1）类风湿关节炎是一种慢性疾病，容易复发，存在关节畸形、关节肿痛等多种不适，影响正常的生活、工作，所以有些患者表现出易激动、焦虑、抑郁、悲观等情绪，这种心理障碍不利于疾病的康复。

（2）应向患者解释治疗类风湿关节炎是一个长期的慢性过程，应保持积极的生活态度配合治疗，排除各种消极因素；培养自己广泛的生活情趣，陶冶情操，在各种文体活动中寻找人生乐趣，最大限度调动免疫系统的抗病效能。

（3）持之以恒的关节锻炼，保护关节的功能；同时培养坚毅性格，勇敢面对现实，处理好生活中的意外事件。要坚信，随着现代科技的发展和一些生物制剂的应用，类风湿关节炎能控制得越来越好。

## （二）饮食指导

（1）保持体重在正常范围内，体重过重，会加重关节的负担。

（2）要选择含饱和脂肪和胆固醇少的食物：避免使用油炸食物。选用低脂牛奶或脱脂牛奶，尽量少吃冰淇淋。

（3）不要吃过咸的食物：盐可以造成水钠的潴留，引起高血压。

## （三）关节功能锻炼指导

1. 活动期　应适当休息，以减轻关节疼痛，预防炎症扩散，减轻炎症对关节的破坏；此期患者可取卧位、坐位或靠坐在床头，在肢体不负重的情况下被动或主动活动四肢，做肘、膝关节屈伸，指腕关节舒展和屈曲等动作的练习。每天可多次进行。在病变关节的活动范围内，做肌肉的主动静力性收缩运动（肌肉用力绷紧维持收缩5~10s，连续10次）。主要有膝关节伸直，做股四头肌的静力性收缩等。对疼痛明显的关节，根据情况可采用护腕、护膝、夹板等，将关节制动。但固定时间不宜过长，白天的固定应允许手指充分活动，或取下固定夹板2、3次，以方便受累关节运动和关节肌肉的力量训练；夜间要能予以关节最大的支持力，使受累关节保持功能位。锻炼宜早进行，练习时不应引起剧烈的疼痛，结束后疼痛不宜持续2h。卧床与下地、卧位练习与坐位练习宜交替进行，运动量要严格控制，从小运动量开始，逐渐加大，不可一蹴而就。重症患者宜绝对卧床休息，交替仰卧及侧卧，保持关节功能位。

2. 好转期　不宜进行大运动量的练习，可在床上练习、抗阻力练习、扶拐站立或步行，为保持关节活动度，每天应做一定量关节活动，在关节活动范围内被动或主动做各关节持续性全范围运动，动作要轻柔、舒缓。如伸臂、屈肘、抬肩、用力伸指、握拳、伸膝、伸髋、摇踝等运动。每次尽量做到最大限度。即使关节局部有轻度肿胀、轻微疼痛也要进行。

3. 稳定期　主张多做一些关节负重小或不负重的运动。此期关节活动应由被动运动转为主动运动。最后为抗阻力运动。但各种运动训练要循序渐进，为关节炎所编的医疗体操、太极拳、健身操、游泳等有助于关节的康复。

4. 手关节功能操　能减轻患者手关节疼痛，并能缩短晨僵时间，且患者易于接受。

（1）动作1：双臂平放在桌面上，手掌向下（图7-1A）。①以腕关节为支点，手向上抬起，姿势类似与别人打招呼，尽量做到摆动的最大幅度。②以腕关节为支点，手逐渐放下，并低于腕关节平面，前臂有向前拉的感觉。

（2）动作2：肘关节支撑在桌面上，手背面对自己（图7-1B）。

第1步：以腕关节为支点，手向小指方向歪。

第2步：以腕关节为支点，手向大拇指方向倒，姿势如同摇手。

（3）动作3（图7-1C）：第1步，用食指接触大拇指。第2步，用中指接触大拇指。第3步，用无名指接触大拇指。第4步，用小指接触大拇指。

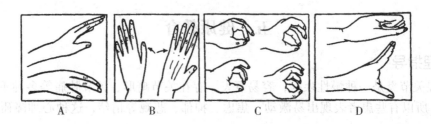

**图 7 - 1　手关节功能操**

（4）动作 4（图 7 - 1D）：第 1 步，五指屈曲，握成拳头状。第 2 步，五指放开，尽量伸直。

### （四）用药指导

（1）治疗类风湿关节炎宜采取联合用药，联合用药可改善关节疼痛的临床症状，又能阻止病程发展，同时药物的联合，可以增强疗效，减少不良反应。

（2）常用的药物中以非甾体抗炎药为多。该类药对胃肠道损害较大，嘱患者宜饭后服用，减少对胃肠道的刺激。并定期检查肝、肾功能、血常规。

（3）勿轻信有立竿见影的"特效药"，不会有今天吃明天就见效的药，应静下心，坚持治疗，坚持服药，才能缓解病情。

### （五）关节的日常保护

（1）使用较大和有力的关节：关节发炎时，关节会变得不稳定，更容受损伤。用力的时候，细小的关节如手指关节就更易出现变形。因此，在日常生活中应尽量利用较大和有力的关节，手提重物时，尽量不用手指而用手臂和肘关节；不要用手指作支持，应以手掌来支撑。

（2）避免关节长时间保持一个动作：不要长时间站立，在适当时候坐下休息。坐下时，应经常变换坐姿、转换双脚位置，舒展下肢的筋骨，或站起来走动一会。应避免手指长时间屈曲，如写字、编织、打字、修理，应不时停下来休息，舒展一下手指。

（3）避免关节处于不正确的位置，保持正确姿势。无论在睡眠、走路或坐下，都要保持良好姿势。拧瓶盖时，不要只用手指拧，应以掌心施加压力来拧。坐下时，膝关节不要过分屈曲，双足应平放在地上。

（4）留意关节的疼痛：活动时感到关节疼痛，应立即停止活动，检查活动方法是否妥当。

（5）减少工作和日常生活的体力消耗：如家里物品的放置应科学合理，轻便和不常用的物品放在高处，常用物品放在伸手可及的地方，笨重和不常用的物品放在柜子的下面。安排好工作的程序。尽量使用工具，以减少弯腰、爬高、下蹲等，使用手推车以节省体力。

（6）注意工作与休息的平衡并根据病情调整，如关节炎加剧时，应增加休息时间。

（蒋小兵）

## 第四节　系统性红斑狼疮护理

系统性红斑狼疮（systemic lupus erythematosus，SLE）是一种原因未明，以多系统或多器官损害伴血清中出现多种自身抗体为特征的自身免疫性疾病，是结缔组织病的典型代表。

典型的系统红斑狼疮，有跨鼻梁和两侧面颊的红斑，俗称"蝴蝶斑"。新加坡的患者为避免"红斑狼疮"这一可怕的病名将它称为"蝴蝶病"，而我国台湾的患者则称为"思乐医"（SLE）。

据统计青年女性发病多见，男女比 1 ：（8～10），育龄妇女多发病，发病高峰年龄 15～45 岁。红斑狼疮（lupus erythematosus，LE）临床上常分为三种类型。

1. 盘状狼疮（discoid lupus erythematosus，DLE）　　主要累及皮肤和黏膜，一般无系统性爱累。

2. 亚急性皮肤狼疮（subacute cutaneous lupus erythematosus，SCLE）　　占红斑狼疮的 10%～15%，较少累及肾脏和中枢神经系统，预后较好，是严重程度介于 DLE 和 SLE 之间的 LE 亚型。

3. 系统性红斑狼疮　是红斑狼疮中最严重的类型。SLE 临床有乏力、贫血、发热、多形性皮疹、日光过敏、脱发、关节炎、心包炎、胸膜炎、血管炎、肾炎以及中枢神经系统异常等表现。病情变异大，常因某系统或某器官病变表现较为突出而易误诊。

# 一、病因与发病机制

## （一）病因

SLE 病因未明，一般认为是多因性的，由感染、免疫、遗传缺陷等多因素协同引起机体细胞和体液免疫调节功能的紊乱，不明原因地丧失正常的免疫耐受性，出现自身免疫反应，导致组织炎性损伤。

1. 免疫遗传缺陷　SLE 发病有家族聚集倾向，家族患病率达 3% ~ 12%，一个家庭内同时可有数个成员发病，同卵双生子的发病一致率（25% ~ 50%）明显高于异卵双生子（5%）；家族中健康成员抗核抗体阳性率 13.8%，且其 T 抑制细胞功能较低；自身抗体及球蛋白增高；不同种族发病率有显著差异，黑种人最高，黄种人次之，白种人最低。

2. 雌性激素　SLE 以女性占绝对多数，男女发病比例为 1 :（8 ~ 10）；月经初潮前及绝经后女性发病较少，而育龄期、妊娠期发病率明显增加。研究表明，雌性激素可增加 B 细胞产生针对 DNA 抗体，而雄激素可抑制这种反应。

3. 环境因素　诱发或加重 SLE 的外界因素较多，如药物、紫外线、感染及情绪刺激等。

（1）药物：某些药物可直接引发狼疮样综合征，如普萘洛尔、氯丙嗪、链霉素、青霉素、磺胺类等。有 30 余种可诱发或加重红斑狼疮的药物，它们致病机制各不相同。

（2）紫外线：约 1/3 SLE 患者对日光过敏，诱发皮疹或加重 SLE 病情。正常人皮肤中双链 DNA 经紫外线照射后可发生二聚化，形成胸腺嘧啶二聚体，而去除紫外线照射后可修复解聚。SLE 患者存在修复解聚缺陷，过多的胸腺嘧啶二聚体则可能成为致病性抗原。

（3）病毒感染：多年来一直致力于"狼疮病毒"的研究，虽然在患者的肾小球内皮细胞及 SLE 淋巴细胞中曾发现过类似病毒的包涵体，在患者血清中查到 12 种不同病毒和 4 种反转录病毒的抗体，但尚未确认 SLE 病因。

4. 其他因素　如心理和社会因素与本病的发生及病情加剧也有一定关系。

## （二）发病机制

（1）SLE 发病的具体机制尚不清楚。免疫学异常是 SLE 发病的重要因素。主要表现为 B 细胞、T 细胞和单核细胞等功能异常，引起机体细胞和体液免疫紊乱而导致组织炎症性损伤。免疫复合物沉积是其主要的发病环节，免疫复合物沉积在靶器官，激活补体，释放趋化因子招引炎症细胞，进而释放炎症介质引起组织损伤。

（2）在遗传基础上由于外来抗原（如病原体、药物、物理因素等）的作用下，引起人体 B 细胞活化。在 T 细胞活化刺激下，B 细胞产生大量不同类型的自身抗体，造成组织损伤。

（3）红斑狼疮是在体内外各种异常因素的协同作用下，机体正常免疫耐受性被打破，导致细胞和体液免疫功能紊乱，B 淋巴细胞高度活化而产生多种针对自身组织成分的抗体，包括抗细胞核及各种核成分细胞膜、细胞质等的多种自身抗体，其中尤以抗核抗体（ANA）最重要。自身抗原与相应抗体结合形成免疫复合物，从而导致异常免疫反应发生，引起多系统、多器官的病理损伤。除免疫复合物外尚有其他机制参与。

## （三）病理改变

系统性红斑狼疮主要的病理改变为结缔组织的黏液样水肿、纤维蛋白样变性和坏死性血管炎。

1. 特征性病变　①苏木紫小体，由苏木紫染成蓝色均匀球状物质所构成，与狼疮细胞包涵体相似，几乎见于所有受损炎症区；②"洋葱皮样"病变，动脉周围显著的向心性纤维增生；③疣状心内膜炎，心瓣膜、腱索赘生物。

2. 肾脏病变　几乎所有 SLE 均有肾损伤，称 LN。可分别出现在急性期和慢性期。

## 二、临床表现与诊断

### （一）盘状红斑狼疮（DLE）

主要侵犯皮肤黏膜。以红色斑丘疹多见，边界清楚，表面黏附鳞屑，中心部色素减退或呈萎缩凹陷性瘢痕，皮肤毛细血管扩张和永久性色素脱失和毛囊受累。90%盘状红斑局限于头顶部、外耳、面部、颈部或上胸部。盘状红斑多以皮肤病变为主，系统受累少见，偶有抗核抗体阳性及白细胞减少等。

1. 好发部位　皮疹好发于暴露部位，如颊部和鼻部，对称分布，状如蝴蝶，其次为耳郭、口唇、手背及头皮等处。

2. 皮损特点　皮疹开始为一片或数片红斑，渐渐扩大形成环状或不规则形斑块，界限清楚，暗红色。损害中央轻度凹陷，其上常覆一层黏着性鳞屑，面、臀及四肢，盘状红斑，形似圆盘，毛囊扩大，瘢痕，萎缩性瘢痕伴色素减退。

3. 全身症状少见　在病情进展时，部分患者可有低热、关节痛等症状。病程慢性改变，约有15%转化为SLE。

### （二）亚急性皮肤性红斑狼疮（SCLE）

1. 皮损特点　皮损较广泛，表浅，无瘢痕；皮疹分布于面部、颈部、躯干部、肩部，可扩及前臂及手背等处。有丘疹银屑型斑块和环状红斑样皮损。

2. 全身症状　较轻，有低热，关节不适或疼痛及血清学异常，较少累及肾脏和中枢神经系统等。

3. 实验室检查　抗核抗体阳性，抗SSA、SSB抗体可阳性。

### （三）系统性红斑狼疮（SLE）

系统性红斑狼疮临床表现复杂多变，虽以多系统受累为主要特点，但在病程的某一时期，可以某一器官或某一系统为突出表现，以致易被误诊为肺炎、胃肠道疾病、肾炎、心包炎、血小板减少性紫癜、癫痫或关节炎等。病情差异也很大。有的皮肤病变突出，内脏受累较轻；有的血清学指标阳性而临床症状较轻；而另一些则可急性发作、病情凶险，有时发作与缓解交替，可持续多年。绝大多数患者均有发热，疲乏无力，关节痛，皮疹及内脏受累后的相应表现。病情可表现为急性、亚急性发作与缓解交替进行。

1. 皮肤表现　80%～85%患者有皮肤损害。皮疹以暴露部位为主，较为广泛。典型皮损：蝶形红斑（35%），蝶形分布于颧部及鼻梁上，不规则的水肿性红斑，融合成蝶翼状。色泽鲜红或紫红，边缘清楚或模糊，表面光滑，有时可见鳞屑，疾病缓解时消退，但可留有棕黑色色素沉着。水肿性红斑亦见于指甲周、甲床远端、前额、耳垂，甚至眉梢、上臂手（足）指（趾）末端和甲周围的红斑，也具特征性。

（1）特异性皮损：有光过敏（16%～58%），患者受日光或其他来源的紫外线照射后出现皮面红斑；多形性红斑；紫癜；血管炎（10%～50%）或雷诺现象30%～40%，偶可引起溃疡或坏疽。

（2）黏膜损害：口腔、鼻、咽及外阴，可出现红斑、瘀斑，破溃形成溃疡。特征为无痛性溃疡大小不一，反复发作，活动期明显，为诊断标准之一。

（3）其他皮肤表现：如多形红斑、杵状指（趾）、脱发（50%），活动期有弥漫性或片状脱发。毛发干枯，稀疏无光泽。特别是前额发际边缘头发无光易折、易脱、长短参差等，具有一定特征性。

2. 发热　发热是SLE常见症状。90%的患者在病程初期及病程中有反复发热，可为弛张热、稽留热，甚至40℃的高热。也可为不明原因的长期低热。可伴有畏寒、肌痛、关节酸痛、乏力、食欲缺乏等中毒样症状。发热与病情活动性一般保持一致。

3. 关节、肌肉表现　几乎所有SLE的患者在病程的某一阶段出现关节疼痛，为多发的游走性大关节酸痛或肿痛，随病情缓解而减轻。也可为多发对称性小关节肿痛，伴晨僵或轻度功能障碍，颇似类风湿性关节炎。有时伴肌腱炎或类风湿关节炎。

4. 肾脏表现　50%～70%SLE出现肾脏病临床表现，有不同程度镜下血尿、蛋白尿、管型尿，下肢水肿，甚至低血浆蛋白、高脂血症等。一般肾功能正常。但重症或晚期患者可有高血压，肾功能不全等，是 SLE 死亡的主要原因之一。

5. 心血管系统表现　约 2/3 患者有心血管系统症状。以心包炎多见，干性或渗出性心包炎，严重者可发生心脏压塞或心包粘连；其次为心肌炎，心前区疼痛、心动过速、心脏扩大、心律失常等；心内膜炎常与心包炎并存，少数有冠状动脉炎，偶可引致心肌梗死。

6. 呼吸系统表现　以胸膜炎多见，干性或渗出性胸膜炎，中等量或少量胸腔积液。发作期可有肺实质浸润性病变，肺野片状浸润影或肺不张征象等。

7. 神经系统表现　35% ~ 50% SLE 患者有神经系统症状，且表现复杂，如出现幻视、幻觉、妄想等精神症状。中枢神经系统炎症时，可有无菌性脑膜炎、脑炎、脑出血等。出现头痛、颈项强直、抽搐或昏迷等；脑神经受累时，可出现三叉神经痛，眼睑下垂、偏头痛等。

8. 血液系统表现　轻度或中度贫血多见，红细胞、白细胞、淋巴细胞及血小板计数减少，约半数患者有局部或全身浅淋巴结肿大，1/3 患者有肝大，1/5 有脾大。

9. 消化系统表现　约 40% 患者有消化系统表现，食欲减退、呕心、呕吐、腹痛、腹泻等。肠系膜血管炎时，可表现为腹痛、肠梗阻、肠道溃疡或肠坏疽等严重情况。

10. 其他　如眼部病变等。

11. 检查　肾脏穿刺，现在已越来越成为诊治狼疮性肾炎的重要检查手段，通过穿刺后的病理分型，对指导治疗方案选择和预后判断具有决定性的价值。

### (四) 诊断

DLE、SCLE 根据皮疹特点及组织病理确诊。

SLE 一般采用 1982 年美国风湿病协会制定的 SLE 诊断标准（表 7 - 2）。

表 7 - 2　美国风湿病协会红斑狼疮诊断标准（1982 年）

(1) 颧颊部红斑
(2) 盘状红斑
(3) 光敏感
(4) 口腔溃疡
(5) 非侵入性关节炎
(6) 蛋白尿或管型尿
(7) 癫痫发作或精神症状
(8) 胸膜炎或心包炎
(9) 溶血性贫血或白细胞减少或淋巴细胞减少或血小板减少
(10) 抗 ds - DNA 或抗 Sm 抗体阳性或 LE 细胞阳性或持续性梅毒血清反应假阳性
(11) 荧光抗核抗体阳性

连续或同时符合以上 4 项或 4 项以上者可确定 SLE 诊断。

1987 年我国修订 13 项标准中，符合 4 项或 4 项以上者即可诊断 SLE（表 7 - 3）。

表 7 - 3　我国红斑狼疮诊断标准（1987 年）

(1) 颧部红斑
(2) 盘状红斑
(3) 光敏感
(4) 口腔溃疡
(5) 关节炎
(6) 浆膜炎
(7) 肾脏病变
(8) 神经系统异常

（9）血液学异常

（10）免疫学异常

（11）抗核抗体

（12）狼疮带试验阳性

（13）补体下降

# 三、治疗原则

## （一）治疗原则

目前糖皮质激仍是治疗 SLE 的主要用药。治疗 SLE 的主要目标是：缓解病情，解除痛苦；防止脏器损伤；防止感染或其他并发症；指导患者生活，防止病情复发。

## （二）治疗方案

SLE 的病情轻重缓急变化很大，应根据不同情况制定个性化的治疗方案，首先对每个患者病情做出准确的判断，如初发或复发；有无脏器损害，损害程度；有无并发症及其严重性；对过去治疗的反应；患者对疾病的承受能力等。

如有发热、关节炎、肌痛、皮疹或轻度浆膜炎等，而无明确的内脏损伤者，可首先给予非甾体抗炎药，如双氯芬酸、美洛昔康等。如效果不显著，可加用羟基氯喹或雷公藤总甙等治疗，或加用泼尼松等。但非甾体抗炎药可降低肾小球滤过率，诱发间质性肾炎，不宜用于肾病患者。

1. 一般治疗　注意休息，避免日晒等不良刺激；预防感染及并发症，加强营养和支持疗法。

2. 维持治疗　急性期病程缓解后或器官损害基本得到控制之后，即进入维持治疗期。维持治疗的目的是巩固已取得的疗效，防止病情复发。维持期长短因人而异，一般 6～12 个月。在此期间要注意随访，指导患者逐渐减药量，约 1/3 患者可彻底缓解。

## （三）DLE 的治疗

采用糖皮质激素霜，皮损局部外涂，同时给予一些抗疟药、中药等口服。

## （四）SLE 治疗

1. 局部治疗　有皮损时与 DLE 的皮损治疗同样采用糖皮质激素霜局部外涂。

2. 全身用药治疗　主要分为以下几种。

（1）糖皮质激素治疗：用药原则为早期足量、缓慢减量、维持治疗。小剂量泼尼松（＜20mg/d）用于关节炎、皮疹、发热等患者；中等剂量泼尼松（20～40mg/d）用于重症皮疹、浆膜炎、发热等患者；大剂量泼尼松（40～100mg/d）用于肾、脑、肝、肺、心脏受累的患者。甲泼尼龙冲击（500～1 000mg/d，连续 3d）用于重症、急症患者，弥漫性增殖性肾小球肾炎、明显神经精神症状、重症溶血性贫血及血小板显著减少等迅速恶化的病例。

用药应掌握原则；密切观察病情变化；维持治疗；观察药物不良反应等。

（2）非甾体抗炎药（NSAIDs）。

（3）抗疟药。

（4）免疫制剂。

3. 其他疗法　如下所述。

（1）大剂量免疫球蛋白静脉滴注冲击疗法。

（2）血浆置换。

（3）血液透析。

（4）造血干细胞移植等。

（5）免疫吸附技术。

（6）特异性的靶向治疗制剂研究应用等。

# 四、常见护理问题

## （一）皮肤完整性受损

1. 相关因素　与自身免疫血管炎性反应有关。

2. 临床表现　蝶形红斑、水肿性红斑、丘疹、紫癜、鳞屑等。

3. 护理措施　主要有以下几点。

（1）患者入院床位安排避免靠窗的病床。有皮疹、红斑或光敏感者，指导患者外出时采取遮阳措施，避免阳光和紫外线直接照射裸露皮肤，忌日光浴，以免加重皮疹。

（2）皮损处避免用刺激性物品，如化妆品、烫发、定型发胶、农药等。

（3）避免搔抓及过热的水烫洗，宜穿棉质宽松的衣裤。

（4）避免应用诱发本病的药物如普鲁卡因胺、肼屈嗪等。

（5）正确应用外用药。糖皮质激霜剂或软膏，外涂或封包皮损处；皮损处有显著鳞屑时，在涂药前先刮除鳞屑后再涂药，皮损增厚者可与皮损内注射糖皮质激素。

## （二）疼痛

1. 相关因素　与免疫炎症反应有关。

2. 临床表现　四肢关节、肌肉疼痛等。

3. 护理措施　参考类风湿关节炎患者的护理措施。

## （三）口腔黏膜改变

1. 相关因素　与自身免疫反应、长期使用激素有关。

2. 临床表现　口腔溃疡。

3. 护理措施　主要有以下几点。

（1）饮食上应多食高蛋白和高维生素饮食，少食多餐，宜软食，少食芹菜、香菜、无花果、蘑菇等食物，避免食生、冷、硬及辛辣刺激性食物以促进组织愈合和减少口腔黏膜损伤和疼痛。

（2）注意保持口腔清洁，养成饭后漱口的习惯，每日刷牙早晚各1次，刷牙时选用软毛刷刷牙。预防性应用制霉菌素漱口液漱口，每日3次。

（3）有口腔黏膜破损时，每日晨起、睡前和进餐前后用漱口液漱口。

（4）有溃疡者，在漱口后用口腔溃疡膜或锡类散涂敷溃疡处，可促进愈合。

（5）及时做咽拭子培养，如合并口腔感染，遵医嘱局部合理使用抗生素及漱口液。

## （四）体温过高

1. 相关因素　自身免疫反应或感染所致。

2. 临床表现　稽留热、不规则热。

3. 护理措施　主要有以下几点。

（1）参照高热患者护理常规。

（2）物理降温时勿用乙醇擦浴，以防乙醇刺激毛细血管扩张加重皮疹或红斑。

## （五）体液过多

1. 相关因素　血浆蛋白低，肝、肾功能受损；肾小球滤过功能降低导致水钠潴留所致。

2. 临床表现　结缔组织疏松部位水肿，如眼睑、双下肢呈凹陷性水肿，腹水、胸腔积液等。

3. 护理措施　主要有以下几点。

（1）营养支持：低盐、低脂，优质蛋白饮食，限制水、钠摄入。

（2）纠正水电解质紊乱：监测血清电解质的变化，如血钾、钠、钙、磷；血 BUN、血肌酐、血红蛋白等的变化，发现异常及时通知医生处理。

（3）严格记录液体出入量，包括服药时的饮水量。遵医嘱使用利尿药和血管扩张药，观察利尿效果；定期测体重和腹围，观察水肿减轻情况。

（4）定时测量生命体征，血压变化、意识改变等。

### （六）外周血灌流量改变

1. 相关因素　与血管痉挛有关。

2. 临床表现　雷诺现象，手指、脚趾变紫，皮疹、破溃等。

3. 护理措施　主要有以下几点。

（1）注意保暖，勿直接接触冷水，睡前温水泡手、脚。但水温不易过热，以免烫伤，水温在43°为宜；天冷时外出应戴手套。接触冰冷物品时注意防护。

（2）当指、趾有破溃时应做好创面护理，保持创面干燥，禁用水泡，防感染，必要时外涂药膏。

（3）根据医嘱应用活血化瘀的药物治疗，促进血液循环。

### （七）知识缺乏

1. 相关因素　如下所述。

（1）缺乏对疾病的认知及自我保健知识。

（2）缺乏有关疾病知识的信息来源。

（3）与文化程度有关。

2. 临床表现　如下所述。

（1）发病时第一就诊时间未到专科治疗，从而延误治疗或误诊。

（2）看病治病未能持之以恒，擅自停药、改药，导致病情复发加重。

3. 护理措施　如下所述。

（1）做好与患者沟通，了解患者信息并给予疾病相关知识宣教，使其对该疾病有一定的了解与认知，能正视疾病。

（2）根据患者的疾病发展的不同阶段做好相应的健康教育，如定期为患者举办知识讲座，有利于患者系统的学习疾病的相关知识，可运用多媒体，录像等进行直观、形象、生动的讲授，使患者掌握疾病发展期、恢复期及康复期的相关自我保健及注意事项。

（3）疾病活动期间必须卧床休息，积极治疗；工作和生活中要避免重体力劳动，过度疲劳；娱乐要适当生活规律，保证充足的睡眠，有利于疾病的康复。

（4）鼓励患者积极参加病友会，交流治疗信息和自我护理知识。促进患者自愿采纳有利于健康的生活方式和行为，消除和减轻影响健康的危险因素，有利于疾病的治疗和防护。提高生活质量。

（5）鼓励患者和家属自学，根据自己的需求通过对书籍、报纸、杂志等的学习以获取相关知识。

### （八）焦虑（恐惧）

1. 相关因素　如下所述。

（1）与病情反复、迁延不愈、多脏器功能损害等有关。

（2）经济问题。

2. 临床表现　如下所述。

（1）敏感、多虑、自卑、易激动、悲观、抑郁甚至偏执，不能面对患病的现实，害怕、紧张、恐惧等。

（2）担心不能工作，影响日常生活、学习以及生育等。

3. 护理措施　如下所述。

（1）帮助患者接受事实，患者因患系统性红斑狼疮，疾病反复发作，又需长期治疗，同时长期患病给家庭带来负担，因此心理压力较大。医护人员表示同情和理解，尊重患者，采用温和的态度细心地为患者提供护理，并提供相关知识，疾病的发生、发展过程，各种治疗、检查、护理手段的目的和意义，以及目前诊疗技术的提高、免疫学、药理学和分子生物学的发展，使疾病的预后有很大的改善等，说明并非不治之症，帮助患者正确认识疾病，接受患病的现实。树立乐观情绪，建立战胜疾病的信心。

（2）告知可能的治疗效果和自我护理方法，请治疗效果好的患者现身说法，介绍治疗护理体会，增加患者的信心，消除恐惧。请亲友共同配合，帮助患者度过最困难的时期，战胜疾病。

（3）告知患者在病情控制后完全可以适当参加一些力所能及的工作，学生可以复学。女性患者在医生指导下还可以生育。

（4）对病情重、住院时间较长、丧失治疗信心的患者，应从生活上多关心，情绪是影响病情的另一个关键因素，帮助患者积极调整心态，及时消除丧失治疗信心的负面情绪。

（5）家庭在 SLE 治疗中负担着一个重要的角色，治疗是一个长期的过程，亲人的理解和支持，对于患者是否能建立长期治疗的信心是至关重要的，对于患者自己来说，也应该努力地处理好家庭关系，为自己创造一个良好的家庭环境。家庭亲友的关怀、体贴和精神鼓励对病情的稳定能起到积极的作用。

### （九）潜在并发症：狼疮脑病

1. 相关因素　与免疫复合物沉积所致的血管炎影响到中枢神经系统有关。

2. 临床表现　定向、识别障碍、不能计算及记忆丧失，癫痫，无菌性脑膜炎，周围神经病变、偏瘫、运动性失语，忧虑或狂躁精神异常、躁动、幻想、幻听、失眠、意识障碍、癫痫发作、脑卒中等。

3. 护理措施　如下所述。

（1）护理巡视时观察患者的言行举止，患者出现头痛、头晕、幻觉、兴奋、反应迟钝、突然出现肢体麻木等，应考虑狼疮脑病的可能，对上述表现持续时间长，频繁发作的患者，应警惕癫痫发作，并及时通知医生，做好抢救准备。备好氧气、开口器、镇静药等。及时记录神志、意识、瞳孔变化。

（2）保持呼吸道通畅，控制抽搐，一旦发生抽搐，应立即去枕平卧，头偏向一侧，按压人中，高流量吸氧，使用开口器，防止舌咬伤，及时清理口腔分泌物，迅速建立静脉通道，必要时遵医嘱应用镇静药。任何不良刺激都可诱发癫痫的再次发作，因此，要保持病房环境安静，有条件者住单人病房，护理操作要轻柔，减少刺激。

（3）做好安全防护措施，24h 陪护，双侧加用床栏，对于有躁动者应用约束带。锐器及坚硬物品应远离患者，以防伤人或自伤。

（4）做好患者的基础护理，满足生活需求，加强巡视，做好家属的宣教工作，不可随意带患者外出或如厕、沐浴等。

### （十）潜在并发症：多脏器功能衰竭

1. 相关因素　与多种因素的作用引起机体细胞和体液免疫调节功能的紊乱，导致多脏器组织炎症性损伤有关。

2. 临床表现　肾衰竭，呼吸衰竭，心力衰竭，出血，脾、淋巴结肿大等多脏器功能受损。

3. 护理措施　如下所述。

（1）肾功能不全者：准确记录液体出入量，观察肢体水肿情况，控制体液的摄入。

（2）肺部感染：观察体温变化，有无寒战、咳嗽、咳脓性痰液、胸痛、胸闷、呼吸困难等，留取痰标本送检。病室要定期通风透气并做空气消毒。

（3）消化系统：腹胀、腹痛、腹泻、恶心、呕吐等胃肠道症状，观察呕吐物及大便颜色，有无消化道出血。

（4）血小板减少时除注意消化道出血，还要防止颅内出血，严密观察患者生命体征，若患者突然视物模糊、头晕、头痛、呼吸急促、喷射性呕吐、甚至昏迷，提示颅内出血可能，应及时与医生联系，并协助处理：①立即去枕平卧、头偏向一侧。②随时吸出呕吐物或口腔分泌物，保持呼吸道通畅。③吸氧。④遵医嘱快速静滴或静注 20% 甘露醇、地塞米松、呋塞米等，以降低颅内压。⑤观察并记录患者的生命体征、意识状态及瞳孔大小。

（5）眼睛：有无视物模糊，经常检查眼底等，应减少活动，尽量让患者卧床休息，嘱患者不要揉擦眼睛，以免引起眼出血。

## （十一）潜在药物不良反应

1. 相关因素　　治疗药物种类较多、长期用药、药物的不良反应多。
2. 临床表现　　高血压、糖尿病、变态反应、消化道症状、肝、肾功能受损、血细胞减少、感染等。

# 五、健康教育

## （一）心理指导

1. 多虑恐惧　　当患者确诊后，常常出现焦虑、恐惧、绝望、束手无策等不愉快情绪，从而惧怕红斑狼疮的诊断，到数家医院反复检查，反复问医务人员。有时在他人面前故意谈笑自若，掩饰自己的焦虑与恐惧。在这种心态的支配下，可以出现失眠、食欲缺乏、肌肉紧张、出汗、面色苍白、脉搏加快、血压上升等。告知患者这种心态不仅增加生理和心理上的痛苦，而且影响治疗效果。所以要正视疾病，积极治疗才能早日康复。

2. 害怕孤独　　患者对红斑狼疮这一病症了解较少，当知道自己患病后会有各种各样的害怕心理，害怕死亡，害怕孤独或与亲人分离，怕给别人增加负担，怕丧失功能，甚至害怕看病，害怕各种治疗对自己不利，担心别人会远离自己，怕受到冷落、鄙视，心事重重，敏感多疑，有孤独感，期盼亲人陪伴，总担心自己病会加重，无法治好。这些情绪都是因为患者对疾病的不了解所致的。SLE 的确是一个顽固疾病，但绝不是不治之症，随着医学的不断发展，有更多的新药物和方法应用于临床，前景是乐观的。

3. 悲观抑郁　　红斑狼疮多为年轻女性，出现面部红斑或长期服用激素药物引起体态变化，出现悲观情绪，言寡行独，厌恶交往，抑郁苦闷，常常被失望、无援、孤立的感情所包围，对事业及人生失去信心。护士应多与患者沟通，告知其只要病情稳定了，激素减量后自然会回复到生病以前的样子，更何况外表与健康哪个更重要呢？

总之要让患者认识到精神、心理因素对健康影响的重要性，良好的情绪可以增进免疫功能，反之，恶劣的心境会加重免疫功能的紊乱。所以，乐观、积极的生活状态有利于恢复健康。

## （二）饮食指导

1. SLE 患者饮食　　无特殊禁忌。宜清淡、低盐、低脂肪、优质蛋白饮食。但某些食物，如芹菜、香菜、无花果、蘑菇、烟熏食物、海鲜、豆荚等可诱发红斑狼疮，应尽可能避免食用。

2. 低盐饮食　　多食香蕉、苹果、橙子、西红柿等含钾丰富的水果蔬菜。如患者已有肾衰竭、高血钾则不能进食上述含钾高的食物，同时患糖尿病的患者还需限制主食及甜食。

3. 长期服用激素治疗的患者　　可引起钙磷代谢紊乱，骨钙丢失，造成骨质疏松，严重可造成无菌性骨坏死，因此平时除多吃含钙食物外，还应服用钙剂。

4. 慎用保健品　　如人参、西洋参、绞股蓝及其复方制剂，因含人参皂苷，既能提高人体的细胞免疫功能，又能提高人体的体液免疫，这对非红斑狼疮患者来说确实有强身健体、延年益寿的功效，但对红斑狼疮患者，由于这类保健品提高了免疫球蛋白，使免疫复合物增多，激活了抗核抗体，从而可加重或诱发红斑狼疮。

5. 避免食用含雌激素的药品和食品　　如胎盘、脐带、蜂王浆、蛤蟆油等，某些女性避孕药含有雌激素，而雌激素正是红斑狼疮发病的重要因素之一。

6、保证优质蛋白的摄入　　尤其是狼疮肾炎的患者，由于蛋白质流失较多，更需要增加优质蛋白如鸡、鸭、蛋、鱼、虾、牛奶等动物蛋白的摄入。

## （三）作息指导

1. 合理安排工作、休息和娱乐　　SLE 是一种自身免疫病，其病情活动和稳定的基础取决于体内免疫系统平衡，而疲劳会使免疫功能发生紊乱，对维持免疫系统的平衡极为不利。所以，SLE 患者要合理安排工作、休息和娱乐，不让自己的精力和体力过度透支，生活要有规律，晚上早睡，看电视、上网等都要适当。

2. 适度的锻炼　SLE 患者适度的锻炼有助于增强体质，提高抵抗力。但是 SLE 不能劳累，要选择适合患者的运动，如散步、打太极拳等。进行户外活动时应尽量选择早晚紫外线弱的时候外出，避免紫外线很强时外出，以免加重皮损。

### （四）用药指导

（1）服药的依从性：药物发挥作用必须在血液内维持一定的浓度，浓度低起不到作用，浓度高则会产生不良反应。服用激素最佳时机是早上七点半左右，这时服用对人体的不良反应最小。

（2）使用激素药的观察。

（3）稳定期可以辅以中药治疗。

### （五）红斑狼疮患者结婚、妊娠指导

（1）红斑狼疮患者只要配合医生治疗，大多预后良好，可像正常人一样学习、工作和生活。虽然现今的医疗水平还无法治愈此病，但还是能让患者享受生活的乐趣，在疾病稳定期可结婚生育。

（2）红斑狼疮患者妊娠必须慎重。对疾病活动期或有内脏损害的患者必须避免妊娠；对无明显内脏损害，病情轻而且病情稳定，渴望生育的患者，可以考虑妊娠；激素减量致 5～10mg/d 及其以下，病情稳定 1 年以上，可在风湿病科医生和产科医生指导下怀孕、生产。

（3）若有肾功能损害或多系统受损患者已怀孕，宜做治疗性流产。

（4）已妊娠的患者，为使孕期顺利，患者最好在红斑狼疮专科门诊及妇产科门诊同时定期随访，检查疾病的活动、有无妊娠并发症及胎儿发育情况。如发现病情有急剧加重趋势，应尽早终止妊娠；如有轻度疾病活动，应适当加用糖皮质激素治疗。在临产期应早日住进产科病房，加强观察治疗，以保母婴平安。

### （六）出院指导

1. 避免各种诱发因素　如受凉、感冒、过度劳累等。要保持乐观的情绪，生活规律，劳逸结合，注意保暖，教育患者尽量避免去公共场所，以免引起呼吸道感染。

2. 合理用药　对肼屈嗪、普鲁卡因胺、青霉胺、抗生素及磺胺类药要合理使用，防止诱发或加重红斑狼疮。

3. 注意皮肤护理　有皮损患者避免使用化妆品，避免日光暴晒和紫外线照射，对阳光敏感者尤应如此。外出活动最好安排在早上或晚上，尽量避免上午 10 点至下午 4 点日光强力时外出。外出时撑遮阳伞，可戴宽边帽子，并穿长袖衣及长裤，暴露部位涂防晒霜，不可日光浴。

4. 注意个人卫生　学会皮肤护理，切忌挤压皮肤斑丘疹，预防皮损处感染。

5. 做好生育指导　如下所述。

6. 坚持治疗　在医生指导下用药或逐渐减少药量；勿自行减药，以免引起疾病"反跳"加重病情；定期复查血常规、生化、肾功、各项免疫指标、尿常规等。

7. 避免精神压力　SLE 患者常有沉重的精神负担，嘱家属给予患者以精神安慰和生活照顾。并细心观察、尽早识别疾病的变化，如患者出现水肿、高血压及血尿等可能是肾脏损害的相应表现，应及时就诊。

8. 正确认识疾病　就目前的治疗手段而言，SLE 并不能完全根治，只能有效地控制，使其处于稳定期。而稳定只是相对而言，所以要定期门诊复查，与医生保持定期联系以便及时发现问题，及时调整治疗方案。

（蒋小兵）

# 第八章

# 神经外科疾病的护理

## 第一节 头皮损伤

头皮损伤（scalp injury）是指直接损伤头皮所致的伤害，常因暴力的性质、方向及强度不同而不同。可分为头皮血肿、头皮挫伤、头皮裂伤及头皮撕脱伤。单纯头皮损伤一般不会引起严重后果，但在颅脑损伤的诊治中不可忽视。因为头皮血供丰富，动静脉伴行，头皮损伤可导致出血不止，易造成休克，且头皮损伤可合并颅骨损伤或脑损伤，易引起感染。

## 一、专科护理

### （一）护理要点

立即给予现场急救措施，密切观察病情变化，避免失血性休克的发生，同时加强患者的心理护理。

### （二）主要护理问题

1. 急性疼痛　与头皮损伤有关。
2. 恐惧　与头皮出血有关。
3. 焦虑　与担心疾病预后有关。
4. 体像紊乱　与头皮损伤有关。
5. 知识缺乏　缺乏疾病的相关知识。
6. 潜在并发症　感染、休克。

### （三）护理措施

1. 一般护理　如下所述。

（1）止血：具体如下。

1）较小的头皮血肿在 1~2 周后可自行吸收，无须给予特殊处理；较大的血肿可能需 4~6 周才能吸收。局部应在严格皮肤准备和消毒条件下，给予适当加压包扎，防止血肿扩大。

2）头皮裂伤的患者应尽量在 24h 内进行清创缝合、局部压迫止血。清创时应仔细检查伤口深处有无骨折或碎骨片，如发现有脑脊液或脑组织外溢，则按照开放性脑损伤处理。

3）头皮撕脱伤的患者用无菌敷料覆盖创面，加压包扎止血。应注意保护撕脱的头皮，避免污染，用无菌敷料包裹、隔水、低温密封保存，随伤员一同送往医院。

（2）病情观察：密切观察患者生命体征及瞳孔、意识的变化，同时注意观察伤口有无渗血、渗液及红肿热痛等感染征象。若患者出现面色苍白、皮肤湿冷，血压下降、脉搏细数等休克症状，应立即通知医生，建立静脉通路；做好休克的相关护理。若患者出现意识障碍加深，一侧瞳孔散大等症状，提示有硬膜外血肿的发生，应立即通知医生，及时行头部 CT 检查确诊。

2. 对症护理　如下所述。

(1) 急性疼痛的护理：保持患者舒适体位，头皮血肿的患者24h内选择冷敷，以减少出血和疼痛，24～48h后可改为热敷，以促进血肿的吸收；头皮裂伤的患者应遵医嘱使用抗生素，预防感染，缓解疼痛；头皮撕脱伤的患者可遵医嘱应用镇痛剂缓解疼痛、应用抗菌药预防感染。

(2) 恐惧、焦虑的护理：患者因意外受伤、头部疼痛、出血较多而出现恐惧、焦虑心理，护理人员应热情接待患者，以真诚、和蔼、关心、体贴的语言，耐心、细致地倾听患者的陈述。给予患者舒适的环境，减少不良刺激，缓解其紧张情绪。

(3) 体像紊乱的护理：对于恢复期患者，护理人员可协助患者选择合适的假发、头饰、帽子等，并鼓励其尽量多去户外走动，多与病友交流，使之能接受自己外表改变的现实，战胜自我，重新融入社会生活中去。

(4) 知识缺乏的护理：有针对性地进行相关的健康知识指导，告知注意事项，提供正确有价值的信息资料，及时解答疑问，消除患者的焦虑和紧张心理。

(5) 潜在并发症的观察与护理：如下所述。

1) 感染：遵医嘱应用抗生素预防感染。若发生感染，应取炎性分泌物或脓液进行细菌培养、药物敏感试验，选择有效抗生素，并严密监测生命体征变化。

2) 休克：严密观察患者的生命体征、意识和表情、瞳孔、皮肤色泽与温度、尿量的变化；给予仰卧中凹位，即头和躯干抬高20°～30°，下肢抬高15°～20°，以利于增加回心血量；保证静脉通路顺畅，给予支持疗法，如输血、补充人血白蛋白及所需各种营养素；维持有效的气体交换，给予鼻导管吸氧，氧浓度为40%～50%，氧流量为6～8L/min，有气道分泌物或呕吐物时给予及时清理。

3. 围术期护理　如下所述。

(1) 术前准备：术前遵医嘱进行各项检查及准备工作，如术区备皮、留置导尿、交叉配血试验。

(2) 术后体位：全麻未清醒的患者给予去枕平卧位，头偏向一侧，保持呼吸道通畅。全麻清醒后可取头高脚低斜坡卧位，以利于静脉回流，减轻脑水肿。

(3) 病情观察及护理：严密观察患者生命体征、瞳孔、意识、肌力的变化，准确记录。注意观察手术区敷料以及引流情况，保证术区敷料完好、清洁，保持引流通畅。注意观察患者有无失血性休克的早期迹象。

(4) 饮食护理：局部麻醉和无不适主诉患者术后可按需进食，全身麻醉者应待完全清醒、无恶心呕吐后方可进流质饮食，以后根据病情改为半流食或普食。指导患者可选择进食高热量、高蛋白、高维生素、易消化的食物，避免粗糙、辛辣等刺激性食物，限制烟、酒。禁食期间，应协助患者做好口腔护理，保持口腔卫生。

## 二、健康指导

### (一) 疾病知识指导

1. 概念　头皮血肿多因钝器所致，是由于头皮损伤或颅骨骨折导致血液渗出于局部聚集而形成。根据血肿出现于头皮的层次可分为皮下血肿、帽状腱膜下血肿和骨膜下血肿；头皮挫伤指因致伤物的作用，头皮或（和）头皮下出血的一种皮肤钝器伤；头皮裂伤是常见的开放性头皮损伤，可由锐器或钝器打击所致；头皮撕脱伤是一种严重的头皮损伤，多因发辫受机械力牵扯，使大块头皮自帽状腱膜下层或连同颅骨骨膜一起被撕脱所致。

2. 主要临床症状　主要有以下几点。

(1) 头皮血肿：按血肿出现于头皮的具体层次可分为三种类型，并各具临床特点。皮下血肿范围比较局限，体积小，中心软，周边硬，张力高，压痛显著；帽状腱膜下血肿的血肿范围广泛，可蔓延至整个头部，张力低，血肿边界与帽状腱膜附着缘一致，覆盖整个穹隆部，似戴有一顶有波动的帽子；骨膜下血肿的血肿范围以颅缝为界，张力高，血肿大者可有波动感，常伴有颅骨骨折。

(2) 头皮挫伤：头皮或（和）头皮下出血或（和）组织挫碎。

（3）头皮裂伤：常因锐器的刺伤或切割伤，创缘整齐，裂口较平直，除少数锐器直接穿戳或劈砍进入颅内，造成开放性颅脑损伤者外，大多数单纯裂伤仅限于头皮，有时可深达骨膜，但颅骨常完整无损，也不伴有脑损伤。由于出血多，易引起患者紧张，使血压升高，加重出血。

（4）头皮撕脱伤：患者表现为剧烈疼痛、大量失血，可导致失血性或疼痛性休克，但较少合并颅骨骨折或脑损伤。

3. 头皮损伤的诊断  如下所述。

（1）一般检查：具体如下。

1）血常规：检测血红蛋白、红细胞、血小板计数，有助于动态观察损伤的病情变化。

2）必要时完善术前各项辅助检查，准备急诊手术。

（2）影像学检查：具体如下。

1）X线：有助于了解有无颅骨骨折及头皮下异物等情况。

2）头部CT平扫：可显示颅骨骨折及明确颅脑损伤情况。

4. 头皮损伤的处理原则  如下所述。

（1）头皮血肿：包括皮下血肿、帽状腱膜下血肿和骨膜下血肿。

1）皮下血肿：一般无须特殊处理，数日后可自行吸收。

2）帽状腱膜下血肿：对较小的血肿可采用早期冷敷、加压包扎，24～48h后改为热敷，1～2周可自行吸收。对较大的血肿，则应在严格无菌操作下，分次穿刺抽吸后再加压包扎，若血肿合并感染需切开引流。

3）骨膜下血肿：早期仍以冷敷为宜，但忌用强力加压包扎，以防血液经骨折缝流向颅内，引起硬脑膜外血肿。若血肿较大，应在严格无菌操作下，分次施行穿刺，抽吸积血1～2次即可恢复。

（2）头皮挫伤：可对受损伤的局部头皮进行严格无菌的消毒包扎。

（3）头皮裂伤：处理原则是现场局部压迫止血，争取24h内施行清创缝合，同时应给予抗菌药物。清创过程中应动作轻柔，将裂口内的头发、泥沙等异物彻底清除；明显污染的创缘应切除，但不可切除过多，以免缝合时产生张力；注意有无颅骨骨折或碎骨片。

（4）头皮撕脱伤：首先应积极采取止血、止痛、抗休克等措施。用无菌敷料覆盖创面加压包扎止血，并保留撕脱的头皮备用，争取最短的时间送往有条件的医院清创后再植。可根据患者就诊时间的早晚、撕脱头皮的存活条件，以及有无感染迹象而采用不同的方法处理。

1）若撕脱头皮尚未完全脱离，撕脱时间较短且血运供应良好，可在彻底清创消毒后原位缝合。

2）若撕脱头皮在6h内，无严重挫伤，保护良好，创面干净，血管断端整齐，应立即行自体头皮再植术。

3）如撕脱的头皮挫伤或污染较重已不能利用，严禁原位全皮再植。

4）若伤后已久，创面已有感染或经上述处理失败者，只能行创面清洁和更换敷料，待肉芽组织生长后植皮。如颅骨暴露，还需做多处颅骨外板钻孔至板障层，待钻孔处肉芽组织生成后再行植皮。

（5）头皮损伤并发症及处理原则：具体如下。

1）头皮感染：多为伤后初期处理不当所致。患者常疼痛难忍，并伴全身畏寒、发热等中毒症状，严重时感染可通过血管侵入颅骨或颅内。早期宜给予抗菌药物及局部热敷，后期形成脓肿时，则应施行切开引流，持续全身抗感染治疗1～2周。

2）休克：头皮血供丰富，头皮撕脱伤由于创面大、出血多，极易发生休克。一旦患者出现面色苍白、皮肤湿冷，同时血压下降、脉搏加快等症状时提示有休克发生，应立即建立静脉通路，遵医嘱补充血容量及应用血管活性药物，同时注意为患者保暖。

3）骨髓炎：颅盖部位的急性骨髓炎多表现为头皮水肿、疼痛、局部触痛。颅骨骨髓炎的治疗，应在抗菌治疗同时施行手术，切除已失去活力和没有血液供应的病骨。

4）帽状腱膜下脓肿：由于帽状腱膜下层组织疏松，化脓性感染易扩散。患者常表现为头皮肿胀、疼痛、眼睑水肿，严重时可伴发全身性中毒反应。治疗原则是及时切开引流，并应用抗菌药物抗感染治疗。

5. 头皮损伤的预后　单纯头皮损伤一般预后良好，只要处理及时，一般无生命危险。

### （二）饮食指导

（1）养成良好的生活习惯，增加营养，多食高热量（牛、羊肉等）、高蛋白（鸡、鱼等）、高维生素（新鲜蔬菜、水果等）、清淡、易消化饮食；忌辛辣、油腻、坚硬、刺激性食物，以免影响血管收缩，不利于伤口的愈合。

（2）保持大便通畅，多食粗纤维食物，保持水分摄入量；忌用力排便，必要时服用缓泻剂或外用开塞露通便。

（3）限制烟、酒。

### （三）用药指导

（1）遵医嘱准确、及时使用破伤风抗毒素注射液，观察并记录用药后效果，预防破伤风发生。

（2）若发生感染，应定期作细菌培养和药物敏感试验，合理应用广谱、高效抗菌药物，注意配伍禁忌、观察用药后有无不良反应。

（3）使用血管活性药物时要从低浓度、慢速度开始，并给予监测血压。根据血压测定值调整药物浓度和速度，严防药液外渗，避免骤然停药。

### （四）日常生活指导

（1）嘱家属多与患者交谈愉快之事，使其保持心态稳定，心情舒畅。进行户外活动时，可选用帽子或假发以保持形象，但室内应取下帽子或假发，以保持头皮干燥，预防头皮湿疹。

（2）嘱患者保持伤口处无菌敷料清洁、干燥，避免抓挠伤口，可以使用75%乙醇溶液消毒伤口周围，待伤口完全愈合后方可洗头。洗头时，勿使用刺激性的洗发液，要选择中性洗发液，注意保护好头皮。

（3）为患者营造一个安静、舒适的生活环境，定时开窗透气，保持室内空气流通。

（4）加强口腔护理，保持口腔卫生，防止口腔感染。

（5）保持皮肤干燥、清洁，适当增减衣物，防止感冒。

## 三、循证护理

头皮损伤是暴力直接或间接作用于头部引起颅骨及脑组织的损伤。头皮损伤的患者常因剧烈的疼痛、出血及形象的改变而出现焦虑、恐惧、悲哀等心理变化，心理产生巨大压力而出现应激反应。韩素霞等人研究发现通过语言护理可以消除患者紧张、恐惧、焦虑的情绪。

为避免患者的不良情绪影响治疗，临床护士运用循证护理，查阅相关资料，结果显示护士应及时解除患者的不舒适，了解和评估其心理状态及承受能力，针对其心理特征、实际情况进行个性化的心理疏导。研究证明，头皮内含有毛囊、汗腺及皮脂腺，细菌和污垢易隐藏其内，存在潜在感染。头皮损伤往往合并有不同程度的颅骨及脑组织损伤，可引起颅内感染。因此，头皮损伤后的头皮重建愈发重要，可对其下覆盖的颅脑组织提供完整严密的保护，满足现代生活对美观的需求。

（李淑君）

## 第二节　颅骨骨折

颅骨骨折（skull fracture）在颅脑损伤中常见，发生率为15%～20%。头部受到外力冲击后，颅骨作为骨性屏障对抗外力起到保护脑组织的作用。当暴力作用大于颅骨的弹性时即可产生骨折。可发生于颅骨任何部位，以顶骨最多，其次为额骨、颞骨和枕骨。其临床意义不在骨折本身，而是在于颅骨骨折可以导致血管、脑组织和脑神经的损伤，也可导致脑脊液漏引起颅内感染。

# 一、专科护理

## （一）护理要点

严密观察患者意识、瞳孔及生命体征变化，做好脑脊液鼻漏、耳漏的护理，加强患者安全护理。

## （二）主要护理问题

1. 有感染的危险　与脑脊液外漏有关。
2. 清理呼吸道无效　与脑损伤后意识不清有关。
3. 有受伤害的危险　与脑损伤、颅内高压引起的意识障碍和视力障碍有关。
4. 营养失调：低于机体需要量　与发病后高代谢、呕吐有关。
5. 知识缺乏　缺乏脑脊液漏后体位护理和预防感染方面的相关知识。
6. 焦虑　与患者受伤后疼痛、恐惧有关。
7. 体像紊乱　与伤后形象改变有关。
8. 潜在并发症　继发脑损伤、颅内血肿、癫痫、颅内低压综合征、颅内压增高。

## （三）护理措施

1. 一般护理　将患者安置在安静、舒适、温湿度适宜的病房内，减少人员探视，避免交叉感染及不良因素的刺激。及时做好各项检查，制订合理的治疗及护理方案。

2. 对症护理　主要分为以下几点。

（1）脑脊液漏护理：如下所述。

1）绝对卧床休息，脑脊液耳漏患者取患侧卧位，脑脊液鼻漏患者取半坐卧位，避免漏出的脑脊液逆流入颅内引起感染。

2）保持颜面、外耳道、鼻腔、口腔的清洁，在鼻部和耳部放置干棉球，发现潮湿及时更换并记录，以便准确估计脑脊液外漏的量。

3）鼻漏未停止前不可从鼻腔插入任何管道，禁止鼻饲和经鼻吸痰等，禁止做腰穿及耳、鼻滴药、冲洗、堵塞等。

4）告知患者不可用力咳嗽、屏气排便、擤鼻涕及打喷嚏，以免颅内压骤然变化导致颅内积气或脑脊液逆流。

5）注意观察有无颅内感染的征象，漏出的脑脊液颜色、性质、量有无异常。

6）遵医嘱合理应用抗生素。

（2）呼吸道护理：给予患者侧卧位，及时清除口腔、鼻腔分泌物；对于昏迷患者给予体位排痰或者吸痰护理；有咽部受阻的患者，给予口咽或鼻咽通气道，必要时行气管插管术或气管切开术，保持呼吸道通畅。定时协助患者翻身叩背，预防坠积性肺炎发生。

（3）安全护理：对于癫痫和躁动的患者给予专人护理，提供有护栏的病床，必要时给予约束带进行肢体约束性保护，防止坠床发生。癫痫发作时注意保护患者安全。

（4）饮食护理：急性期给予禁食水，提供肠外营养供给，观察患者水、电解质的情况。如可以进食时，应给予高热量、高蛋白、高维生素、易消化吸收的软食，如新鲜肉类、水果及蔬菜等。避免进食干硬、辛辣、刺激性食物，防止引起呛咳而加重脑脊液漏。

（5）心理护理：稳定患者情绪，护理人员要关心、体贴患者，耐心向患者及家属讲述疾病的相关知识，给予理解与支持，根据患者性格特点帮助建立乐观面对疾病的信心。

（6）潜在并发症的观察及护理：严密观察患者的瞳孔、意识及生命体征变化，观察有无癫痫发作的早期迹象及颅内低压征，及早发现颅内出血和颅内压增高，加强巡视病房，及时通知医生给予相应处理。

# 二、健康指导

## （一）疾病知识指导

1. 概念　颅骨骨折是指颅骨受到暴力作用所致的颅骨结构发生改变。往往是因为钝性外力或穿透性损伤造成的。外力的大小、作用的方向、减速距离和颅骨的受力面积以及颅骨的受力部位决定颅骨骨折的性质。按照骨折的部位可分为颅盖骨折和颅底骨折；按照骨折形状可分为线性骨折、凹陷性骨折和粉碎性骨折；按照骨折是否与外界相通分为开放性骨折、闭合性骨折。

2. 主要的临床症状　如下所述。

（1）颅盖骨折：线性骨折发生率较高，表现为局部压痛、肿胀；凹陷性骨折可扪及下陷区，若骨片位于脑重要的功能区，如运动区、语言区，可引起偏瘫、失语、局限性癫痫等神经系统定位病征；粉碎性骨折是外力作用后造成以着力点为中心的放射状骨折，可不出现凹陷错位、引起脑受压情况。

（2）颅底骨折：颅底的结构凹凸不平、骨嵴隆突、骨沟骨管纵横交错。颅底部的硬脑膜与颅底紧密连接，在受到强烈暴力导致颅底骨折时，易撕裂硬脑膜，出现脑脊液漏，也常因出现脑脊液鼻漏、耳漏而确诊，还可表现为局部软组织肿胀、脑神经损伤，骨折线通过气窦时可导致颅内积气发生。依据骨折部位的不同，可分为颅前窝骨折、颅中窝骨折和颅后窝骨折。

1）颅前窝骨折：当骨折累及筛板时，可将骨板上的硬膜撕破而导致脑脊液鼻漏。受损伤神经为嗅神经和视神经，出现嗅觉丧失和视力下降。可有鼻出血、眶周软组织瘀斑（熊猫眼征）和球结膜下瘀血症状。

2）颅中窝骨折：骨折累及颞骨岩部撕裂硬脑膜而出现脑脊液耳漏；若骨膜完整，则脑脊液可经咽鼓管流向鼻咽部，出现脑脊液鼻漏。受损伤神经为面神经和听神经，表现为周围性面瘫、听力下降、眩晕及平衡障碍。当骨折损伤颈内动脉时，可出现搏动性突眼、进行性视力障碍及颅内杂音。

3）颅后窝骨折：骨折累及斜坡时出现咽后壁血肿，在乳突部可见迟发性皮下瘀斑。骨折累及枕骨大孔时可合并延髓损伤，出现意识障碍和呼吸困难。颅后窝骨折在临床上少见。

3. 颅骨骨折的诊断　可通过颅骨 X 线检查、头颅三维 CT 成像技术进行诊断。

4. 颅骨骨折的处理原则　主要为以下几点。

（1）颅盖骨折：单纯线性骨折本身不需要特殊治疗，仅需卧床休息，给予对症治疗。对于骨折引起的硬膜外血肿或脑脊液漏需要进行进一步处理。凹陷性骨折陷入深度 <1cm 且无临床症状者不需要手术处理；凹陷 >1cm 或出现压迫症状者可考虑给予手术行骨折片复位，如有颅内压增高症状应对症治疗。粉碎性骨折时应先手术行骨片摘除，必要时于 3～6 个月后行颅骨成型术。

（2）颅底骨折：以防止感染为主。若发生脑脊液漏应注意不可填塞，保持五官清洁，取患侧卧位或半卧位并结合抗感染治疗。大部分漏口经处理后可在伤后 1～2 周内自愈，对持续漏液 4 周以上仍未愈合者，宜实施手术治疗。颅中窝骨折时，若伴有海绵窦动静脉瘘者，应早期进行压迫患侧颈总动脉，每日 4～6 次，每次 15～30min，对部分瘘孔较小者有一定效果，但对为时较久、症状有所加重或迟发动静脉瘘者，应及早手术治疗。颅后窝骨折时，若有呼吸功能紊乱或颈脊髓受压时应早行气管切开术、颅骨牵引，必要时人工辅助呼吸。

5. 颅骨骨折的预后　单纯的颅骨骨折治疗效果较好，预后较好。如果骨折合并脑挫裂伤、颅内血肿等，则需要手术治疗，会影响颅骨骨折的预后。

## （二）饮食指导

（1）指导患者进食高热量、高蛋白、高维生素、易于消化的流食或半流食。禁烟酒及辛辣、刺激的食物，进食后保持口腔清洁。

（2）颅底骨折的患者应禁止鼻饲，不可经鼻腔留置胃管，避免颅内感染。

（3）进食速度宜慢，避免呛咳，食物不宜过稀，也不宜过硬或过稠，指导患者正确吞咽和有效咳嗽。

## （三）用药指导

（1）应用抗生素预防感染时，应询问有无药物过敏史，试敏结果阴性时方可使用，严密观察患者有无慢性过敏反应。

（2）出现脑脊液流失过多引起低颅压综合征时，应严格遵循补液原则给予补液。

## （四）日常生活指导

（1）颅骨缺损的患者要保护好头部，出门戴保护帽，避免剧烈晃动和撞击，洗头时动作轻柔。

（2）有癫痫发作的患者应按时服药，不可随意停药和更改剂量。保证患者安全，发作时注意保护头部和保持呼吸道通畅。

（3）合并视神经损伤时给予眼罩保护，叮嘱患者不宜单独下床活动，并定期检查视力、视野，避免用手揉或按压眼球，尽量减少用眼，进行功能锻炼恢复视力；面神经损伤时可导致患侧眼睑闭合不全，应该给予保护，眼睛干燥时可用眼药水滴眼，饮水时使用吸管避免发生呛咳；听神经损伤患者应加强功能训练，注重运用肢体、眼神等沟通技巧。

（4）有癫痫症状的患者应避免高空作业、游泳、驾车等，外出时有专人陪护，并指导家人应对癫痫发作的方法。

# 三、循证护理

颅底骨折伴脑脊液漏多由外伤引起，占80%。有学者研究结果显示颅底骨折并发脑脊液漏的护理干预重点是早期发现、预防感染、促进漏口及早愈合；具体措施包括心理支持，严格消毒隔离，防止交叉感染，促进脑脊液外漏通道早日闭合，预防逆行性颅内感染等。

因颅底骨折常导致颅脑通过耳、鼻腔与外界相通，称其为开放性颅脑损伤，对于开放性颅脑损伤，颅内感染率高。雒生梅研究结果显示尽早进行全身抗感染治疗及破伤风抗毒素预防注射可预防颅内感染。临床护士应严密观察患者的体温、脉搏、呼吸、血压、瞳孔、意识的变化，了解患者有无头痛、呕吐、颈项强直以及四肢活动情况，以便及早发现颅内感染的征象。

（李淑君）

# 第三节　脑损伤

脑损伤是由暴力作用于头部，造成脑膜、脑组织、脑血管以及脑神经的损伤。根据受伤后脑组织是否与外界相通分为开放性颅脑损伤和闭合性颅脑损伤，根据脑损伤病情发展分为原发性脑损伤和继发性脑损伤。脑损伤死亡率在4%~7%，重度颅脑损伤可高达50%~60%。

# 一、专科护理

## （一）护理要点

绝对卧床休息，保持呼吸道通畅，密切观察意识、瞳孔及生命体征的变化。

## （二）主要护理问题

1. 急性意识障碍　与脑损伤、颅内压增高有关。

2. 清理呼吸道无效　与脑损伤后意识不清有关。

3. 营养失调：低于机体需要量　与脑损伤后呕吐、高热、高代谢等有关。

4. 体温过高　与脑干受损、颅内感染有关。

5. 有感染的危险　与开放性脑损伤脑脊液漏有关。

6. 有废用综合征的危险　与脑损伤后肢体功能障碍、长期卧床等有关。

7. 潜在并发症　颅内压增高、脑疝及癫痫发作。

### （三）护理措施

1. 开放性颅脑损伤的现场急救　如下所述。

（1）清除患者呼吸道分泌物，开放气道，保持呼吸道通畅。给予氧气吸入，如出现呼吸障碍，应立即进行人工辅助呼吸。

（2）为患者建立至少两条静脉通路，迅速补充血容量。

（3）用无菌纱布包扎伤口，减少出血。有脑组织膨出时，用无菌敷料进行保护，以减少污染和损伤。

（4）尽快转送至有处理条件的医院。

（5）尽早合理应用抗生素。

（6）充分做好术前准备。

（7）治疗原则为先进行抗休克治疗，后给予脱水治疗。因为休克时灌注量不足，导致脑缺氧，可造成脑细胞不可逆性损伤。纠正休克有利于脑复苏，待休克纠正后再行脱水治疗。

2. 对症护理　如下所述。

（1）病情观察：具体如下。

1）严密观察患者的意识、瞳孔、生命体征的变化，脑干损伤的患者注意呼吸节律和频率的变化，发现异常及时通知医生处理。

2）注意观察患者有无消化道出血、复合伤等情况。

（2）保持呼吸道通畅：具体如下。

1）患者采取侧卧位，给予持续低流量吸氧。

2）及时清除呼吸道分泌物，气道受阻者给予口咽或鼻咽通气道开放气道，必要时行气管插管术或者气管切开术。

（3）饮食护理：给予肠内、外营养支持，不能经口进食的患者给予鼻饲流质饮食。鼻饲期间注意口腔护理，保持口气清新。定期评估患者营养状况，以便及时调整营养素的供给量。

（4）高热的护理：高热的患者给予物理降温或进行人工冬眠低温疗法，保持适宜的室温，出汗较多者给予及时更换衣裤，鼓励多饮水，注意保暖。

（5）有脑脊液外漏者，定时测量体温，以便及早发现感染的早期迹象。

（6）对于瘫痪侧肢体，急性期应保持肢体功能位，避免关节强直、畸形、挛缩，避免皮肤受压。恢复期可遵照医嘱给予肢体被动活动，配合针灸、按摩、理疗等，制订系统、全面的康复训练计划，持之以恒，促进肢体功能恢复。

（7）注意观察患者癫痫发作的早期迹象、持续时间和发作类型，及早发现并发症，及时、准确处理。

3. 围术期护理　如下所述。

（1）术前向患者或家属解释术前各项准备的目的、意义及注意事项，并做好术前各种准备，包括头部皮肤准备、采集血液标本、备血、禁食水、留置导尿等。

（2）在进行术前准备时应保证患者安全，躁动及抽搐者应适当约束，防止意外受伤。

（3）术后体位：全身麻醉未清醒者，给予去枕平卧、头偏向一侧体位。清醒后血压平稳者抬高床头15°~30°，以利颅内静脉回流，降低颅内压。

（4）严密观察病情变化并做好记录，如有异常立即通知医生并给予相应护理措施。

（5）昏迷者给予留置胃管护理。鼻饲液应合理搭配、给予高营养、易消化饮食；每次鼻饲前后用温开水冲洗鼻饲管，以免管腔堵塞；确定胃管在胃内后方可进行；定期更换鼻饲管。对意识逐渐清醒，能自行进食者给予高热量、高蛋白、高维生素饮食。

# 二、健康指导

## （一）疾病知识指导

1. 概念 如下所述。

（1）开放性颅脑损伤：系脑组织与相交通的损伤伴有头皮裂伤、颅骨骨折，并有脑脊液漏和脑组织外溢。多为锐器或者火器直接造成，包括火器性颅脑开放伤和非火器性颅脑开放伤。

（2）闭合性颅脑损伤：指脑组织与外界不相交通的损伤。由头部接触钝性物体或者间接暴力所致。

（3）原发性脑损伤：是暴力作用于头部后立即发生的损伤，包括脑震荡、脑挫裂伤、弥漫性轴索损伤等，常见于交通意外、工伤等。

（4）继发性脑损伤：是指头部受伤一段时间后出现的脑受损病变，包括脑水肿、颅内血肿、脑疝引起的脑干损伤等脑受压所引起的损害等。

2. 脑损伤的主要症状 如下所述。

（1）脑震荡：具体如下。

1）意识障碍：伤后立即出现轻度、短暂的意识障碍，持续时间不超过 30min。

2）逆行性遗忘：患者清醒后大多不能回忆起受伤前及当时情况，是脑震荡患者特殊的症状。

3）头痛和头晕：伤者有不同程度的头痛及头晕，持续加剧的头痛常提示发生病情变化，头晕可因改变体位和震荡有所加剧。

4）自主神经功能紊乱：受伤当时可表现为皮肤苍白、出冷汗、血压下降、呼吸微弱、心搏徐缓、体温降低、肌张力减低、各种生理反射迟钝或消失等。之后有不同程度的失眠、耳鸣、心悸、畏光、烦躁等表现，一般卧床休息 3~5d 后可逐渐恢复。

5）精神状态：患者常有情绪不稳定的表现，如谵妄、恐惧、烦躁、激动等。

（2）脑挫裂伤：具体如下。

1）意识障碍：是脑挫裂伤最突出的临床表现之一，伤后多立即出现昏迷，持续的时间和程度与损伤的部位、范围密切相关。由于伤情不同，昏迷时间可由数十分钟至数小时，重者可迁延至长期、持续昏迷。

2）头痛和呕吐：头痛症状只有在患者清醒之后才能陈述，性质多为钝痛、跳痛、胀痛，可持续疼痛或间歇性疼痛；50% 脑挫裂伤患者伤后发生呕吐。二者发生的原因与颅内压增高、自主神经功能紊乱或外伤性蛛网膜下腔出血有关。

3）局灶症状和体征：损伤伤及大脑的相应功能区而出现不同的症状和体征。如仅伤及额、颞叶前端等"哑区"可无神经系统缺损的表现；伤及大脑半球运动区可产生瘫痪；伤及优势半球相应功能区产生失语；伤及视皮质或视放射时出现同向偏盲等。

4）脑膜刺激征：脑挫裂伤后由于蛛网膜下腔出血，患者常出现脑膜激惹征象，可表现为畏光、低热、闭目、颈项强直等。

（3）弥漫性轴索损伤：是由于旋转暴力产生的剪切力所导致，一般伤后即刻出现昏迷状态。临床上表现为持久性意识障碍、植物生存状态和早期死亡。患者伤后有不同程度的原发性昏迷，持续时间长，程度深；双侧瞳孔不等大，单侧或双侧散大，对光反射消失，同向凝视或眼球分离。

（4）原发性脑干损伤：具体如下。

1）意识障碍：意识状态受到大脑皮质及脑干内部的网状结构控制。脑干损伤后其内部网状结构受损而呈现持续性昏迷或植物生存状态。

2）去大脑强直状态：是原发性脑干损伤的特征性表现。患者表现为四肢伸直，肌张力增高，双上肢内收旋前，颈项后仰呈角弓反张状。

3）锥体束征：患者可出现一侧或双侧肢体无力或瘫痪，肌张力增高，腱反射亢进，病理反射阳性等。

4）瞳孔和眼球运动变化：脑干损伤后瞳孔大小不等、多变、极度缩小或者扩大，对光反射消失，眼球位置异常。

5）生命体征变化：当脑桥受到损伤时表现为呼吸不规律、抽泣样呼吸；当延髓损伤时，可在短期内出现呼吸停止。

（5）非火器性颅脑开放伤：患者意识状态差别较大，轻者可始终清醒，重者可呈持续昏迷状态。常因损伤时有异物、毛发、骨片等入颅引起感染症状，表现为高热、头痛、呕吐、颈项强直等。伤及脑部相应功能区，出现偏瘫、失语、感觉障碍、视野缺损等。伤后早期出现癫痫可能与损伤的刺激或脑皮质有关，晚期癫痫与颅内感染、脑膜瘢痕有关。

（6）火器性颅脑开放伤：局部损伤较重的患者，伤后大多出现昏迷。生命体征在受伤后立即出现变化，其变化情况与损伤区域有关。与非火器性颅脑损伤一样，伤后可出现癫痫症状，并因癫痫而加重瘫痪，脑膜刺激征也较容易出现。火器性颅脑开放伤并发颅内血肿的机会较多。

3. 脑损伤的诊断　可通过临床表现及头 X 线扫描、头 CT、头 MRI 扫描等进行诊断。

4. 脑损伤的处理原则　主要分为以下几点。

（1）非手术治疗：主要以对症治疗为主，给予脱水、激素、供氧、降温疗法，减轻脑水肿和降低颅内压；合理应用抗生素，预防颅内感染；若病情允许，尽早进行高压氧疗法；控制癫痫发作，给予抗癫痫药物和安全保护措施。

（2）手术治疗：原发性脑损伤引起颅内压增高甚至形成脑疝时，应及时行手术治疗，达到清除颅内血肿、修补硬脑膜、降低颅内压目的；开放性颅脑损伤患者应尽早给予清创手术，清除颅内异物和血肿，切除糜烂、坏死的脑组织。

5. 脑损伤的预后　主要分为以下几点。

（1）脑震荡可以治愈，不影响日常生活，病情好转可逐渐恢复工作。

（2）脑挫裂伤轻者预后较好，通过康复训练可恢复日常生活能力，重度脑挫裂伤预后较差，尤其是复合伤患者。

（3）弥漫性轴索损伤程度越严重，患者致残率和死亡率越高，是导致颅脑损伤患者伤后植物生存或严重神经功能障碍的最主要原因。

（4）原发性脑干损伤是一种非常严重的脑损伤，致残率和死亡率均很高，多数患者预后较差。

（5）开放性颅脑损伤患者预后与损伤程度有关。抢救及时、受伤范围小、无合并伤的患者预后较好，严重的开放性颅脑损伤累及脑干或基底节等重要结构，患者预后不良。

## （二）饮食指导

（1）给予肠内营养，以纠正体内代谢紊乱，不能经口进食的患者给予鼻饲流质食物，如米汤、肠内营养液、果汁、蔬菜汁等，每天 3 ~ 5 次，每次 200mL，以满足机体需要。遵医嘱给予静脉营养补充，如氨基酸注射液、脂肪乳注射液等，以保证机体的营养需要。

（2）进食高蛋白、高维生素、高热量、低盐、低脂、易消化、清淡的饮食，避免摄入辛辣、刺激食物。

## （三）用药指导

（1）应用抗癫痫类药物如丙戊酸钠注射剂、苯巴比妥钠等药物时，应注意观察患者的精神状态，有无消化道紊乱及呼吸抑制现象。

（2）应用解热类药物时，应注意及时补充体液，鼓励饮水。

（3）应用激素类药物如地塞米松时，注意观察患者有无胃肠道反应。

（4）应用降颅压类药物如甘露醇注射液、甘油果糖注射液、呋塞米注射液时，应注意有无发生水电解质紊乱及血栓性静脉炎。

## （四）日常生活指导

（1）有癫痫发作的患者不能单独活动，应有专人陪同，注意安全。

（2）轻型颅脑损伤恢复期患者，可做床上活动，待病情好转后可做床下活动，鼓励患者自理生活，劳逸结合。

（3）重型颅脑损伤恢复期患者，协助家属鼓励患者保持乐观心态，积极参加康复训练，参加有意义的社会活动。

（4）有颅骨缺损的患者，注意保护颅骨缺损部位，减少出入公共场所次数，佩戴帽子给予保护。按时进行颅骨成形手术。

## 三、循证护理

重型颅脑损伤（GCS≤8分）是各种外伤中最严重的损伤，其死亡率一般为50%～60%。缪建平等人研究发现影响重型颅脑损伤转归的因素有很多，总结出主要影响其预后的严重并发症有低氧血症、重度颅高压、肺部感染、消化道出血、高钠高糖血症、癫痫持续状态等，若处理得当可改善其预后。

卢霓虹进行了关于重型颅脑损伤术后并发症的循证护理研究，通过临床评估确定护理问题；查阅文献选择最佳护理证据，制订护理干预措施。具体措施包括氧气吸入，密切观察生命体征变化，保持呼吸道通畅，加强引流护理，保持室内温湿度适宜、空气清新，严格无菌操作，及时处理中枢性高热，严格遵医嘱用药及补液，做好皮肤护理和基础护理。通过循证护理，避免和延缓了并发症的发生和发展，提高了患者的生存质量。

（李淑君）

# 第四节　颅内血肿

颅内血肿是指当脑损伤后颅内出血聚集在颅腔的一定部位而且达到相当的体积后，造成颅内压增高，脑组织受压而引起相应的临床症状，是颅脑损伤中最多见、最危险、可逆的继发性病变。发病率分别占闭合性颅脑损伤的10%和重型颅脑损伤的40%～50%。颅内血肿见于各种年龄，以青、壮年居多，男性多于女性。

# 一、专科护理

## （一）护理要点

严密观察生命体征、意识、瞳孔变化，保持呼吸道通畅，做好术后引流护理，密切观察有无并发症的发生。

## （二）主要护理问题

1. 急性意识障碍　与颅内血肿、颅内压增高有关。
2. 清理呼吸道无效　与意识不清有关。
3. 营养失调：低于机体需要量　与发病后的高代谢、呕吐、高热等有关。
4. 有废用综合征的危险　与意识障碍、偏瘫所致长期卧床有关。
5. 潜在并发症　颅内压增高、脑疝、癫痫。

## （三）护理措施

1. 对症护理　如下所述。

（1）病情观察：严密观察意识、瞳孔及生命体征的变化，发现异常，及时通知医生给予相应处理。

（2）呼吸道护理：保持呼吸道通畅，及时清除口腔、鼻腔分泌物，必要时给予气管插管或气管切开。定时进行翻身、拍背、预防肺部感染。

（3）饮食护理：急性期给予禁食水护理，遵医嘱给予肠胃营养护理；恢复期患者给予高蛋白、高维生素、高热量、无刺激性、易消化的鼻饲流质饮食；加强口腔护理。

（4）皮肤护理：患者宜穿着柔软、宽松、棉质类衣裤，保持床单位清洁、干燥、平整、无渣屑，避免潮湿、摩擦及排泄物的刺激，避免局部长期受压。注意会阴部皮肤保护，避免压疮发生。勤剪指甲，预防抓破皮肤而继发感染。

（5）并发症的观察与护理：当患者出现剧烈头痛、呕吐，躁动不安等典型颅内压增高及脑疝先兆的表现时，立即通知医生并快速静脉滴注20%甘露醇注射液250mL，同时做好急诊术前准备工作。

2. 术后引流护理　如下所述。

（1）头部引流护理：具体如下。

1）密切观察并记录引流液的颜色、性质、量，观察伤口敷料的清洁度和完整性，不可随意调节引流袋放置的高度。

2）保持引流通畅，避免打折、脱落、受压，发现引流不畅时及时通知医生给予相应处理。

3）搬动有留置引流管的患者时，夹闭引流管，防止引流液逆流入颅引起颅内感染。

4）定时更换引流袋，注意严格无菌操作。

（2）脑室引流护理：具体如下。

1）护士洗手、戴口罩，评估患者瞳孔、意识、生命体征及头痛、呕吐等症状。

2）保护引流管通畅，无打折、扭曲、受压。适当限制患者头部活动范围，活动及翻身时避免牵拉引流管。

3）观察液面波动情况及引流液的颜色、量、性质，记录24h引流量。指导患者及家属引流管内不断有脑脊液流出、液面可随患者呼吸、脉搏而上下波动表明引流管通畅。如每日引流量超过500mL，应及时通知医生。

4）引流瓶入口应高于侧脑室平面10~15cm，以维持正常的颅内压。如需抬高床头时，应调节引流瓶的悬挂高度。

5）每日定时更换引流袋，注意严格无菌操作。

6）脑室引流3~5d后应拔除引流管。拔管前遵医嘱给予夹闭引流管或抬高引流袋24~48h，若患者无颅内压增高的症状出现，即可拔管。如出现头痛、呕吐、血压升高等颅内压增高症状，应立即开放引流管或放低引流袋，并通知医生。

3. 康复护理　如下所述。

（1）恢复期患者应给予早期功能锻炼，指导患者进行肢体被动活动，给予按摩，每日2~3次。

（2）根据患者的失语程度，制订语言恢复训练计划，并指导患者家属进行有效实施，使其逐渐恢复语言功能。

（3）根据病情可配合使用针灸、理疗等。

（4）康复训练过程持久，帮助患者树立信心，进行循序渐进、持之以恒的训练，共同完成康复计划。

# 二、健康指导

## （一）疾病知识指导

1. 概念　颅内血肿是原发性脑损伤的一种，是指颅内出血在某一部位积聚达到一定的体积，形成局限性的占位病变而引起相应的症状。病程往往进行性发展，若处理不及时，可引起颅内继发性改变，如脑水肿、脑缺血、持续的颅内压增高和脑疝，而致严重后果。

（1）硬膜外血肿：指血肿形成于颅骨与硬脑膜之间者。其成因是颅脑损伤过程中由于头颅的变形以及惯性作用，常使硬脑膜与颅骨内板剥离，颅盖部的硬脑膜与颅骨粘连较疏松，而颅底部硬脑膜附着紧密，因中动脉走行于颞部故血肿形成多见于颞部。颅骨的短暂变形或骨折可伤及骨管沟内的脑膜中动脉，是形成血肿的主要来源。

（2）硬膜下血肿：指血肿形成于硬脑膜下腔，血肿的主要来源是脑皮质血管。急性或者亚急性硬膜下血肿，常见于加速性损伤所致脑挫裂伤，血肿多在受伤部位的同侧；减速性损伤所引起的对冲性脑挫裂伤，出血常出现于受伤部位的对侧。慢性硬膜下血肿好发于老年人，大多有轻微头部外伤史，可伴有脑萎缩、出血性疾病等，出血发生部位可为单侧或双侧单纯性硬膜下血肿。

（3）脑内血肿：指血肿形成于脑实质内或脑室内者，血肿的主要来源是脑实质内或脑室血管破裂。可发生于脑组织的任何部位，发生率占闭合性颅脑损伤的 0.5%～1.0%，约占颅内血肿的 5%。好发于额叶和颞叶，占总数的 80%，常为对冲性脑挫裂伤所致，常与硬膜外和硬膜下血肿并存。其次是顶叶和枕叶，约占 10%，其余则位于脑深部、脑干及小脑内，多由于脑受力变形或剪切力作用于深部血管撕裂导致出血。

2. 颅内血肿主要的临床表现　如下所述。

（1）意识障碍：发生意识障碍的时间、程度与血肿形成、脑损伤的程度有密切的关系。原发性脑损伤较轻时，患者受伤时不会出现意识障碍，待血肿形成后方可出现意识障碍；原发性脑损伤略重时，患者伤后立即出现短暂意识障碍，中间一度清醒，而后继续出现意识障碍；原发性脑损伤严重时，患者出现进行性加重的意识障碍。

（2）颅内压增高及脑疝的表现：头痛、呕吐、视神经盘水肿为颅内压增高的三大主征，生命体征出现血压高、心率缓慢、呼吸深而慢，并且患者伴有烦躁不安。出现小脑幕切迹疝时患者出现患侧瞳孔散大，而枕骨大孔疝早期患者即可发生呼吸骤停而死亡。

（3）神经系统体征：与血肿压迫脑功能区有关。单纯的硬膜外血肿，早期较少出现神经受损体征，仅在血肿压迫脑功能区时，才出现相应的阳性体征；硬膜下血肿神经系统体征表现为面瘫、偏瘫、失语、局灶性癫痫；脑内血肿多位于运动区，可出现偏瘫、失语和局限性癫痫等。

3. 颅内血肿的诊断　如下所述。

（1）分类：颅内血肿根据血肿的来源和部位可分为硬膜外血肿、硬膜下血肿和脑内血肿；按照血肿引起颅内压增高及早期脑疝症状所需时间可分为急性（发病后 3d 内出现症状者，其中大多数发病在 24h 以内）、亚急性（伤后 4～21d 出现症状者）和慢性（伤后 3 周以上出现症状者）。

（2）常用检查项目：具体如下。

1）头部 CT 扫描检查：可显示出血的部位、血肿大小、中线位移情况，有无并存脑挫裂伤、脑水肿等，是常用的辅助检查。

2）头颅 X 线检查：可以判断是否并存颅骨骨折以及骨折的类型。

3）实验室检查：血细胞分析、肾功能、离子、血糖、凝血象等。

4）其他辅助检查：MRI、数字减影血管造影等。

4. 颅内血肿的处理原则　如下所述。

（1）手术治疗：根据病情选择手术方式，如血肿清除术、去骨瓣减压术、钻孔冲洗引流术。

（2）非手术治疗：对于无明显意识障碍，生命体征平稳，头部 CT 所示血肿量少于 30mL，中线结构移位 <5mm，非颅中窝或颅后窝血肿，无局限性脑压迫致神经功能受损者可给予密切观察病情，采用非手术治疗。

5. 颅内血肿的预后　急性颅内血肿病情发展较快、伤情重、预后较差，死亡率高达 50% 左右；慢性颅内血肿预后较好。

### （二）饮食指导

（1）指导患者进食高蛋白、高热量、高维生素、清淡、易于消化、低盐、低脂饮食，改变不良饮食习惯，多食新鲜蔬菜、水果，戒烟、戒酒，避免摄入辛辣、粗糙等刺激性食物，每日食盐摄入量 <3g。

（2）昏迷及吞咽困难的患者，遵医嘱给予鼻饲流质饮食，每日 4～6 次，每次不得超过 200mL，两餐之间给予温开水 100mL，以保持鼻饲管清洁干净。鼻饲液宜现用现配，温度控制在 38～40℃，过高或过低容易引起胃肠不适、腹痛、腹泻等。

（3）定时进行腹部按摩，促进肠蠕动，并适当调整食物纤维含量，鼓励饮水，以防止和减少便秘的发生。如发生便秘，可给予缓泻剂。

### （三）用药指导

（1）应用降低颅内压类药物如 20% 甘露醇注射液、呋塞米注射液、甘油果糖注射液时，应注意维持水和电解质平衡，观察有无排尿困难、血栓性静脉炎等发生。

（2）应用止血类药物如氨甲苯酸类药物时，应注意观察有无血栓形成或诱发心肌梗死的倾向。

（3）为保障用药安全，需根据医嘱进行相关实验室检查，并根据检验结果调整剂量。

（4）应按时服用口服药，严格遵医嘱用量，不得擅自停用。

### （四）日常生活指导

（1）保持良好的病室环境，严格执行探视陪护管理制度，做到一陪一护，保持病室安静、舒适，使患者心态平和稳定。

（2）气候变化时注意保暖，防止感冒。

（3）患者在床上活动时动作宜慢，有专人陪伴。

## 三、循证护理

重型颅脑损伤及脑出血后并发应激性溃疡致上消化道出血是常见的严重并发症，死亡率达30% ~ 50%，可直接影响对原发病的治疗效果，严重影响患者的预后，因此应充分认识其发生的危险因素。周宗芳研究结果显示颅脑损伤所致应激性溃疡出血的预见性护理措施包括严密观察病情变化，积极止血治疗，合理的营养支持及早期留置胃管，防止感染和休克，减轻应激反应。

有学者进行了关于重型脑损伤伴应激性溃疡的循证护理研究。研究结果显示，通过循证护理应用于重型脑损伤伴应激性溃疡患者中，可以缩短住院天数，降低医疗费用，提高护理工作质量和效率，对于提高患者的生存质量、降低死亡率等具有重要临床护理意义。具体护理措施包括留置鼻胃管进行肠内营养支持，并强调社会支持系统的必要性。

（张爱东）

# 第五节　神经胶质瘤

神经胶质瘤（glioma）是颅内最常见的恶性肿瘤，发生于神经外胚层。神经外胚层发生肿瘤包括两类，分别为神经间质细胞形成的胶质瘤和神经元形成的神经细胞瘤。神经胶质瘤占全部脑肿瘤的33.3% ~ 58.6%，以男性较多见，特别在多形性胶质母细胞瘤、髓母细胞瘤中男性明显多于女性。各类型胶质瘤各有其好发年龄，如星形细胞瘤多见于壮年，多形性胶质母细胞瘤多见于中年，室管膜瘤多见于儿童及青年，髓母细胞瘤大多发生在儿童。

## 一、专科护理

### （一）护理要点

在观察患者病情变化的同时，针对患者情绪状态的变化给予心理护理，对癫痫持续状态的患者给予安全护理，同时对长期卧床的患者应避免压疮的发生。

### （二）主要护理问题

1. 有皮肤完整性受损的危险　与患者意识障碍或肢体活动障碍长期卧床有关。

2. 慢性疼痛　与肿瘤对身体的直接侵犯、压迫神经及心理因素有关。

3. 有受伤害的危险　与术前或术后癫痫发作有关。

4. 有窒息的危险　与癫痫发作有关。

5. 营养失调：低于机体需要量　与患者频繁呕吐及术后患者无法自主进食有关。

6. 活动无耐力　与偏瘫、偏身感觉障碍有关。

7. 无望感　与身体状况衰退和肿瘤恶化有关。

### （三）护理措施

1. 一般护理　将患者安置到相应病床后，责任护士向患者进行自我介绍，并向患者介绍同病室的病友，以增强患者的安全感和对医护人员的信任感。进行入院护理评估，为患者制订个性化的护理方案。

2. 对症护理 主要分为以下几点。

（1）有皮肤完整性受损的危险的护理：由于长期卧床，神经胶质瘤患者存在皮肤完整性受损的危险，易发生压疮。护士应使用压疮危险因素评估量表进行评估后再采取相应的护理措施，从而避免压疮的产生。出现中枢性高热的患者应适时给予温水浴等物理降温干预；营养不良或水代谢紊乱的患者在病情允许的情况下给予高蛋白质和富含维生素的饮食；保持床铺清洁、平整、无褶皱。

（2）慢性疼痛的护理：对疼痛的时间、程度、部位、性质、持续性和间断性、疼痛治疗史等进行详细的评估，做好记录并报告医生。当疼痛位于远端或躯干的某些部位时，应遵医嘱给予止痛药物。注意观察药物的作用和不良反应并慎用止疼剂和镇静剂，以免掩盖病情。神经外科患者应慎用哌替啶，因其可导致焦虑、癫痫等。引起慢性疼痛的原因不仅包含患者的躯体因素，还有其心理方面的因素，护士应运用技巧分散患者的注意力以减轻疼痛，如放松疗法、想象疗法、音乐疗法等。

（3）有受伤害的危险的护理：术前对有精神症状的患者，适当应用镇静剂及抗精神病药物如地西泮、苯巴比妥、水合氯醛等，病床两侧加护栏以防止患者坠床；对躁动的患者要避免不良环境的刺激，保持病室安静，适当陪护，同时加强巡视，防止患者自伤及伤人；对皮层运动区及附近部位的手术以及术前有癫痫发作的患者，术后要常规给予抗癫痫药物进行预防用药。

（4）有窒息危险的护理：胶质瘤患者在癫痫发作期间可对呼吸产生抑制，导致脑代谢需求增加，引起脑缺氧。若忽视对癫痫持续状态的处理，可产生窒息或永久性神经功能损害。在癫痫发作时，应迅速让患者仰卧，将压舌板垫在其上下牙齿间以防舌咬伤。将患者头偏向一侧，清理口腔分泌物，保持气道通畅。

（5）营养失调的护理：患者由于颅内压增高及频繁呕吐，可导致营养不良和水电解质失衡，从而降低患者对手术的耐受力并影响组织的修复，增加手术的危险性。因此，术前应给予营养丰富、易消化的高蛋白、高热量饮食，或静脉补充营养液，以改善患者的全身营养状况。鼓励其多进食富含纤维素的食物，以保持大便通畅。对于术后进食困难或无法自主进食的患者应给予留置胃管，进行鼻饲饮食，合理搭配，制订饮食方案。

（6）活动无耐力的护理：胶质瘤术后患者可能产生偏瘫、偏身感觉障碍等症状，从而导致患者生活自理能力部分缺陷。护士应鼓励患者坚持自我照顾的行为，协助其入浴、如厕、起居、穿衣、饮食等生活护理，指导其进行肢体功能训练，提供良好的康复训练环境及必要的设施。

（7）无望感的护理：对于恶性胶质瘤的患者，随着病程的延长及放疗、化疗，病痛的折磨常让患者产生绝望。护士应对疾病为患者带来的痛苦表示同情和理解，并采用温和的态度和尊重患者的方式为其提供护理，帮助其正确应对。鼓励患者回想过去的成就，从而证明他的能力和价值，增强其战胜疾病的信心。

### （四）护理评价

（1）患者未发生压疮。

（2）患者疼痛有所缓解，能够掌握缓解疼痛的方法。

（3）患者在住院期间安全得到保障。

（4）患者癫痫症状得到控制。

（5）患者营养的摄入能够满足机体的需要。

（6）患者肢体能够进行康复训练。

（7）患者情绪稳定，能够配合治疗与护理。

## 二、健康指导

### （一）疾病知识指导

1. 概念 神经胶质瘤又称胶质细胞瘤，简称胶质瘤，是来源于神经上皮的肿瘤，可分为髓母细胞瘤、多形性胶质母细胞瘤、星形细胞瘤、少突胶质瘤、室管膜瘤等。其中，多形性胶质母细胞瘤恶性程度最高，病情进展很快，对放、化疗均不敏感；髓母细胞瘤也为高度恶性，好发于2～10岁儿童，多位于后颅窝中线部位，常占据第四脑室、阻塞导水管而引发脑积水，对放射治疗较敏感；少突胶质细胞瘤占神经胶质瘤的7%，生长速度较慢，分界较清，可手术切除，但术后往往复发，需要进行放疗及化疗；室管膜瘤约占12%，术后需放疗及化疗；星形细胞瘤在胶质瘤当中最常见，占40%，恶性程度比较低，生长速度缓慢，呈实质性者与周围组织分界不清，常不能彻底切除，术后容易复发。

2. 临床表现  可表现为颅内占位性病变引起的颅内压增高症状，如头痛、呕吐、视神经盘水肿等，或者因为肿瘤生长部位不同而出现局灶性症状，如偏瘫、失语、感觉障碍等。部分肿瘤患者有精神及癫痫症状，表现为性格改变、注意力不集中、记忆力减退、癫痫大发作或局限性发作等。

3. 神经胶质瘤的辅助诊断  主要为颅脑 CT、MRI、EEG 等。

4. 神经胶质瘤的处理原则  由于颅内肿瘤浸润性生长，与脑组织间无明显边界，难以做到手术全部切除，一般给予综合疗法，即手术后配合以放疗、化疗、分子靶向治疗及免疫治疗等，通常可延缓肿瘤复发，延长患者生存期。对于复发恶性胶质瘤，局部复发推荐再次手术或者放疗、化疗；如果曾经接受过放疗不适合再放疗者，推荐化疗；化疗失败者，可改变化疗方案；对于弥漫或多灶复发的患者，推荐化疗和（或）分子靶向治疗。

（1）手术治疗：胶质瘤患者以手术治疗为主，即在最大限度保存正常神经功能的前提下，最大范围安全切除肿瘤病灶。但对不能实施最大范围安全切除肿瘤的患者，酌情采用肿瘤部分切除术，活检术或立体定向穿刺活检术，以明确肿瘤的组织病理学诊断。胶质瘤手术治疗的目的在于：①明确诊断；②减少肿瘤负荷，改善辅助放疗和化疗的结果；③缓解症状，提高患者的生活质量；④延长患者的生存期；⑤为肿瘤的辅助治疗提供途径；⑥降低进一步发生耐药性突变的概率。

（2）放射治疗：放射线作用于细胞后会将细胞杀死。高级别胶质瘤属于早期反应组织，对放射敏感性相对较高，同时又由于肿瘤内存在部分乏氧细胞，较适合进行多次分割放疗使得乏氧细胞不断氧化并逐步被杀死。目前美国国立综合癌症网络发布的胶质瘤指南、欧洲恶性胶质瘤指南及国内共识均将恶性胶质瘤经手术切除后4周开始放射治疗作为恶性胶质瘤综合治疗的标准方法。

（3）化学治疗：利用化疗可以进一步杀死实体肿瘤的残留细胞，有助于提高患者的无进展生存时间及平均生存时间。

（4）分子靶向治疗：即在细胞分子水平上针对已经明确的致癌位点（该位点可以是肿瘤细胞内部的一个蛋白分子，也可以是一个基因片段）来设计相应的治疗药物。药物进入体内会特异地选择致癌位点相结合发生作用，使肿瘤细胞特异性死亡，而不会波及肿瘤周围的正常组织细胞。

（5）免疫治疗：可以通过激发自身免疫系统来定位和杀灭胶质瘤细胞。目前在胶质瘤免疫治疗方面虽然取得了一些进展，但所有的免疫治疗方案在临床试验中均不能完全清除肿瘤。尽管这种治疗方法有各种不足，但由于免疫治疗可以调动人体自身的免疫系统，产生特异性抗肿瘤免疫反应，其理论上是较理想的胶质瘤治疗方法。

5. 神经胶质瘤的预后  随着影像诊断技术的发展、手术理念和设备的进步、放疗技术的日益更新以及化疗药物的不断推出，胶质瘤患者的预后得到了很大的改善。但神经胶质瘤侵袭性很强，目前仍无确切有效的治愈手段，特别是恶性胶质瘤，绝大多数患者预后很差，即使采取外科手术、放疗及化疗等综合疗法，五年生存率约25%。

### （二）饮食指导

（1）合理进食，保持良好的饮食习惯。注意低盐饮食，防止由于钠离子在机体潴留而引起血压升高，进而导致颅内压升高。

（2）增加纤维素类食物的摄入，如蔬菜、水果等，减少便秘发生，必要时可口服缓泻剂，促进排便。

（3）对胶质瘤术后的患者，除一般饮食外，可多食营养脑神经的食品，如酸枣仁、桑椹、白木耳、黑芝麻等。避免食用含有致癌因子的食物，如腌制品、发霉的食物、烧烤、烟熏类食品等。

## （三）预防指导

（1）通过向患者提供有关疾病的康复知识，以提高患者自我保健的意识。

（2）为预防胶质瘤患者癫痫发作，应遵医嘱合理使用抗癫痫药物。口服药应按时服用，不可擅自减量、停药。若患者以往没有接受过化疗，可给予替莫唑胺口服，防止肿瘤复发。剂量为 200mg/（$m^2 \cdot d$），28d 为一个周期，连续服用 5d；若患者以往接受过其他方案化疗，建议患者起始量为 150mg/（$m^2 \cdot d$），28d 为一个周期，连续服用 5d。

## （四）日常生活指导

（1）指导患者建立良好的生活习惯，鼓励患者日常活动自理，树立恢复健康的信心。

（2）指导患者要保持心情舒畅，避免不良情绪刺激。家属要关心体贴患者，给予生活照顾和精神支持，避免因精神因素引起病情变化。

# 三、循证护理

胶质瘤是常见的颅内肿瘤，流行病学调查结果显示，尽管世界各地胶质瘤发病率存在差异，但就整体而言，其发病率约占原发脑肿瘤的一半，且近年来有不断上升的趋势。目前以手术治疗为主，同时配合其他手段如放射治疗、化学治疗、免疫治疗等，因此对胶质瘤的围术期的观察与护理及术后并发症的护理显得尤为重要。于淑平的研究结果显示对观察组 30 例脑胶质瘤患者进行中西医结合护理，包括鼓励患者饮蜂蜜水，花生衣煮水，化疗次日饮用当归、何首乌、灵芝炖乌鸡汤，使用耳穴贴等，效果显著。黄莉等对 60 例脑胶质瘤患者间质内化疗的护理研究中提到化疗前要帮助患者增强战胜疾病的信心，并取得家属的配合，发挥社会支持系统的作用。熊小凡等在对免疫治疗脑胶质瘤患者的研究结果中显示，术后 4～5d 要警惕颅内感染的发生，护士需监测患者的体温变化；在疫苗稀释液回输时，可能发生过敏性休克，因此输注时要有 10～15min 的观察期，同时要控制滴速，观察期的滴速应为每分钟 10～20 滴，观察期结束后如无不适可调至每分钟 30～40 滴，输注完毕后应观察 4～6h 后方离院；免疫治疗过程中要注意观察患者是否有肌无力及关节疼痛发生，如有则应及时停止治疗或调整治疗方案。

（张爱东）

# 第六节　脑膜瘤

脑膜瘤（meningioma）起源于蛛网膜内皮细胞，脑室内脑膜瘤来自脑室内脉络丛，也可来自硬脑膜成纤维细胞和软脑膜细胞。脑膜瘤是仅次于胶质瘤的颅内肿瘤，是良性肿瘤。发病率为 19.2%，居第二位，女性多于男性，约 2∶1，发病高峰年龄在 45 岁。脑膜瘤在儿童期极少见，仅占儿童期颅内肿瘤的 0.4%～4.6%，16 岁以下发病率不足 1.3%。近年因 CT 及 MRI 的普遍应用，脑膜瘤发现率增高，特别是老年人群，偶尔会有无症状脑膜瘤和多发性脑膜瘤，可合并胶质瘤、垂体瘤和动脉瘤，但较罕见。

# 一、专科护理

## （一）护理要点

密切观察患者疼痛的性质，在做好心理护理和安全防护的同时，注意观察患者生命体征的变化。

## （二）主要护理问题

1. 急性疼痛　与颅内压增高及开颅手术创伤有关。

2. 焦虑　与疾病引起的不适、家庭经济条件及担心预后有关。

3. 有受伤害的危险　与癫痫发作有关。

4. 营养失调：低于机体需要量　与术中机体消耗及手术前后禁食水有关。

5. 有皮肤完整性受损的危险　与患者意识障碍或肢体活动障碍有关。

6. 潜在并发症　颅内感染。

### （三）护理措施

1. 一般护理　病室空气流通，光线充足，温湿度适宜，保证安静、有序、整洁、安全的诊疗修养环境。对颅内压增高患者需绝对卧床休息，给予日常生活护理。

2. 对症护理　主要分为以下几点。

（1）急性疼痛的护理：针对因颅内压增高引起的疼痛，在患者发病早期疼痛多为发作性头痛，随着病情的进展，头痛可表现为持续性头痛且较为剧烈，应给予脱水、激素等治疗使颅内压增高的症状得到改善，从而缓解头痛症状。对于术后疼痛的患者，应协助患者取头高位，耐心倾听患者的感受，指导患者进行深呼吸。

（2）心理护理：护士态度和蔼，具有亲和力，与患者进行有效沟通，增强其安全感和对护理人员的信任感。针对患者及家属提出的问题应运用专业技术知识进行耐心解释，用通俗易懂的语言介绍有疾病相关知识、术前术后注意事项，解除其思想顾虑，乐观接受手术。

（3）有受伤害的危险的护理：因肿瘤长期压迫可出现不同程度的肢体麻木、步态不稳、平衡功能障碍、视力下降、甚至癫痫发作，应保证患者安全。加设床档，防止患者坠床，必要时给予约束带护理；对步态不稳的患者，外出要专人陪伴；对于听力、视力障碍的患者，要加强生活护理，防止因行动不便而发生意外。

（4）营养失调的护理：患者由于颅内压增高及频繁呕吐，脱水治疗可导致营养不良和水电解质紊乱，从而加大手术风险。因此，术前应给予营养丰富、易消化、高蛋白、高热量饮食，或静脉补充营养液，以改善患者的全身营养状况。

（5）有皮肤完整性受损的危险的护理：对因肢体活动障碍而长期卧床患者，应注意定时翻身，预防压疮发生。对伴有癫痫发作的患者，使用约束带护理时应连续评估其被约束部位皮肤状况，如有红肿情况应解除约束，加强专人陪护。

（6）潜在并发症的观察与护理：护士在协助医生为患者头部敷料换药时，应遵循无菌操作原则，观察伤口渗血、出血情况。病室内每日开窗通风，保持病室空气清新。实行探视及陪伴管理制度，勿将学龄前儿童带入病室。

## 二、健康指导

### （一）疾病知识指导

1. 概念　脑膜瘤是起源于脑膜及脑膜间隙的衍生物，多来自蛛网膜细胞及含蛛网膜成分组织。其病因及发病机制不清，可能与内外环境因素有关。脑膜瘤约占颅内肿瘤的20%，良性居多。生长较为缓慢，病程较长，出现早期症状平均约为2.5年，甚至可达10余年。

2. 临床表现　颅内脑膜瘤多位于大脑半球矢状窦旁，邻近的颅骨会有增生或被侵蚀的迹象，因部位不同各具临床特点，但均有颅内压增高及局灶性体征。

（1）颅内压增高症状：颅内压增高表现为持续性、阵发性加剧头痛，晨起加重。疾病早期可有间断阵发性头痛，随病程推移头痛时间可延长，间隔时间缩短或变成持续性头痛；病情严重者呕吐呈喷射状，与饮食关系不大而与头痛剧烈程度有关，视神经盘水肿可有典型的眼底所见，但患者多无明显自觉症状。一般只有一过性视力模糊、色觉异常或短暂视力丧失。

（2）局灶性症状：肿瘤压迫位置不同，产生的局灶性症状有所不同。大脑凸面脑膜瘤、矢状窦旁脑膜瘤、大脑镰旁脑膜瘤经常表现为癫痫发作、偏瘫及精神症状等；颅底脑膜瘤引起三叉神经痛，后期出现视神经萎缩、视野缺损、肢体运动障碍及精神症状；鞍结节脑膜瘤可表现为视力障碍、头痛等症状，下丘脑受累可表现为多饮、多尿、嗜睡等症状；蝶骨嵴脑膜瘤可表现为病变侧眼球突出、眼球活动障碍、头痛、癫痫、失语等。

3. 脑膜瘤的诊断　具有重要参考价值的检查项目包括颅脑平片、CT、MRI 和 DSA。因其发病缓、病程长，不同部位脑膜瘤可有不同临床表现。如成年人伴有慢性疼痛、精神改变、癫痫、一侧或双侧视力减退甚至失明、共济失调或有局限性颅骨包块时，应考虑脑膜瘤的可能性。眼底检查发现慢性视神经盘水肿或呈继发性萎缩。

4. 脑膜瘤的处理原则　主要分为以下几种治疗方式。

（1）手术治疗：脑膜瘤首选手术全切除。因大部分脑膜瘤为良性肿瘤，有完整的包膜，大多可完整切除。对于恶性脑膜瘤术后和不能完全切除的脑膜瘤，可进行部分切除配合放疗，以延长肿瘤复发的时间。

（2）放射治疗：对于不能接受手术治疗的患者，可以考虑采用放射治疗。放射治疗主要针对次全切除的肿瘤及非典型性、恶性脑膜瘤。

（3）立体定向放射外科治疗：在 2 年内对肿瘤的生长控制率非常高，特别是对年龄较大、肿瘤位置较深的患者是一种相对安全和有效的治疗方法。但其相关并发症在一定程度上是不可逆的，主要包括急性放射反应，可表现为头痛、头晕、恶心、呕吐、癫痫发作等；脑神经损伤，可累及动眼神经、视神经、三叉神经等放射性水肿，常表现为头痛、头晕。

5. 预后　绝大多数脑膜瘤为良性，预后较好。脑膜瘤术后 10 年生存率为 43% ~78%，但恶性脑膜瘤较易复发，辅助以放射治疗或伽马刀治疗，预后仍较差。

### （二）饮食指导

1. 宜食抗肿瘤食物　如小麦、薏米、荸荠、海蜇、芦笋、海带等。

2. 宜食具有保护脑血管作用的食物　如芹菜、荠菜、茭白、向日葵籽等。

3. 宜食具有防治颅内高压作用的食物　如玉米须、赤豆、核桃仁、紫菜、鲤鱼、鸭肉、海带、蟹等。

4. 宜食具有保护视力的食物　如菊花、荠菜、羊肝、猪肝等。

5. 合理进食，保持良好的饮食习惯　注意低盐饮食，防止由于钠离子在机体潴留而引起血压升高，限制烟酒、辛辣等刺激性食物的摄入。

6. 合并糖尿病患者　选用少油少盐的清淡食品，菜肴烹调多用蒸、煮、凉拌、涮、炖、卤等方式。注意进食规律，定时、定量，两餐之间要间隔 4 ~5h。

### （三）预防指导

1. 患者应遵医嘱　合理使用抗癫痫药物及降压药物，口服药应按时服用，不可擅自减药、停药。如服用丙戊酸钠缓释片每日用量应根据患者的年龄和体重计算。对孕妇、哺乳期妇女、明显肝功能损害者应禁止使用，严禁击碎服用；糖尿病患者严格按医嘱用药，及时按血糖情况调节胰岛素剂量，用药后按计划进食，避免饮食习惯的较大改变。

2. 注意合理饮食及饮食卫生　避免致癌物质进入体内。进行有规律锻炼，提高免疫系统功能，增强抵抗力，起到预防肿瘤作用。

### （四）日常生活指导

（1）指导患者建立合理的生活方式，保证睡眠充足，注重个人卫生，劳逸结合。

（2）积极治疗原发病，保持心态平和、情绪稳定。

## 三、循证护理

随着医疗技术的不断提高，神经导航下显微手术切除病灶是治疗脑膜瘤的主要方法。由于瘤体生长部位的特殊性，手术及预后均存在风险，因此做好患者围术期的病情观察与护理，以及预防并发症是术后康复的关键。杨彬彬对 48 例鞍结节脑膜瘤患者围术期护理中发现，通过在术后严格记录 24h 尿量，对中枢性高热患者采用冰毯和冰帽物理降温能够促进患者病情恢复。谢冠玲等对 35 例脑膜瘤术后患者进行持续颅内压监测的研究结果显示，持续颅内压监测能够准确观察动态颅内压变化，有利于指导临床实践。

（张晓燕）

# 第九章

## 心胸外科疾病护理

### 第一节　体外循环

#### 一、术前护理

**（一）专科评估与观察要点**

（1）年龄、身高、体重、发育及营养状况。

（2）疾病特征、类型、简要病史、有无颅脑外伤史。

（3）生命体征、皮肤色泽、有无发绀及杵状指（趾）。

（4）心功能、活动耐力、自理能力、是否影响正常生活和工作。

（5）睡眠情况、饮食习惯。

（6）对疾病和手术的认识程度，对治疗有无信心，对术后可能发生的并发症是否能正确对待，有何不良心理反应。

（7）对各项检查、治疗、护理操作及术后留置各种管道的意义是否理解配合。

（8）经费来源，亲属的关心程度和支持力度以及亲属的心理状况。

（9）其他既往史，药物史。

**（二）护理问题**

1. 焦虑　与对医疗费用承受能力担忧及对手术效果疑虑有关。

2. 恐惧　与对心脏手术担心害怕有关。

3. 有心绞痛发作的危险　与劳累、情绪激动、进食过饱、便秘等有关。

4. 活动无耐力　与心脏功能不全有关。

5. 潜在并发症　心律失常、缺氧性晕厥、心肌梗死、动脉瘤破裂、栓塞、心衰、感染性心内膜炎。

**（三）护理措施**

1. 心理准备　病人长期受疾病的折磨，受家庭、社会、经济的影响，手术复杂、风险性大，并发症多。应根据其每个病人的心理特点加强心理疏导，尽可能帮助病人解决来自家庭、社会、经济等方面的困扰。鼓励叙述恐惧、紧张心理感受，组织与已手术的病人交谈，听取亲身体验，以增强手术信心，带病人到 ICU 参观，了解心电监护仪、呼吸机等使用时发出的声音，使病人相信术后会得到良好的监护，以减少焦虑恐惧心理。

2. 身体准备

（1）预防和控制感染：口腔黏膜、皮肤以及呼吸道感染是导致心血管病人发生感染性心内膜炎的潜在因素，；同时呼吸道感染可导致术后呼吸道分泌物增多，故术前病人应注意口腔、皮肤的卫生，避免黏膜和皮肤破损，积极治疗感染病灶。冬季应加强保暖，防止感冒和呼吸道感染。

（2）营养支持：功能指导病人合理调配饮食，进食高热量、高蛋白及丰富维生素食物，以增强机体对手术的耐受力。冠心病人进低脂饮食；心功能欠佳者，应限制钠盐摄入。进食较少者，可静脉补液。有心源性器质病变的病人，术前可给予白蛋白、新鲜血浆，以纠正低蛋白血症和贫血。心功能不良的病人，术前1周每日静脉滴注 GIK 极化液。心力衰竭的病人，术前应卧床休息，随时评估反映心输出量的各项参数、自觉症状、呼吸状态、血压、脉搏、尿量、末梢循环等。严重心律失常病人持续心电监护，配合医生积极控制心力衰竭及纠正水、电解质紊乱，输液速度15～20滴/分，注意观察药物的疗效及不良反应。详细记录药物的用量，服用洋地黄类药物前须听心率，心率 <60 次/分则暂不给药。呼吸困难、缺氧者间断吸氧。

（3）控制病情预防并发症：冠心病或主动脉瘤病人术前应卧床休息；严密观察胸痛情况，判断疼痛性质；定时监测血压、脉搏。硝酸甘油等药物，要准浓度、准剂量、维持应用；术前3日间断吸氧。心房黏液瘤的病人和风心病二尖瓣狭窄伴心房纤颤的病人应注意神经系统的改变，如神志、肢体活动等，警惕并发栓塞。严重发绀型心脏病病人术前1周间断吸氧，需特别注意休息，避免大声哭闹，防止腹泻以及感冒引起的高热脱水等，警惕缺氧性晕厥发作。一旦缺氧性晕厥发作，立即让病人取下蹲位，给予吸氧、皮下注射吗啡等。

（4）冠心病病人术前3～5日停服抗凝剂、洋地黄、奎尼丁、利尿剂等药物，给予口服氯化钾，以防术中出血不止或发生洋地黄毒性反应以及心律失常。对伴有高血压、高血脂、糖尿病的病人，应采取措施，控制血压、血脂或血糖在正常范围。脑外伤易引起体外循环时脑内出血，应注意安全，避免受伤。

3. 常规准备  术前1日进一步完善各项检查，完成各项术前准备。如备皮、药物过敏试验、交叉配血等。术前晚了解病人睡眠情况，酌情应用镇静剂、安眠剂。术日晨测身高、体重、计算体表面积。

4. 特殊检查的护理  心导管检查及造影是一种诊断心脏疾病的有效手段，其护理如下：

（1）器械、设备准备导管、导引钢丝、心电监护急救装置、手术器械、X 线设备急救用物等。

（2）病人准备：根据手术部位常规备皮，作皮试并记录，测身高、体重，术晨禁食，术前30分钟用药，术前排空大小便。成人可采取局部麻醉，12 岁以下者施行全身麻醉。

（3）心导管检查及造影术是创伤性检查，术中、术后均有一定危险性，故应严密观察病人术中伤口出血情况，以及血压、心率、心律、神志各种反应，发现异常及时报告医生并配合处理。注意观察伤口有无渗血，导管拔除后穿刺部位需按压止血15～30分钟，砂袋压迫24小时。观察肢体颜色，预防血栓形成。术后1～2日方可下地活动。

# 二、术后护理

## （一）专科评估与观察要点

（1）术中转流和阻断循环时间，各系统器官的功能状况。

（2）术后心电监护仪窗口显示的指标，生化检查结果，呼吸状态，气管插管位置，双肺呼吸音，有无缺氧表现；呼吸机工作是否正常，各项参数是否适宜。

（3）皮肤色泽、温度、湿度；人造动脉血管移植术病人肢端脉搏是否扪及。大隐静脉冠状动脉旁路术病人指（趾）端颜色、皮肤温度及血管充盈情况。

（4）尿量、性状、比重、心包纵隔引流量、性状。

（5）全身麻醉是否清醒，清醒后躁动的原因，对疼痛的耐受程度。

（6）有无不良心理状况的表现，自我感觉是否良好，能否适应监护室环境，能否忍受与亲人的分离，能否配合治疗护理操作，能否安静入睡等。

（7）对术后抗凝治疗是否熟悉，活动和康复训练是否按计划实施。

## （二）护理问题

（1）呼吸型态的改变与人工气道、机械通气有关。

（2）有心输出量下降的危险：与心肌收缩无力、前负荷不足、后负荷增加有关。

（3）体温过高：与体温反跳、致热源有关。

（4）有误吸的危险与呕吐、气管切开不能进食有关。

（5）焦虑、恐惧：与环境不良刺激、对并发症缺乏心理准备、缺乏家庭支持、担心疾病预后或手术效果、不能交流有关。

（6）潜在并发症：出血、心律失常与急性心脏压塞、肾功能不全、感染、休克、脑功能障碍、低心排出量。

### （三）护理措施

1. 循环系统的护理　心血管手术后可因血容量不足、低心排综合征、缺氧、呼吸衰竭等原因使机体微循环灌注不足，组织缺氧。应密切观察皮肤的颜色、温度、湿度、动脉搏动，以及口唇、甲床、毛细血管和静脉充盈情况；持续心电监护，密切观察心率、心律、血压、中心静脉压、肺动脉压、左房压及尿量等变化。体温对心血管功能影响较大，术后需持续监测体温变化。术后体温 35℃ 应保暖复温，38℃ 以上应采取预防性降温措施。在头部和大动脉处置冰袋，酒精擦浴，也可用药物降温或冰盐水灌肠。

2. 呼吸系统护理　胸部手术创伤、体外循环非生理性的氧合灌注、血液稀释等因素均会造成肺部超微结构的改变。术后机械通气呼吸支持可改善氧合，减少呼吸做功，降低肺血管的阻力，促进心功能恢复，故术后常规使用机械通气。认真做好呼吸系统的护理，对提高心脏手术成功率有重要意义。

（1）妥善固定气管插管，定时测量气管插管的长度，对躁动欠合作病人加强心理护理，适当使用镇静剂，防止气管插管脱出或移位。

（2）15～30 分钟听诊呼吸音 1 次，注意有无干湿啰音、哮鸣音、捻发音，呼吸音是否清晰、对称；观察呼吸频率，节律深浅，呼吸机是否与病人同步；有无发绀、鼻翼扇动、点头、张口呼吸及病人的神志情况，发现异常及时处理。随时监测动脉血气分析，根据其结果调整呼吸机参数。

（3）机械通气时应做好呼吸道加温、湿化、雾化；及时清除呼吸道分泌物、呕吐物，预防肺不张，坠积性肺炎。对频繁呕吐和腹胀的病人及时行胃肠减压，气管切开后进食速度宜少量缓慢，防止误吸。

（4）拔除气管插管后，给予糜蛋白酶、地塞米松、抗生素等药物行超声雾化吸入，以减轻喉头水肿、降低痰液黏稠度、预防和控制呼吸道感染。

3. 各种管道的护理

（1）心包纵隔引流：按胸腔闭式引流护理。

（2）动脉测压：是术后监测血压的良好方法，连接插管、采血、测压、冲洗管道等须严格执行无菌操作，防止感染。在测压、取血或调试零点等操作过程中，严防进气造成气栓。定时观察动脉穿刺部位有无肿胀，导管有无脱落出血及远端皮肤的颜色、温度有无异常，发现异常立即拔除测压管。拔管后局部行压迫止血，穿刺进针者压迫时间为 5 分钟，动脉切开置管者应压迫 10 分钟。压迫后用多层纱布和绷带加压包扎，防止出血。

（3）中心静脉压（cvp）：正常值 6～12cmH$_2$O，它反映右房压，是临床观察血流动力学的主要指标之一。咳嗽、呕吐、躁动、抽搐时均影响 cvp 水平，应在安静 10～15 分钟后再行测定。

（4）左房压：正常平均压约 12cmH$_2$O，它反映左心室充盈的灵敏指标，尤其是术后可以发生左心衰竭的病人，施行左房压监测，对于了解心功能和指导治疗都有重要意义。

4. 一般护理

（1）心理护理：术后因置多根管道、手术创伤、疼痛等原因，使病人自理受限。陌生的监护室环境及各种仪器的响声对病人均为不良刺激，易加重病人的焦虑、恐惧心理。护士在进行各种操作时应动作娴熟敏捷，关心体贴病人，主动为病人做好生活护理；注意和病人进行语言和非语言交流，帮助病人正确认识疾病和预后，提供监护治疗仪器和护理程序信息；动员家属给予心理上的支持，以增强战胜疾病的信心。

（2）体位：回监护室后取平卧位，头偏向一侧，待生命体征平稳后可采取半卧位，以利于呼吸和引流。大隐静脉–冠状静脉旁路术后须使患肢置于垫枕上，保持功能位置，以防水肿、脉炎，促进肢体功能恢复。

（3）活动和功能锻炼：早期活动对心肺功能、胃肠道功能及关节活动的恢复均有积极意义，其早期活动能激励病人对恢复健康产生信心。一般术后第 1 天，可鼓励坐起，进行少量活动，术后 2～3 天可下床活动，拔除心包纵隔引流管后可增加下床活动次数及活动量。大隐静脉 – 冠状静脉旁路术后 2 小时即开始被动活动，抬高双下肢 5～10 次，行患侧下肢脚掌、趾功能锻炼。

（4）营养：术后除必要的输血输液外，应尽量鼓励病人早期进食给予营养支持，以增强机体抵抗力，加速创伤修复，减少并发症发生。拔除气管插管 4～6 小时后无呕吐，可试饮水，无不良反应且肠蠕动恢复良好，可逐渐过渡至流质，半流质，直至普食，鼓励病人进食高热量、高蛋白、丰富维生素饮食，根据病情限制钠盐的摄入。对不能进食者，如昏迷病人、气管切开的病人应给予鼻饲，必要时给予静脉营养支持。

### （四）急危重症观察及处理

1. 出血

（1）临床表现：引流多却出现呼吸急促、面色苍白、出冷汗、脉搏增快、动静脉压下降或呈不稳定状态等，提示胸内有隐匿性活动出血，需快速输血维持，并立即行胸穿证明或行床旁 X 线摄片确证。如引流开始多，短时间内减少，或引流量不多，病人出现中心静脉压增高、尿量减少、血压下降、脉压下降、心搏加速、面色灰白、发绀、气急、烦躁不安等，应考虑出血性心脏压塞。

（2）处理：立即行心包穿刺明确诊断；准备吸引装置，开胸包和良好的照明等，行紧急床旁剑突下开胸探查减压。心包或胸腔内有活动性出血，均应立即做好进手术室开胸止血的准备。

2. 心律失常

（1）临床表现：麻醉插管刺激、手术创伤、缺氧、水电解质失衡、酸碱失衡、代谢紊乱、高热、高血压及术前心脏器质性病变等，都是术后发生心律失常的原因。

（2）处理：严重的心律失常未及时处理或处理不当，可诱发室颤致心搏骤停。术后应持续心电监护，及时发现各种心律失常，报告医生并及时处理。

3. 低心排出量综合征

（1）临床表现：术前心功能差，术中心肌保护欠佳，心肌缺血缺氧，酸中毒及电解质紊乱，术后血容量不足、心力衰竭、严重的心律失常、心包填塞等均为术后并发低心排的原因。主要表现：血压低（收缩压 <11.9kPa），中心静脉压增高（1.5kPa 以上）；呼吸急促，动脉血氧分压下降，心率快，脉压变小，脉搏细弱，尿少［0.5～1mL/（kg·h）以下］，皮肤湿冷出现花纹，面色苍白，发绀，肛温和皮温相差 4～5℃；以及烦躁不安等神志变化。

（2）处理：术后须严密监测以上各项指标，以及血气、血钾、血钠的变化，维持水电解质和酸碱平衡。保持心包纵隔引流通畅，观察引流量及性状，及时记录。

4. 栓塞

（1）临床变现：脑梗死所致的神志改变、失语、偏瘫、动脉栓塞、远端皮温下降、脉搏减弱或消失、皮肤苍白、疼痛、感觉减退。

（2）处理：行 CT 检查，遵医嘱使用抗凝剂，制动，病人的功能锻炼，介入治疗取出栓子。

5. 心力衰竭

（1）临床表现：围手术期心功能未彻底改善、阻断循环时间过长、各种原因引起的心肌缺氧、电解质紊乱；麻醉剂的影响、手术操作对心肌的损害；心律失常、大出血、输液速度过快、量过多、情绪紧张等均为导致术后心力衰竭的原因。主要表现为体循环肺循环瘀血。

（2）处理

1）防止和治疗能诱发或加重心衰的各种原因。

2）减轻心脏负荷。提高心肌收缩力。

3）护士应指导病人合理休息，降低机体耗氧量，减少静脉血液回流。

4）限制钠盐摄入，以减少体液水肿，注意用药后的反应，特别警惕洋地黄毒性反应。

5）避免大量快速输液，严格记录并控制液体出入量。

6）急性肺水肿病人取半卧位，双下肢下垂，给氧时予50%酒精湿化，减低肺泡表面张力，改善缺氧情况。同时给予强心、利尿及镇静剂，并注意观察药物疗效。

6. 脑功能障碍

（1）临床表现：术后发生脑功能障碍的主要原因，围手术期心理障碍是其激发原因。

（2）处理：严密观察神志、瞳孔变化、肢体活动情况，有无头痛、呕吐、躁动、嗜睡等异常表现及神经系统的阳性体征。术后意识长时间不恢复，或有短暂的清醒后又出现意识障碍，且不断加深；可有抽搐、运动、知觉、视觉障碍，一过性痉挛发作等，应及时协助医生处理。同时使用保护性措施，防止坠床。加强呼吸管理、营养支持及基础护理，防止并发症。

7. 急性肾功能衰竭

（1）临床表现：少尿、无尿、高血钾、尿素氮及血清肌酐升高等。

（2）处理：应注意观察尿颜色的变化，定时监测尿量、尿比重及 pH 值，尿量减少时，及时找出原因，对症处理。

8. 感染

（1）临床表现：术前存在感染灶、手术创伤、术后胸骨不稳定、留置各引流管使感染途径增加、机体抵抗力降低等均易导致感染。

（2）处理

1）预防感染的关键是严格无菌操作，做好各种管道护理，病情平稳及时拔除。

2）合理应用抗生素，加强营养以增加机体抵抗力。

3）病人出现不明原因的高热或持续低热，瓣膜出现新的杂音；伴有寒战、出汗、食欲缺乏、头痛、胸痛、呼吸困难等表现，应考虑为感染性心内膜炎。需立即抽血查血培养和药敏试验；选择有效抗生素，尽可能撤除侵入性管道，维持水、电解质平衡，高热病人按常规护理。

9. 抗凝过度

（1）临床表现：牙周出血、皮下出血点和瘀斑、柏油样便、尿色变红、月经增多或头痛等症状。

（2）处理：在抗凝治疗过程中，注意观察有无出现以上症状应及时处理，暂停用药，待凝血酶原正常后继续服用。

### （五）健康指导

（1）说明消除恐惧、焦虑心理的方法（听音乐、看书、谈心），安定病人情绪，树立治疗信心。

（2）说明饮食和疾病的关系，指导病人进食高热量、高蛋白、丰富维生素饮食；少量多餐、避免进食过量，便秘而加重心脏负担。伴心力衰竭者给予低盐饮食，并鼓励病人进食含钾丰富的新鲜水果。冠心病病人应进食低脂饮食。让病人严格戒烟，保持口腔卫生。

（3）说明术前各项检查、治疗目的，解释手术操作过程，术前术后注意事项。术后留置心包纵隔引流管、导尿管、气管插管、各种测压管，以及使用监护仪、呼吸机的意义和配合方法。

（张晓燕）

# 第二节　房间隔缺损

## 一、定义

房间隔缺损（atrial septal defect）在胚胎期由于房间隔的发育异常，左、右心房间残留的房间孔，造成心房之间左向右分流的先天性心脏病。

## 二、疾病相关知识

### （一）流行病学

约占成人先天性心脏病的9%，是最常见的成人先天性心脏病，男女患病比例约为1：3，女性居多。

### （二）临床表现

房间隔缺损的症状随缺损大小而有区别。缺损小的可全无症状，仅在体检时发现胸骨左缘2～3肋间有收缩期杂音。缺损较大时分流量也大，导致体循环血流量不足而影响生长发育，表现为体形瘦长、面色苍白、乏力、多汗，活动后气促。由于肺循环血流增多而易反复呼吸道感染，严重者早期发生心力衰竭。

### （三）治疗

（1）小缺损出生后1年内有可能自然愈合。

（2）手术治疗。

（3）外科介入封堵治疗。

## 三、专科评估与观察要点

### （一）术前

（1）观察患儿的生长发育与同龄儿相比有无差异。

（2）活动状况评估病人对目前活动的耐受程度和适应性。

（3）有无并发感染。

### （二）术后

（1）各项生命体征是否平稳，电解质是否平衡。

（2）观察瞳孔、神志：瞳孔是否等大等圆，对光反应如何，全身麻醉清醒后神志是否清楚。

（3）全身麻醉清醒后患儿是否合作，有无躁动。

（4）观察气管插管的位置，听诊双肺呼吸音，保持呼吸道通畅。

（5）伤口有无渗血，观察引流液的量及性质。

（6）维持左心功能，防止发生肺水肿。

## 四、护理问题

### （一）术前

1. 活动无耐力　与氧的供需失调有关。

2. 有成长发展改变的危险　与心脏结构与功能异常有关。

3. 有感染的危险　与肺充血有关。

4. 潜在并发症　心力衰竭、感染性心内膜炎。

### （二）术后

1. 低效性呼吸型态　与手术、麻醉、呼吸机的使用、体外循环、术后伤口疼痛、不敢咳嗽有关。

2. 心排血量减少　与心脏病变、心功能减退、血容量不足，严重的心律失常、水电解质紊乱等有关。

3. 有窒息的危险　与呼吸道阻塞有关。

4. 有体液不足的危险　与利尿剂的使用和入量过少有关。

5. 营养失调：低于机体需要量　与食欲减退、消化吸收不良所致的消耗增加有关。

6. 体温过高　与体温调节中枢紊乱、感染有关。

7. 潜在并发症 出血、感染、急性心脏压塞、肾功能不全、休克、脑功能障碍等。

# 五、护理措施

## （一）术前护理

1. 心理护理

（1）向患儿家属解释先天性心脏病手术的必要性、手术方式、注意事项。

（2）鼓励大的患儿表达自身感受。

（3）与患儿一同做游戏，与其他患儿一同玩耍。

（4）针对个体情况进行针对性心理护理。让患儿安静休息，减少哭闹等不良刺激，减轻对心脏的负担。

（5）鼓励病人家属和朋友给予患儿关心和支持。

2. 预防和控制感染

（1）冬季注意患儿保暖，预防感冒及呼吸道感染。

（2）注意患儿口腔及皮肤卫生，勤剪指甲，勤换衣物，勤洗手。

（3）如果术前有呼吸道感染或皮肤、口腔感染容易增加术后发生感染性心内膜炎的风险，术前应使用足量有效的抗生素预防感染。

3. 营养支持

（1）根据情况给予高蛋白、高热量、高维生素饮食，精心喂养，一定要保证充足的热量及补充必要的营养成分。

（2）指导家属正确喂养及添加辅食，减少零食的摄入。

（3）如贫血，可小剂量多次输血。

4. 控制病情，预防并发症

（1）患儿要注意休息，防止腹泻及感冒。

（2）及时观察血氧饱和度及患儿面色及皮肤颜色，避免患儿过度哭闹。

（3）有肺动脉高压的患儿，每日间断吸氧 2~3 次，每次 30 分钟。

## （二）术后护理

1. 执行心内直视术术后护理常规 了解麻醉和手术方式、术中情况、切口和引流情况持续低流量吸氧；未脱离呼吸机病人应呼吸机支持治疗，持续心电监护，床档保护防坠床，严密观察生命体征和神志、瞳孔、表情、感觉、四肢活动，并记录，以便及早发现病情变化。

2. 伤口观察及护理 观察伤口有无渗血渗液，若有应及时更换敷料。

3. 各管道观察及护理

（1）气管插管：婴幼儿呼吸道较小，容易被痰液和呕吐物堵塞，引起窒息，所以术后保持呼吸道通畅极为重要。定时吸痰，雾化吸入，加强体疗，减少并发症。动、静脉测压管保持通畅，妥善固定，注意观察穿刺部位皮肤。

（2）尿管：按照尿管护理常规进行，一般术后第 1 日可拔除尿管，拔管后注意关注病人排尿情况。

（3）心包、纵隔引流管及胸腔引流管：定时挤捏管道，使之保持通畅，勿折叠、扭曲、压迫管道及时倾倒引流液。观察引流液性状、颜色、量；胸内引流管突然堵塞或引流量锐减应排除心脏压塞的可能性，若术后 24 小时后仍有新鲜血液流出，应通知医生，给予止血药物，必要时再次手术止血。

4. 婴幼儿失血护理 婴幼儿对失血的耐受性差，术后及时补充输血。入量和性质根据血压、尿量、引流量、中心静脉压、肺毛细血管嵌压调整。

5. 疼痛护理 评估病人疼痛情况，遵医嘱给予镇痛药物，提供安静舒适的环境。

6. 基础护理 做好口腔护理、尿管护理，定时翻身。

7. 饮食护理 一般清醒的有自主呼吸及病情稳定的病人，术后次日开始进流质饮食。以后逐渐过渡到正常饮食，无饮食禁忌。婴儿则可进食流质或半流质。如果病人出现恶心、呕吐等胃肠道不适，应先禁食，待病人不适症状缓解后，再进食。必要时遵医嘱肌内注射止吐药。

8. 体位与活动

（1）全身麻醉清醒前：去枕平卧位，头偏向一侧。

（2）全身麻醉清醒后手术当日：低半坐卧位。

（3）术后第2~3日：半卧位为主，增加床上运动，活动后无心慌、气促及呼吸困难者可鼓励逐渐下床活动。活动能力应当根据病人个体化情况。循序渐进，对于年老或体弱病人应当相应推后活动进度，早期下床活动时注意保护病人防止摔伤。

9. 父母参与　为父母提供探视的机会，主动介绍病情。病情允许的情况下，可以让父母参与部分的护理活动，增加与患儿的接触机会，减轻焦虑。

# 六、健康指导

## （一）活动

术后2周应多休息，预防感染，尽量回避人员聚集的场所。适当的活动，避免做跑跳或过于剧烈的运动，防止造成心脏的负担。术后因疼痛，可能出现形体的变化，要注意头、颈部肌肉多活动。术后4~6周逐渐增加活动量。学龄期儿童在术后3个月可回到学校进行一般活动。胸骨需要6~8周方可愈合，要注意前胸防止冲击和过分活动。

## （二）饮食

适当补充营养，宜食有营养易消化的饮食，如面片、馄饨、稀饭，保证充足的蛋白质和维生素的摄入，如瘦肉、鱼、鸡蛋、水果、各种蔬菜，但不要暴饮暴食，易少量多餐，根据医生要求合理控制孩子的出入量。饮食还要注意清洁，以防腹泻加重病情。

## （三）用药指导

用药期间遵医嘱应定期到医院检查，观察药物的疗效和不良反应等，并在医师的指导下根据情况调整用药剂量或停药、换药。

术后的患儿由于痰比较多，较小的孩子不易咳出，所以进行必要的拍背体疗尤为重要，具体做法如下：五指并拢成杯状，避开孩子的脊柱，在两侧肺部，由下向上，由外向靠近脊柱方向顺序拍打，要有力度，通过震动将痰排出。术后避免带孩子去公共场所，防止呼吸道感染。室内要注意每天上午通风半小时。

## （五）日常生活

拆线后1周，伤口愈合方可洗浴，用温热水洗浴可促进血液循环。要注意口腔卫生，牙齿的护理是手术后预防感染性心内膜炎的重要手段。应每半年检查1次。但术后3~6个月不适合治疗龋齿。

## （六）伤口护理

术后第1周出现痒、无感觉或痛。如果伤口肿、疼痛严重，有分泌物应及时通知医生。不要保持一种姿势太久，经常做头、颈、肩等的运动。术后营养不良和心脏肥大引起两侧肋骨异常和胸骨自身的变化（如鸡胸），可根据营养状态的好转进行校正运动。手术部位的伤痕会随着生长可逐渐缩小。手术后拆完线可使用防瘢痕的产品。

## （七）定期复查

一般3个月或半年左右复查1次即可；复查内容常包括超声心动检查、心动图、X线胸片等，有时还需要查血常规。如果出现以下症状要立即来医院复查：无原因的发热、咳嗽、胸部疼痛，手术部位水肿、发红，明显的食欲缺乏、疲倦、晕厥、呼吸困难、心律不齐等。

## （八）心理方面

通过调查显示，先天性心脏病的孩子较正常儿童内向，情绪不稳定，社会适应能力低下，父母对患儿过分保护和溺爱，这样容易降低和挫伤孩子的自信心，加重孩子的恐惧感，从而过分依赖父母。父母应多鼓励孩子，让其干力所能及的事，多与人交流，提高其自主性和社会适应能力。

## 七、护理结局评价

（1）消除恐惧及焦虑情绪，以最好的心理状态迎接手术。

（2）无术后并发症。

（3）症状减轻或消失，逐渐恢复体力。

## 八、急重症的观察及处理

**急性喉头水肿**

1. 临床表现　停呼吸机拔管后，患儿出现呼吸增快、烦躁、出汗、吸气性呼吸困难。严重者可出现"三凹"征。

2. 处理　在严密观察病情发展的基础上，给予雾化吸入，小剂量地塞米松静脉注射，同时尽量减少搬动儿童，备好气管插管包。中度喉头水肿经保守治疗无效者行气管切开术。危重者应急行环甲膜穿刺，以缓解缺氧的状态，然后再急行气管切开，按常规行气管切开护理。

（张　妍）

# 第三节　动脉导管未闭

## 一、定义

动脉导管未闭（patent ductus arterious）为主动脉和肺动脉之间先天性异常通道，出生后未能闭锁成为先天性心脏病。

## 二、疾病相关知识

### （一）流行病学

动脉导管未闭为最常见先天性心脏病之一，单纯动脉导管未闭占所有先天性心脏病的 9%～17%，动脉导管未闭的发生率为活产婴儿的 1/5 000～1/2 500。

### （二）临床表现

早产婴儿于第一周即可出现气促、心动过速和急性呼吸困难等，在哺乳时更为明显，且易患感冒以及呼吸道感染、肺炎等。此后儿童期得到代偿，很少有自觉症状，只是发育欠佳，身材瘦小。有些儿童仅在劳累后易感到疲乏、心悸。

### （三）治疗

包括结扎术、PDA 直视闭合手术、介入治疗封堵器闭合术。

## 三、专科评估与观察要点

（1）年龄、身高、体重、发育情况、自觉症状及心功能受损程度，近期或目前是否有呼吸道感染等疾病。

（2）各项辅助检查的结果及阳性体征。

（3）生活习惯、自理能力。是否可以入学，有无沟通障碍等。

（4）既往史、药物史。

## 四、护理问题

1. 低效性呼吸型态　与手术、麻醉、呼吸机的使用、体外循环、术后伤口疼痛、不敢咳嗽有关。

2. 心排血量减少　与心脏病变、心功能减退、血容量不足，严重的心律失常、水电解质紊乱等有关。

3. 营养失调：低于机体需要量　与食欲减退、消化吸收不良所致的消耗增加有关。

4. 体温过高　与体温调节中枢紊乱、感染有关。

5. 潜在并发症　出血、感染、急性心脏压塞、肾功能不全、休克、脑功能障碍等。

## 五、护理措施

### （一）术前护理

1. 预防和控制感染　由于患者术前易发生呼吸道感染，呼吸道分泌物较多，术后伤口疼痛，患者不愿咳嗽，易致分泌物潴留，引起肺炎肺不张。故要加强呼吸道的护理，指导协助患者行腹式深呼吸和有效咳嗽排痰，并辅以雾化吸入。

2. 心理护理　患者中以儿童居多，而且进监护室后父母不在身边，因恐惧会哭闹，因此，术前可带患儿参观监护室，使之熟悉环境，术后监护室的护士要和蔼可亲，从而消除孤独恐惧感，配合治疗和护理。

3. 营养　根据情况给予高蛋白、高热量、高维生素饮食，精心喂养，定要保证充足的热量及补充必要的营养成分。

### （二）术后护理

（1）全身麻醉术后护理常规。

（2）血压的观察及护理：术后当血压偏高时，可用微量泵泵入硝普钠、硝酸甘油等血管扩张药。

（3）各管道观察及护理：输液管保持通畅，尿管按照尿管护理常规进行，心包引流管、纵隔引流管及胸腔引流管参照胸内引流管护理相关要求。

（4）加强基础护理：做好口腔、尿道口护理，定时翻身。

（5）并发症的护理：喉返神经损伤：术后1~2日若出现单纯性的声音嘶哑，嘱噤声休息。若术后发音低微、失声且有饮水呛咳，考虑是术中将喉返神经误扎或切断所致，常不易恢复，要做好患者的心理疏导，嘱其少饮水，多进糊状食物，进食时头偏向一侧。

## 六、健康指导

1. 活动　适当的活动，可促进先天性心脏病患儿的康复，避免做跑跳或过于剧烈的运动，防止造成心脏的负担。介入封堵治疗的患儿术后1个月内禁止剧烈体力活动。

2. 饮食　无饮食禁忌，注意减少零食摄入。

3. 呼吸道管理　术后的协助患儿拍背咳痰，术后避免带孩子去公共场所，防止呼吸道感染。室内要注意每天上午通风半小时。

4. 日常生活　拆线后1周，伤口愈合方可洗浴，用温热水洗浴可促进血液循环。

5. 伤口护理　术后第1周出现痒、无感觉或疼痛。如果伤口肿疼痛严重，有分泌物应及时通知医生。不要保持一种姿势太久，经常做头、颈、肩等的运动。手术部位的伤痕会随着生长可逐渐缩小。手术后拆完线可使用防瘢痕的产品。

6. 定期复查　一般3个月或半年左右复查1次即可。介入术后1个月、3个月、半年左右复查一次即可。

## 七、护理结局评价

（1）消除恐惧及焦虑情绪，以最好的心理状态迎接手术。

（2）患者生命体征平稳，无高血压危象。

（3）患者术前未发生肺部感染。

（4）患者未出现声音嘶哑、饮水呛咳等症状。

（5）无术后并发症。

（6）患者呼吸型态得到改善。

## 八、急危重症观察及处理

**高血压危象**

1. **临床表现** 由于手术结扎导管后，体循环的血容量突然增加，可出现高血压，持续增加的高血压可致高血压危象。患者出现头疼、恶心、心悸、出汗、视力模糊等征象，严重可出现急性左心衰竭。

2. **处理**

（1）一旦发生高血压危象，即给病人半卧位，氧气吸入，密切观察血压、神志、心率的变化。

（2）选用速效降压药物，如硝普钠、酚妥拉明。由静脉给药，尽快降低血压。

（3）有抽搐、躁动不安者可用安定、巴比妥类药物或水合氯醛保留灌肠。

（4）为减轻或减少脑水肿的发生，可经静脉应用脱水剂和利尿剂，以达到脱水、排钠、降低颅内压的目的。

（张　妍）

# 第四节　室间隔缺损

## 一、定义

室间隔缺损（ventricular septal defect）指室间隔在胚胎发育不全，形成异常交通，在心室水平产生左向右分流，它可单独存在，也可是某种复杂心脏畸形的组成部分。

## 二、疾病相关知识

### （一）流行病学

室间隔缺损占先天性心脏病的50%，是小儿最常见的先天性心脏病，约25%单独存在，其余合并其他畸形。

### （二）临床表现

1. **小型缺损** 患儿无症状，多在体检时意外发现。中型缺损体循环流量减少，影响生长发育，患儿多消瘦、乏力、多汗、气促、易患肺部感染和心力衰竭。

2. **大型缺损** 婴儿期即出现心衰、肺水肿，患儿表现呼吸急促、吮乳困难、苍白、出汗、肝脏增大，易患肺部感染。

### （三）治疗

内科治疗主要防治感染性心内膜炎，肺部感染和心力衰竭。外科治疗直视下行缺损修补术和室间隔缺损介入封堵术。

## 三、专科评估与观察要点

（1）观察并记录生命体征，特别观察呼吸方式、频率、深度以及双肺呼吸音。

（2）观察动脉压、静脉压、尿量维持心输出量在正常范围。

（3）给予合理的饮食指导，适当控制每餐进食量，以免过度饱餐加重心脏负担。

（4）密切观察病情变化，避免并发症的发生。

（5）减少患儿剧烈运动及哭闹，安静休息，避免缺氧。

（6）保证安全，防止意外事故发生，如烫伤和坠床。

## 四、护理问题

1. 疼痛　与手术创伤有关。
2. 有心输出量减少的危险　与心脏手术有关。
3. 清理呼吸道无效　与伤口疼痛影响咳嗽排痰有关。
4. 低效性呼吸型态　与手术、麻醉、呼吸机的使用、体外循环、术后伤口疼痛、不敢咳嗽有关。
5. 营养失调：低于机体需要量　与食欲减退、消化吸收不良所致的消耗增加有关。
6. 体温过高　与体温调节中枢紊乱、感染有关。
7. 潜在并发症　出血、感染、急性心脏压塞、肾功能不全、休克、脑功能障碍等。

## 五、护理措施

### （一）术前护理

1. 心理护理　向患儿家属解释室间隔缺损手术的必要性、手术方式、注意事项。鼓励大的患儿表达自身感受。针对个体情况进行针对性心理护理。鼓励病人家属和朋友给予患儿关心和支持。

2. 预防和控制感染　冬季注意患儿保暖，预防感冒及呼吸道感染。注意患儿口腔及皮肤卫生，勤剪指甲，勤换衣物，勤洗手。如果术前有呼吸道感染或皮肤、口腔感染容易增加术后发生感染性心内膜炎的风险，术前应使用足量有效的抗生素预防感染。特别是小婴幼儿反复肺炎，多次住院持续低热以及内科治疗效果不佳的患儿。

3. 营养支持　根据情况给予高蛋白、高热量、高维生素饮食，精心喂养，一定要保证充足的热量及补充必要的营养成分。指导家属正确喂养及添加辅食，减少零食的摄入。如贫血，可小剂量多次输血。

4. 控制病情预防并发症　患儿要注意休息，防止腹泻及感冒。及时观察血氧饱和度及患儿面色及皮肤颜色，避免患儿过度哭闹。

5. 术前常规准备　术前介绍手术前后的注意事项。协助完善心电图、B超、出凝血试验等相关术前检查。术日行药物过敏试验，术晨遵医嘱带入术中用药。术前抽取血标本送血库做血型交叉试验及配血备用。备皮。成人术前8～12小时禁食，儿童术前4～6小时禁食。术晨为患者更换清洁病员服，儿童更换儿童专用病员服。介入手术则是术晨在患儿左手建立静脉通道。患者清晨洗漱完毕后取下义齿、发卡、眼镜、手表等装饰物，长发女生应梳成两根辫子，并带手术帽。术晨与手术室人员进行患者、药物核对后，并送入手术室。

### （二）术后护理

1. 循环系统　手术患儿术后均必须给予心电监护，除常规监护心率、心律、血压、CVP外，应重点监护心律失常和保持适当的心排血量。心脏术后由于心肌损伤、水肿等原因，心律失常不可避免。心脏术后由于体外循环和利尿等原因，低钾血症发生率明显升高，是导致心律失常发生的另一重要原因，因而术后应动态观测血钾变化，酌情补钾。应按照"匀输液、出入平衡、量出为入、晶胶并举、水电平衡"原则决定液体输入情况。

2. 呼吸系统　全部患儿均需镇静、镇痛。小婴儿气管插管较小，为避免气道分泌物及气道黏膜干燥，应使用加温湿化装置。患儿病情稳定，可逐渐减少呼吸机频率，每次参数调整减少2～4次/分，同时减少镇静止痛剂用量，将呼吸末正压降至3～4cmH$_2$O，定时复查血气分析直至拔管。若长时间气管插管，拔管前先予地塞米松0.25mg/kg静脉滴注或肾上腺素雾化，拔管后继续雾化及体位引流。

3. 体征变化　密切注意生命体征变化，观察周围循环功能，皮肤色泽、温度、有无发绀、湿冷等。遵医嘱使用血管活性药物，微量泵泵入，保证药物剂量准确有效输入。观察药物作用、不良反应。

4. 保持呼吸道通畅　指导病人有效咳嗽，定时给患儿翻身叩背，协助排痰，预防肺部并发症。

5. 心包纵隔引流管护理　将引流管置于床旁一侧固定好，引流管需经常挤压，保持通畅。尤其是使用止血剂后更应注意挤压，防止血块堵塞。每小时记录 1 次引流量，如每小时出血过多应疑有活动性出血，如引流量突然减少或停止，应警惕引流管堵塞和心包堵塞。通常术后 48 小时引流量小于 5mL/小时，可以拔管。

6. 导尿管护理 术后患儿必须留置导尿管，导尿管要保持通畅，采用小刻度容器，计量每小时尿量，一般于术后 24 小时拔除导尿管。

7. 体温、心脏手术的患儿注意事项 术中降温至 28～30℃，深低温的患儿体温则降至 25℃，术毕升温至 35～36℃。进监护室后要做好保暖工作，以防体温不升。患儿易在术后 24 小时内出现反跳性高热，一旦出现高热，一般根据循环系统情况予以物理或药物降温，可用头部置软冰袋。

8. 伤口敷料 观察手术部位有无多量渗血，敷料有无脱落，若有渗血应进一步检查，对切口处皮肤保持清洁，密切观察伤口愈合情况。倾听患儿主诉，仔细观察临床表现。

9. 饮食护理 待患儿完全清醒后（4～6 小时）方可进食水，顺序为少量清开水、流质、半流质、普食，循序渐进。以高热量、高蛋白、富含维生素的食物为主。

10. 其他 肺高压危象的观察及护理辅助通气的时间应相对延长，肺高压的病人吸痰的时间间隔应延长。吸痰及拍背体疗的次数应减少到最低限度。尽可能减少刺激，必要时应用镇静剂，气管插管拔除后要保证充分给氧。密切监测呼吸状况及血氧饱和度。做好口腔护理、尿管护理，定时翻身。体位全身麻醉清醒前去枕平卧位，头偏向一侧。全身麻醉清醒后手术当日采取低半卧位，术后第 2～3 日采取半卧位为主，增加床上运动，活动后无心慌、气促及呼吸困难者可鼓励逐渐下床活动。

# 六、健康指导

## （一）活动

适当的活动，可促进先心病患儿的康复。不仅要积极配合医生的治疗，而且孩子出院后要注意心肺功能的恢复，避免做跑跳或过于剧烈的运动，防止造成心脏的负担。

## （二）饮食

适当补充营养，宜食有营养易消化的饮食，如面片、馄饨、稀饭，保证充足的蛋白质和维生素的摄入，如瘦肉、鱼、鸡蛋、水果、各种蔬菜，但不要暴饮暴食，易少量多餐，根据医生要求合理控制孩子的出入量。饮食还要注意清洁，以防腹泻加重病情。

## （三）用药

如果有出院带药处方，请家属认真听取如何正确服药，定期检查，观察药物的疗效和毒副反应等，并在医师的指导下根据情况调整用药剂量或停药、换药。

## （四）呼吸道管理

术后注意增强患儿的机体抵抗力，预防上呼吸道感染。

## （五）日常生活

注意房间的清洁，定时通风。尽量避免去人多的公共场合，避免与感冒的人群接触，避开吸烟区。

## （六）复查

一般 3 个月或半年左右复查一次即可。

## （七）心理护理

父母应该鼓励患儿战胜自我，不要自卑，可让患儿发展兴趣特长，转移注意力，增强自信，但不要过分溺爱。

# 七、护理结局评价

（1）患者呼吸形态得到改善。

（2）患者营养状态得到改善或维持。

（3）患者生命体征平稳。

（4）患者安全，无意外发生。

（5）患者术前未发生肺部感染和其他重要器官损害等并发症。

## 八、急重症的观察和处理

### （一）肺高压危象

1. 临床表现　极度烦躁、心率增快、四肢湿冷、尿少、CVP升高、肺动脉压升高、$SpO_2$下降等，及时通知医生。

2. 处理　吸痰前后使用镇静剂和糖皮质激素，使患儿充分安静，加强呼吸道管理，保持过度通气。纠正酸中毒，即纯氧呼吸囊给氧呼吸，保持绝对安静，增加或给予前列腺素E，硝酸甘油等血管扩张剂。

### （二）传导阻滞

1. 临床表现　膜部缺损边缘的心内膜继发性纤维化，压迫邻近传导束，产生完全性或不完全性传导阻滞。

2. 处理　术后要严密观察心电变化，发现异常及时通知医生。

（凌　娜）

# 第五节　完全性大动脉转位

## 一、定义

完全性大动脉转位指主动脉和肺动脉对调位置，主动脉瓣不像正常在肺动脉瓣的右后而在右前，接右心室；而肺动脉瓣在主动脉瓣的左后，接左心室。左右心房心室的位置，以及心房与心室的关系都不变。静脉血回右房、右室后出主动脉又到全身，而氧合血由肺静脉回左房、左室后仍出肺动脉进肺，使体循环与肺循环各走各路而失去循环互交的生理原则，其间必须有房缺、室缺或动脉导管未闭的交换血流，患婴方能暂时存活。

## 二、疾病相关知识

### （一）流行病学

本病是新生儿期最常见的发绀性先天性心脏病，发病率为0.2‰～0.3‰，占先天性心脏病的5%～7%，居发绀型先心病的第二位，男女比例为（2～4）：1，患有糖尿病母体的发病率较正常母体高达11.4倍，若不治疗约90%在1岁内死亡。

### （二）临床表现

1. 青紫　出现早，半数出生时即存在，绝大多数始于1个月内。随着年龄增长及活动量增加，青紫逐渐加重。青紫为全身性，若同时并发动脉导管未闭，则出现差异性紫，上肢青紫较下肢重。

2. 充血性心力衰竭　生后3～4周婴儿出现喂养困难、多汗、气促、肝大和肺部细湿啰音等进行性充血性心力衰竭等症状。患儿常发育不良。

### （三）治疗

手术治疗。

## 三、专科评估与观察要点

（1）呼吸形态。

（2）营养状况。

（3）术前有无发生肺部感染和其他重要器官损害。

## 四、护理问题

1. 低效性呼吸型态　与肺血增多、酸中毒、呼吸急促有关。

2. 活动无耐力　与组织器官缺氧有关。

3. 营养失调：低于机体需要量　与组织器官缺氧、消化吸收不良有关。

4. 潜在并发症：肺部感染　与组织缺氧和低灌注引起的重要器官衰竭有关。

## 五、护理措施

### （一）术前护理

（1）监测生命体征，尤其是测量上下肢血压和血氧饱和度。每天测 4 次体温、呼吸、脉搏，3 天后改为每天 1 次，测体温时要安排人专门看护以免发生意外。每周测量体重 1 次。

（2）调整患儿一般情况，改善低氧血症、酸中毒和肝肾功能。并发动脉导管未闭（PDA）的患儿术前只能低流量吸氧或不吸氧，高流量的氧气会使动脉导管的管壁肌肉收缩，使其关闭，因术前仅靠 PDA 分流氧含量较高的血液到体循环。一旦 PDA 关闭将导致患儿很快死亡。

（3）充足营养，母乳喂养，少量多餐。应该经常饮水，避免出汗过多或其他原因造成患儿脱水，血液浓缩而形成血栓。

（4）绝对卧床休息，限制患儿活动，保持大便通畅，以免加重缺氧。

（5）术前常规准备。

### （二）术后护理

1. 监测数据　持续监测生命体征、中心静脉压（CVP）、动脉血压（ABP）、左房压（LAP）、肺动脉压、氧饱和度、呼吸末 $CO_2$ 等，每 30～60 分钟记录一次。

2. 呼吸系统的监测　保持呼吸道通畅，给予呼吸机辅助呼吸，严密观察呼吸频率、胸廓起伏程度，听诊两肺呼吸音是否对称、清晰，及时吸出呼吸道分泌物。

3. 循环系统的监护　观察患儿面色、口唇颜色及末梢肢体温度。了解组织灌注情况，密切观察心电图变化。

4. 泌尿系统　每小时记录尿量，观察尿液的颜色、性质。测量尿比重了解肾功能情况。准确记录每小时出入量，注意出入液量是否平衡。

5. 维持水电解质酸碱平衡　观察患儿的囟门、眼睑、球结膜、皮肤皱褶，判断患儿体内水分部情况。输入液体均用微量注射泵控制，冲洗管道肝素液记入总入量，血液标本量，胃管引流量计入总出量，严格控制输液量。严密观察动脉血气。

6. 体温的监护　监测肛温，低体重儿或小婴儿予持续红外线辐射床保暖，患儿术后体温应控制在36～37℃复温时由于血管扩张可导致血压下降，在复温前应补足血容量。当出现发热反应时，以物理降温为主。如冰袋、降温毯等。

7. 管道护理　保持各管道通畅，15～30 分钟挤捏一次心包引流管和（或）纵隔引流管和（或）胸腔引流管，观察引流液颜色、温度、性状，防止形成心包填塞，及时发现术后出血。每小时用肝素冲洗桡动脉测压管道，保持术后早起有创压的持续监。

8. 呼吸道管理　气管内插管选择经鼻气管插管。经鼻插管具有耐受性好，带管时间长，易于固定和容易口腔护理等优点。每班测量并记录鼻尖或门齿至气管插管末端距离，牢固固定气管插管，确保导管位置正常。加强呼吸道管理，加强呼吸道湿化，及时吸痰，防止痰液阻塞气道。每小时听诊双肺呼吸音一次，及早发现病情变化。

9. 活动　各种引流管拔除后可根据病情鼓励患儿尽早离床活动，以促进早日康复，注意活动要循序渐进。

10. 饮食护理　因低温麻醉术后易引起肠麻痹，腹胀明显，有的患儿会呕吐频繁，给予插胃管，抽出胃内容物，肠蠕动恢复后予进流食。逐渐恢复正常饮食，加强营养。新生儿或小婴儿鼻饲喂养时应确定胃管位置，喂奶速度要慢，利用重力时空针中的奶滴入胃管，不适用空针推注或泵入的方式以防发生喂养过度及误吸。

# 六、健康指导

## （一）活动

各种引流管拔除后可根据病情鼓励患儿尽早离床活动，以促进早日康复，注意活动要循序渐进。

## （二）饮食护理

因低温麻醉术后易引起肠麻痹，腹胀明显，有的患儿会呕吐频繁，给予插胃管，抽出胃内容物，肠蠕动恢复后予进流食。逐渐恢复正常饮食，加强营养。新生儿或小婴儿鼻饲喂养时应确定胃管位置，喂奶速度要慢，利用重力时空针中的奶滴入胃管，不适用空针推注或泵入的方式以防发生喂养过度及误吸。

# 七、护理结局评价

（1）呼吸型态得到改善。

（2）营养状况得到改善或维持。

（3）术前未发生肺部感染和其他重要器官损害。

# 八、急危重症观察与处理

## （一）左心功能不全

1. 临床表现　心排血量下降，肢端湿冷，心率快，血压不稳定。

2. 处理　正性肌力药物、利尿剂、血管扩张剂的使用，主动脉球囊反搏。

## （二）心律失常

（1）室性期前收缩、室速、室颤、房室传导阻滞。

（2）处理

1）行血气分析，排除酸碱平衡紊乱、低氧等。

2）遵医嘱使用抗心律失常药物，首选利多卡因，观察药效及副反应。

3）电复律。

4）临时起搏器。

5）主动脉球囊反搏。

## （三）肾功能不全和衰竭

1. 临床表现　少尿、无尿。

2. 处理

（1）维持心排血量。

（2）扩张肾血管。

（3）肾功能不全应立即处理，及时透析。

（凌　娜）

## 第六节　法洛四联征

### 一、定义

法洛四联征（tetralogy of Fallot）包括室间隔缺损，肺动脉口狭窄，主动脉骑跨和右心室肥厚，是最常见的发绀型先天性心脏血管病。

### 二、疾病相关知识

#### （一）临床表现

（1）大部分病例于出生后数月出现发绀，重症出生后即显发绀，活动后气促，患儿常感乏力，活动耐力差，在剧烈活动，哭闹或清晨刚醒时可有缺氧发作：患儿突然呼吸困难、发绀加重，严重者可致抽搐、昏厥，活动时喜欢蹲踞也是本病的特征之一，蹲踞可增加体循环阻力，减少右心血向主动脉分流，从而增加肺循环血量，改善缺氧；蹲踞又可减少下半身的回心血量，减少心室水平右向左分流，提高体循环血氧含量，改善脑缺氧，少数病例可有鼻出血、咯血、栓塞或脑缺氧等症状。

（2）体征：发育较差，胸前部可能隆起，有发绀与杵状指（趾）。

#### （二）治疗

手术治疗，如无明显缺氧和发绀，生长发育不受影响，也可在1岁左右手术，这样既不影响肺血管床发育，防止右心室肥厚心肌纤维化，也可提高婴幼儿手术耐受性，提高手术成功率。

### 三、专科评估与观察要点

（1）呼吸形态。

（2）患营养状况。

（3）术前有无发生肺部感染和其他重要器官损害。

### 四、护理问题

1. 活动无耐力　与组织器官缺氧有关。

2. 营养失调：低于机体需要量　与组织器官缺氧、消化吸收不良有关。

3. 潜在并发症　缺氧发作、血栓形成。

### 五、护理措施

#### （一）术前护理

（1）监测生命体征，上、下肢血压。

（2）调整患儿一般情况，改善低氧血症、酸中毒和肝肾功能。

（3）充足营养，母乳喂养，少量多餐。

（4）注意多给患儿饮水，稀释血液，以免形成血栓。

（5）避免患儿剧烈哭闹，导致缺氧。

（6）术前吸氧3L/min，每天3次，每次30分钟，改善缺氧状况。

#### （二）术后护理

1. 呼吸系统监护　密切观察患者有无发绀、鼻翼翕动、点头或张口呼吸，注意呼吸的频率、节律、定时听诊呼吸音并记录。妥善固定和护理气管插管。保持呼吸道通畅。监测呼吸功能状态。

2. 维持有效循环容量和改善心功能　监测和记录出入量，每小时尿量及24小时总尿量。监测动脉血压，心功能，监测中心静脉压。观察有无心律失常。注意补液情况。观察皮肤色泽和温度。

3. 并发症的预防和护理　急性心脏压塞和急性肾功能不全的预防。

4. 术后营养　先小剂量喂牛奶，从 5mL 开始，根据消化情况，逐渐加量。静脉高营养，补充人体所需。

# 六、健康指导

## （一）饮食

结构合理，指导患者培养规律的饮食及排便习惯。

## （二）活动与休息

根据心功能恢复情况逐渐增加活动量。注意防寒保暖，避免呼吸道感染。

## （三）观察

家属应监测儿童有无气促、发绀、呼吸困难、尿量减少等症状，若发生任何异常情况，应及时就诊。

## （四）用药指导

用洋地黄类强心药者，应学会测脉搏。用利尿剂者，应测量尿量。

# 七、护理结局评价

（1）患者术前未发生缺氧发作和血栓形成。

（2）患者营养状况得到改善或维持。

# 八、急危重症的观察和处理

## （一）心律失常

1. 临床表现　室性期前收缩、室速、室颤、房室传导阻滞。

2. 处理

（1）行血气分析，排除酸碱平衡紊乱、低氧等。

（2）遵医嘱使用抗心律失常药物，首选利多卡因，观察药效及不良反应。

（3）电复律。

（4）临时起搏器。

（5）主动脉球囊反搏。

## （二）出血

1. 临床表现　伤口敷料持续有新鲜血液渗出。心包、纵隔引流量多。

2. 处理

（1）监测 ACT 值。

（2）使用止血药物。

（3）输注血小板、凝血因子等。

（4）药物治疗无效，应及时行再次手术。

（贺雅男）

第十章

# 肛肠外科疾病护理

## 第一节　结肠癌

结肠癌（carcinoma of colon）是消化道常见的恶性肿瘤，以41～65岁发病率高。在我国近20年来尤其是在大城市，发病率明显上升，有多于直肠癌的趋势。而直肠癌的发病率基本稳定。

### 一、病因

结肠癌的发病因素目前尚未明了，根据流行病学调查和临床观察分析，可能与下列因素有关。

1. 饮食因素　结肠癌的发病与摄入过多的动物脂肪及动物蛋白质，缺乏新鲜蔬菜及含膳食纤维的食品有一定的相关性，加之缺乏适度的体力活动，导致肠道蠕动功能减弱，肠道菌群改变，使粪便通过肠道的速度减慢，致癌物质与肠黏膜接触时间延长；此外，过多摄入腌制食品可增加肠道中的致癌物质，诱发结肠癌；而维生素、微量元素及矿物质的缺乏均可能增加结肠癌的发病概率。

2. 遗传因素　遗传易感性在结肠癌的发病中具有重要地位，临床上10%～15%的患者为遗传性结直肠肿瘤，如家族性腺瘤性息肉病（familial adenomatous polyposis，FAP）及遗传性非息肉性结肠癌。

3. 癌前病变　多数结肠癌来自腺瘤癌变，其中家族性息肉病和结肠绒毛状腺瘤癌变率最高，已被公认为癌前病变；而近年来结肠的某些慢性炎症改变，如溃疡性结肠炎、克罗恩病及血吸虫病肉芽肿与大肠癌的发生有密切关系，已被列为癌前病变。

### 二、病理生理和分型

1. 根据肿瘤的大体形态分型　如下所述。

（1）隆起型：肿瘤向肠腔内生长，呈结节状、菜花状或息肉样隆起，大的肿块表面易发生溃疡。好发于右半结肠，尤其是盲肠。

（2）溃疡型：肿瘤向肠壁深层生长且向四周浸润，中央形成较深的溃疡，溃疡基底部深达或超过肌层，是结肠癌常见的类型。

（3）浸润型：肿瘤沿肠壁环状浸润生长，局部肠壁增厚，易引起肠腔狭窄和肠梗阻。多发生于左半结肠，尤其是乙状结肠。

（4）胶样型：部分黏液腺癌的肿瘤组织可形成大量黏液，使得肿瘤剖面呈半透明的胶状，故称为胶样型。外形不一，既可呈隆起型，也可呈溃疡型，或表现为浸润性生长。

2. 组织学分型　显微镜下组织学常见分型：①腺癌：可进一步分为管状腺癌、乳头状腺癌、黏液腺癌、印戒细胞癌及未分化癌，其中管状腺癌为最多见的组织学类型；②腺鳞癌：肿瘤由腺癌细胞及鳞状细胞构成，分化程度为中度至低度。

3. 临床病理分期　国内一般应用我国1984年推出的Dukes改良分期方法，较为简单实用。

A期：癌肿仅限于肠壁，未超出浆膜层。又分为三期：A1，癌肿侵及黏膜或黏膜下层；A2，癌肿侵及肠壁浅肌层；A3，癌肿侵及肠壁深肌层，但未达浆膜。

B 期：癌肿穿透肠壁浆膜或侵及肠壁浆膜外组织、器官，无淋巴结转移。

C 期：癌肿侵及肠壁任何一层，但有淋巴转移。可分为两期：C1，淋巴转移仅限于癌肿附近；C2，癌肿转移至系膜和系膜根部淋巴结。

D 期：有远处转移或腹腔转移或广泛侵及邻近脏器而无法切除者。

4. 扩散和转移方式　如下所述。

（1）直接浸润：癌细胞可向 3 个方向浸润生长，环状浸润、肠壁深层及沿纵轴浸润，穿透肠壁后即可侵犯周围的组织器官。

（2）淋巴转移：这是大肠癌最主要的转移途径。可沿结肠上淋巴结、结肠旁淋巴结、系膜周围的中间淋巴结和系膜根部的中央淋巴结依次转移。

（3）血行转移：癌肿向深层浸润后，常侵入肠系膜血管。常见为癌细胞沿门静脉转移至肝，甚至进入体循环向远处转移至肺，少数可侵犯脑或骨骼。

（4）种植转移：癌细胞穿透肠壁后，脱落的癌细胞可种植在腹膜和腹腔其他器官表面，以盆腔底部、直肠前陷窝最常见。

当发生广泛腹腔转移时，可形成腹水，多为血性，并可在腹水中找到癌细胞。

# 三、临床表现

结肠癌早期常无明显特异性表现，容易被忽视。常可出现下列表现：

1. 排便习惯与粪便性状的改变　常为最早出现的症状，多表现为大便次数增多、大便不成形或稀便；当出现不全肠梗阻时，可表现为腹泻与便秘交替出现；由于癌肿表面已发生溃疡、出血及感染，所以患者常表现为便中带血、脓性或黏液性粪便。

2. 腹痛　也是早期常见的症状之一。腹部疼痛部位不确定，亦不剧烈，多表现为慢性隐痛或仅为腹部不适或腹部胀痛，易被忽视。当癌肿穿透肠壁引起局部炎症时，具有定位压痛及包块，腹痛常较明显；出现肠梗阻时，腹痛加重或阵发性腹部绞痛。

3. 腹部肿块　以右半结肠癌多见。肿块大多坚硬，位于横结肠或乙状结肠的癌肿可有一定活动度。若癌肿穿透肠壁并发感染，可表现为固定压痛的肿块。

4. 肠梗阻　多为结肠癌的中晚期症状。一般表现为慢性低位不全性肠梗阻，主要表现是腹胀和便秘，腹部胀痛或阵发性绞痛，进食后症状加重。当发生完全梗阻时，症状加剧，部分患者出现呕吐，呕吐物为粪样物。

5. 全身症状　由于患者长期慢性失血，癌肿表面溃烂、感染、毒素吸收等，可出现贫血、消瘦、乏力、低热等全身性表现。病情晚期可出现肝大、黄疸、腹水及恶病质表现等。

由于结肠癌的部位不同，临床表现也有区别。一般右半结肠癌多以肿块型伴溃疡为主，临床上以全身症状如贫血、消瘦、全身乏力及腹部包块为主；左半结肠癌多以浸润型为主，极易引起肠腔环形狭窄，因此左半结肠癌以肠梗阻、便秘、腹泻、便血等症状为显著。

# 四、实验室及其他检查

1. 实验室检查　如下所述。

（1）粪潜血试验：高危人群的初筛方法及普查手段，对结果呈阳性者进一步检查，可帮助及时发现早期病变。

（2）肿瘤标记物检查：癌胚抗原测定对结肠癌的诊断和术后监测较有意义，主要用于监测结肠癌的复发。

2. 影像学检查　如下所述。

（1）X 线钡剂灌肠或气钡双重对比造影检查：是结肠癌的重要检查方法。可观察到结肠壁僵硬、皱襞消失、存在充盈缺损及龛影。

（2）B 超和 CT 检查：有助于了解腹部肿块、腹腔内肿大淋巴结及有无肝转移等。

3. 内镜检查　包括直肠镜、乙状结肠镜或纤维结肠镜检查，可观察病灶的部位、大小、形态、肠腔狭窄的程度等，并可在直视下取活组织做病理学检查，以明确诊断。是诊断大肠癌最有效、最可靠的方法。

## 五、治疗要点

治疗原则是以手术切除为主，同时配合化学治疗、放射治疗等方法的综合治疗。

1. 手术治疗　手术方式的选择应综合考虑癌肿的部位、范围、大小、活动度及细胞分化程度等因素。

（1）根治性手术

1）结肠癌根治术：切除范围包括癌肿在内的两端肠管，一般要求距肿瘤边缘10cm，以及所属系膜和区域淋巴结。①右半结肠切除术：适用于盲肠、升结肠、结肠肝曲癌。对于盲肠和升结肠癌，切除范围包括10~20cm的回肠末段、盲肠、升结肠、右半横结肠和大网膜，以及相应的系膜、淋巴结，做回肠与横结肠端端或端侧吻合。对于结肠肝曲的癌肿，除上述范围外，须切除横结肠和胃网膜右动脉组的淋巴结。②横结肠切除术：适用于横结肠中部癌。切除范围包括全部横结肠、部分升结肠、降结肠及其系膜、血管、淋巴结和大网膜，行升结肠和降结肠端端吻合。③左半结肠切除术：适用于结肠脾曲癌、降结肠癌和乙状结肠癌。切除范围包括左半横结肠、降结肠、乙状结肠及其所属系膜、左半大网膜和淋巴结。④单纯乙状结肠切除术：适用于乙状结肠癌，若癌肿小，位于乙状结肠中部，而且乙状结肠较长者，同时切除所属系膜及淋巴结，做结肠、直肠端端吻合术。

2）经腹腔镜行结肠癌根治术：腹腔镜手术可减小创伤，减轻患者痛苦，减少术后并发症，从而加快患者康复，且有与传统手术方式相同的疗效，现已逐步在临床推广应用。

（2）结肠癌并发急性肠梗阻的手术：需在进行胃肠减压、纠正水和电解质紊乱以及酸碱平衡失调等积极术前准备后行急诊手术，解除梗阻。若为右半结肠癌可行一期切除；如患者全身情况差，则先作肿瘤切除、盲肠造口或短路手术以解除梗阻，待病情稳定后行二期根治性切除手术。若为左半结肠癌并发急性肠梗阻时，一般应在梗阻部位的近侧作横结肠造口，在肠道充分准备的条件下，再二期手术行根治性切除。

（3）姑息性手术：适用于局部癌肿尚能切除，但已有广泛转移，不能根治的晚期结肠癌病例，可根据患者全身情况和局部病变程度，作癌肿所在肠段局部切除及肠吻合术。晚期局部癌肿已不能切除时，为解除梗阻，可将梗阻近端肠管与远端肠管做端侧或侧侧吻合术，或梗阻近端做结肠造口。

2. 非手术治疗　如下所述。

（1）化学治疗：这是结肠癌综合治疗的一部分，也是根治术后的辅助治疗。术前化疗有助于缩小原发灶，使肿瘤降期，降低术后转移发生率，但不适用于Ⅰ期结肠癌；术后化疗则有助于控制体内潜在的血行转移，可提高5年生存率。目前多采用以5-氟尿嘧啶为基础的联合化疗方案。

（2）放射治疗：术前放疗可缩小癌肿体积、降低癌细胞活力及淋巴结转移，使原本无法手术的癌肿得以手术治疗，提高手术切除率及生存率，降低术后复发率。术后放疗仅适用于晚期癌肿、手术无法根治或局部复发的患者。

（3）中医中药治疗：应用补益脾肾、调理脏腑、清肠解毒、扶正的中药制剂。

（4）其他治疗：有基因治疗、导向治疗、免疫治疗等，但尚处于探索阶段。

## 六、常见护理诊断/问题

1. 焦虑、恐惧　与患者对癌症治疗缺乏信心，担心治疗效果及预后有关。

2. 营养失调：低于机体需要量　与恶性肿瘤高代谢及手术后禁食有关。

3. 知识缺乏　对诊断性检查认识不足，对术前肠道准备及术后注意事项（卧位、活动、饮食等）缺乏了解，缺乏大肠癌综合治疗、护理等方面的知识。

4. 潜在并发症　切口感染、吻合口瘘、肠粘连等。

# 七、护理措施

1. 术前护理　如下所述。

（1）心理护理：结肠癌患者对治疗及预后往往存在诸多顾虑，对疾病的康复缺乏信心。因此，术前应了解患者对疾病的认知程度，鼓励患者诉说自己的感受，暴露自己的心理，耐心倾听其因疾病所致的恐惧和顾虑。根据患者的心理承受能力，与家属协商寻求合适时机帮助其尽快面对疾病，介绍疾病的康复知识和治疗进展以及手术治疗的必要性，使其树立战胜疾病的信心，能积极配合治疗和护理。

（2）营养支持：术前鼓励患者进食高蛋白、高热量、高维生素易消化的少渣饮食，如鱼、蛋、瘦肉及乳制品等，根据患者的饮食习惯制定合理的食谱，保障患者的饮食营养供给。必要时，根据医嘱给予少量多次输血、白蛋白等，以纠正贫血和低蛋白血症。若患者出现明显脱水及急性肠梗阻，应及早给予静脉补液，纠正体内水、电解质紊乱及酸碱平衡失调，提高其对手术的耐受力。

（3）肠道准备：充足的肠道准备可以减少或避免术中污染，防止术后腹腔和切口感染，增加手术的成功率。具体做法包括以下几个方面：

1）饮食准备：①传统饮食准备：术前3日进少渣半流质饮食，如稀粥、面片汤等，术前1~2日起进无渣流质饮食，并给予番泻叶6g泡茶或蓖麻油30mL饮用，每日上午1次，以软化粪便促进排出。具体做法应视患者有无长期便秘及肠道梗阻等情况而定。②肠内营养：一般术前3天开始口服要素膳，每天4~6次，至术前12小时。要素膳的主要特点是化学成分明确，无须消化、可直接被胃肠道吸收利用、无渣。此种方法既可满足患者机体的营养需求，又可减少肠道粪渣形成，同时有利于肠黏膜的增生、修复，保护肠道黏膜屏障，避免术后因肠道细菌移位引发肠源性感染等并发症。

2）肠道清洁：肠道清洁一般在术前1日进行，现临床上多采用全肠道灌洗法，若患者年老体弱无法耐受或灌洗不充分时，可考虑配合洗肠。

导泻法：①高渗性导泻：常用制剂有甘露醇、硫酸镁等。主要利用其在肠道几乎不被吸收，口服后使肠腔内渗透压升高，吸收肠壁水分，使肠腔内容物剧增，肠蠕动增加，从而达到导泻的目的。因此，口服高渗性制剂后，一定要在1~2小时内饮水1 500~2 000mL，以达到清洁肠道的效果，否则易导致血容量不足。使用过程中要注意对年老体弱、心肾功能不全和肠梗阻者禁用。②等渗性导泻：临床常用复方聚乙二醇电解质散溶液。聚乙二醇是一种等渗、非吸收性、非爆炸性液体，通过分子中的氢键与肠腔内水分子结合，增加粪便含水量及灌洗液的渗透浓度，刺激小肠蠕动增加，导致腹泻。

灌肠法：可用1%~2%肥皂水、磷酸钠灌肠剂、甘油灌肠剂及等渗盐水等。其中肥皂水灌肠由于护理工作量大、效果差、易导致肠黏膜充血等，已逐渐被其他方法取代，或采用洗肠机洗肠。

3）口服肠道抗菌药物：多采用不能被肠道吸收的药物，如新霉素、甲硝唑等，抑制肠道细菌，预防术后并发症。同时因控制饮食及服用肠道抗菌药，使维生素K的合成和吸收减少，需补充维生素K。

（4）做好健康宣教及术前常规准备。

2. 术后护理　如下所述。

（1）病情观察：术后严密观察生命体征变化，早期每半小时测量一次血压、脉搏、呼吸，待病情稳定后改为每1~2小时监测一次或根据医嘱给予心电监护，术后24小时病情平稳后可延长间隔时间。

（2）体位与活动：清醒血压平稳后改半卧位，以利腹腔引流。术后早期，鼓励患者可在床上多翻身、活动四肢；2~3天后病情许可的情况下，协助患者下床活动，以促进肠蠕动的恢复，减轻腹胀，避免肠粘连及下肢静脉血栓的形成。

（3）引流管的护理：首先要保持各引流管通畅，防止受压、扭曲、堵塞，严密观察引流液的颜色、性质及量并详细记录，发现异常及时通知医师。

（4）做好基础护理：禁食期间口腔护理、雾化吸入每日2次，会阴护理每日1~2次，每1~2小时协助患者翻身拍背一次，防止并发症发生。

（5）饮食与营养

1）传统方法：禁食期间，根据医嘱给予静脉补充水、电解质及营养物质。术后48～72小时待肠功能恢复，肛门排气，拔除胃管后方可进食，先流质饮食，若无不良反应，改为半流食，术后1周可进少渣饮食，2周左右可进软食，继而普食，应给予高热量、高蛋白、丰富维生素、低渣的食物。

2）肠内营养：大量研究表明，术后早期（术后24小时）开始应用肠内营养支持，对改善患者的全身营养状况、维持胃肠道屏障结构和功能、促进肠功能恢复、增加机体的免疫功能、促进伤口及吻合口的愈合等均有益处。应根据患者个体情况，合理制定营养支持方案。

（6）术后并发症的观察、预防及护理

1）切口感染：术后监测患者体温变化及切口局部情况，如术后3～5日体温不但不降反而升高，局部切口疼痛、红肿，应警惕切口感染，要及时通知医生并协助处理。预防及处理：保持切口周围清洁、干燥，换药时严格无菌操作，敷料浸湿后应及时更换；根据医嘱预防性应用抗生素；若有感染发生，则应开放伤口，彻底清创，定时换药直至愈合。

2）吻合口瘘：术后严密观察患者有无腹痛、腹膜炎、腹腔脓肿等吻合口瘘的表现。预防及处理：积极改善患者营养状况；术后7～10天内禁忌灌肠，以避免刺激手术切口和影响吻合口的愈合；一旦发生，应立即报告医生并协助处理，包括禁食、胃肠减压、腹腔灌洗和引流，同时给予肠外营养支持。必要时做好急诊手术准备。

## 八、健康指导

1. 疾病预防　定期进行体格检查，包括粪潜血试验、肠道内镜检查等，做到早发现、早诊断、早治疗；积极预防和治疗结肠的各种慢性炎症及癌前病变，如结肠息肉、腺瘤、溃疡性结肠炎等；警惕家族性腺瘤性息肉病、遗传性非息肉病性结肠癌；保持饮食卫生，防止肠道感染；避免可诱发结肠癌的因素，多进食新鲜蔬菜、水果等多纤维素饮食，减少食物中的脂肪摄入量。

2. 活动　参加适量体育锻炼，注意劳逸结合，保持良好的体质，以利于手术及术后恢复，预防并发症的发生。

3. 环境与健康　建议患者戒烟，讲述吸烟对自己和他人的危害，保持环境空气清新。

4. 复查　每3～6个月定期门诊复查，行放、化疗的患者，要定期检查血常规，当出现血白细胞和血小板计数减少时，应暂停放、化疗。

（史　敏）

# 第二节　直肠癌

直肠癌（carcinoma of rectum）是乙状结肠与直肠交界处至齿状线之间的癌，是消化道的常见恶性肿瘤之一。流行病学特点为：①我国直肠癌的发病率比结肠癌高，直、结肠癌发病比率为1.2 ：1～1.5 ：1，最近的资料显示结肠癌、直肠癌发病率逐渐靠近，主要是结肠癌发病率增高所致；②中低位直肠癌所占的比例高，约占直肠癌的70%；③年轻人（<30岁）直肠癌比例高，占12%～15%。

## 一、病因

直肠癌的病因尚不明确，其可能的相关因素如结肠癌所述，包括：饮食及致癌物质，直肠慢性炎症，遗传易感性，以及癌前病变如家族性腺瘤病、直肠腺瘤，尤其是绒毛状腺瘤。腺瘤超过1.5cm癌变可能性升高。

## 二、病理生理与分型

1. 大体分型　也可分为肿块型、溃疡型、浸润型三型。

（1）肿块型：亦称髓样癌或菜花型癌。向肠腔内生长，瘤体较大，呈球型或半球型，似菜花样，向周围浸润少，预后较好。

（2）溃疡型：多见，占50%以上。形状为圆形或卵圆形，中心凹陷，边缘凸起，向肠腔深层生长并向周围浸润。早期可有溃疡，易出血，此型分化程度较低，转移较早。

（3）浸润型：亦称硬癌或狭窄型癌。癌肿沿肠壁浸润，使肠腔狭窄，分化程度低，转移早而预后差。

2. 组织学分型 ①腺癌：占75%～85%。癌细胞排列呈腺管或腺泡状。腺癌还可继续分为乳头状腺癌和管状腺癌。②黏液癌：由分泌黏液的癌细胞构成，癌组织内有大量黏液为其特征，预后较腺癌差。③未分化癌：癌细胞弥漫成片，呈团块状或不规则形，细胞较小，排列不整齐，形态较一致，预后差。

3. 临床病理分期 参照结肠癌分期。

4. 扩散与转移 如下所述。

（1）直接浸润：癌肿直接向肠管周围及肠壁深层浸润生长，癌肿浸润肠壁一周需1.5～2年。穿透肠壁后即可侵犯周围的组织器官，如膀胱、子宫等，下段直肠癌由于缺乏浆膜层的屏障保护，易向四周浸润，侵入附近脏器如前列腺、精囊腺、阴道、输尿管等。

（2）淋巴转移：是直肠癌主要的转移途径。上段直肠癌向上沿直肠上动脉、肠系膜下动脉及腹主动脉周围淋巴结转移。下段直肠癌（以腹膜反折为界）向上方和侧方转移为主。

（3）血行转移：癌肿侵入静脉后沿门静脉转移至肝；也可由髂静脉转移至肺，少数可侵犯脑或骨骼。

（4）种植转移：直肠癌种植转移的机会较小，上段直肠癌偶有种植转移发生。

# 三、临床表现

1. 症状 直肠癌早期多无明显特异性表现，仅有少量便血或排便习惯改变，易被忽视。当病情发展至癌肿破溃形成溃疡或感染时，才出现症状。

（1）直肠刺激症状：癌肿直接刺激直肠产生频繁便意，引起排便习惯改变，便前肛门下坠感、里急后重、排便不尽感；晚期可出现下腹痛。

（2）癌肿破溃感染症状：为直肠癌患者最常见的临床症状，80%～90%的患者在早期即出现便血。癌肿破溃后，可出现血性或黏液性大便，多附于大便表面；感染严重时出现脓血便。

（3）肠腔狭窄症状：癌肿增大和（或）累及肠管全周造成肠腔狭窄，初时大便变形、变细，癌肿造成肠管部分梗阻后，可表现为腹胀、阵发性腹痛、肠鸣音亢进，排便困难等。

（4）转移症状：当癌肿穿透肠壁，侵犯前列腺、膀胱时可发生尿道刺激征、血尿、排尿困难等；侵犯骶前神经则发生骶尾部、会阴部持续性剧痛、坠胀感。女性直肠癌侵犯阴道后壁，引起白带增多；若穿透阴道后壁，则可导致直肠阴道瘘，可见粪便及血性分泌物从阴道排出。发生远处转移时，可出现相应脏器的病理生理改变及临床症状。

2. 体征 低位直肠癌患者可通过直肠指检扪及肿块，质地较硬，不可推动。

# 四、实验室及其他检查

1. 粪潜血试验 简便易行，可作为高危人群的初筛方法及普查手段，对结果持续阳性者应进一步检查。

2. 直肠指检 是诊断直肠癌最重要和最直接的方法之一。凡遇患者有便血、大便习惯改变、大便变形等症状，均应行直肠指检。直肠指检可检查癌肿的部位，距肛缘的距离及癌肿的大小、范围、固定程度与周围组织的关系等。

3. 内镜检查 可通过直肠镜、乙状结肠镜或结肠镜检查。观察病灶的部位、大小、形态、肠腔狭窄的程度等，并可在直视下取活组织做病理学检查，是诊断直肠癌最有效、最可靠的方法。有泌尿系统症状的男性患者，则应行膀胱镜检查，以了解肿瘤浸润程度。

4. 影像学检查　如下所述。

（1）B超和CT检查：有助于了解直肠癌的浸润深度及淋巴转移情况。还可提示癌肿是否侵犯邻近组织器官或有无肝、肺转移等。

（2）MRI检查：对直肠癌的分期及术后盆腔、会阴部复发的诊断较CT优越。

# 五、治疗要点

手术切除仍是直肠癌的主要治疗手段，同时配合化疗、放疗等综合治疗可在一定程度上提高疗效。

1. 手术治疗　如下所述。

（1）直肠癌根治术：切除的范围包括癌肿及足够的两端肠段、已侵犯的邻近脏器的全部或部分、四周可能被浸润的组织及全直肠系膜和淋巴结。根据直肠癌肿所在部位、大小、活动度及细胞分化程度等，选择不同的手术方式。

1）局部切除术：适用于瘤体直径≤2cm、分化程度高、局限于黏膜或黏膜下层的早期直肠癌。手术方式主要有：①经肛门局部切除术；②经骶后径路局部切除术；③经前路括约肌途径局部切除术。

2）腹会阴联合直肠癌根治术（abdominal perineal resection，APR）：Miles手术，原则上适用于腹膜反折以下的直肠癌。切除范围包括乙状结肠远端、全部直肠、肠系膜下动脉及其区域淋巴结、全直肠系膜、肛提肌、坐骨直肠窝内脂肪、肛管及肛门周围约5cm直径的皮肤、皮下组织及全部肛门括约肌，乙状结肠近端在左下腹做永久性人工肛门。

3）经腹腔直肠癌切除术：或称直肠低位前切除术（low anterior resection，LAR），即Dixon手术，原则上适用于腹膜反折以上的直肠癌。一般要求癌肿距肛缘5cm以上，远端切缘距癌肿下缘3cm以上。切除乙状结肠和直肠大部，做直肠和乙状结肠端端吻合。由于吻合器和闭合器的使用，亦有更近距离的直肠癌行Dixon手术的报道。

4）经腹直肠癌切除、近端造口、远端封闭手术（Hartmann手术）：适用于因全身一般情况差，不能耐受Miles手术或急性梗阻不易行Dixon手术的直肠癌患者。

5）其他：近年来，腹腔镜下行Miles手术和Dixon手术已逐步在临床推广，腹腔镜手术具有创伤小，恢复快的优点，但对淋巴结清扫，周围被侵犯脏器的处理尚有争议。直肠癌侵犯子宫时，一并切除受侵犯的子宫，称为后盆腔清扫；若直肠癌浸润膀胱，可行直肠和膀胱（男性）或直肠、子宫和膀胱切除，称为全盆腔清扫。

（2）姑息性手术：晚期直肠癌患者发生排便困难或肠梗阻时，可行乙状结肠双腔造口，以缓解症状，延长患者生存时间。

2. 非手术治疗　如下所述。

（1）化疗：作为根治性手术后的辅助治疗。用于处理残存癌细胞或隐性病变，以提高术后5年生存率。目前多采用以5-氟尿嘧啶为基础的联合化疗方案。

（2）放疗：术前放疗可缩小癌肿体积、降低癌细胞活力及减少淋巴结转移，使原本无法手术的癌肿得以手术治疗，提高手术切除率及生存率。术后放疗仅适用于晚期患者、手术无法根治或局部复发者。

（3）局部治疗：对于低位直肠癌造成肠管狭窄且不能手术切除的患者，可采用电灼、液氮冷冻及激光烧灼等方法治疗，以改善症状。

（4）其他治疗：中医中药、基因治疗、导向治疗、免疫治疗及生物治疗等方法。

# 六、常见护理诊断/问题

1. 焦虑/恐惧　与对癌症治疗缺乏信心及担心结肠造口影响生活、工作有关。

2. 营养失调：低于机体需要量　与恶性肿瘤慢性消耗、手术创伤及放、化疗反应有关。

3. 自我形象紊乱　与做永久结肠造口及控制排便能力丧失有关。

4. 知识缺乏　缺乏有关术前准备、术后注意事项及结肠造口自我护理知识。

# 七、护理措施

1. 术前护理　如下所述。

（1）心理护理：直肠癌患者往往对治疗存在很多顾虑，对疾病的康复缺乏信心。因此，应关心体贴患者，指导患者及家属通过各种途径了解疾病的发生、发展及治疗护理方面的新进展，树立其战胜疾病的勇气和信心。对需做结肠造口者，术前可通过图片、模型或实物等向患者解释造口的目的、部位、功能、术后可能出现的情况以及相应的处理方法，说明造口手术只是将排便出口由肛门转移到了左下腹，对消化功能并无影响，只要学会如何护理造口，正确使用相关护理器材，保持乐观态度，不会影响工作和生活；必要时，可安排治疗有效的同种病例患者与之交谈，寻求可能的社会支持以帮助患者增强治疗疾病的信心，提高其适应能力。同时，争取家人及亲属的配合，从多方面给予患者关心及心理支持。

（2）营养支持：鼓励患者进食高蛋白、高热量、高维生素、易消化的少渣饮食，或根据医嘱给予肠内或肠外营养，并做好相应护理；也可少量多次输血、输蛋白等，以纠正贫血和低蛋白血症。

（3）肠道准备：参见结肠癌患者术前肠道准备。

（4）阴道冲洗：女患者若肿瘤已侵犯阴道后壁，术前3日每晚需冲洗阴道。

2. 术后护理　如下所述。

（1）体位及活动：病情平稳后取半卧位，以利于呼吸和腹腔引流。术后早期，鼓励患者可在床上多翻身、活动四肢，预防压疮及下肢静脉血栓的形成；后期在病情许可的情况下，鼓励并协助患者下床活动，以促进肠蠕动的恢复，减轻腹胀，避免肠粘连。

（2）病情观察：术后严密观察患者生命体征变化，根据病情定时监测或根据医嘱给予心电监护，待病情平稳后可延长间隔时间；同时，观察腹部及会阴部伤口敷料，注意有无渗血、渗液，若渗血较多，应估算渗出量并做好记录，及时通知医师给予处理。

（3）引流管的护理

1）胃肠减压管一般放置48～72小时，至肛门排气或结肠造口开放时可拔管。

2）留置导尿管：注意保持尿道口清洁，每日进行会阴护理1～2次；留置导尿管期间应保持导尿管通畅，避免扭曲、受压，并观察尿液颜色、性状和量，若出现脓尿、血尿等，要及时处理；直肠癌术后导尿管放置时间一般为1～2周，拔管前先试行夹管，每4～6小时或患者有尿意时开放，以训练膀胱舒缩功能，防止排尿功能障碍。

3）骶前腹腔引流管一般引流5～7天，引流量少、色清后方可拔除，周围敷料有湿透时及时换药。

（4）饮食与营养：见结肠癌患者护理。

（5）结肠造口的护理

1）造口开放前护理：肠造口周围用凡士林纱条保护，一般术后3天予以拆除，护理时要及时擦洗肠道分泌物、渗液等，外层敷料浸湿后及时更换，防止感染。同时观察造口黏膜血运情况，注意有无造口出血、坏死及造口回缩等。

2）观察造口情况：①造口活力：造口的活力是根据造口黏膜的颜色来判断的，正常造口的颜色呈牛肉色或粉红色，表面平滑且湿润。如果造口颜色苍白，可能患者的血红蛋白低；造口暗红色或淡紫色可能是造口黏膜早期缺血的表现；若外观局部或完全肠管变黑，表示肠管发生了缺血坏死。②高度：造口理想的高度为1～2cm，这样在粘贴造口用品时能较好地将造口周围皮肤保护周密，且易于排泄物的收集。③形状及大小：造口的形状一般为圆形或椭圆形，个别为不规则形。造口的大小可用尺子或造口量度板测量，圆形测量直径，椭圆形测量最宽和最窄点，不规则形可用图形表示。

3）指导造口护理用品的使用方法：①造口袋的选择：根据患者情况和造口大小选择适宜的造口袋，乙状结肠或小肠单端造口患者，选用普通一件式或二件式造口袋；横结肠或结肠襻式造口患者，选用底盘足够大的造口袋。②造口袋的正确使用与更换：自上而下取下造口袋，动作轻柔，以免损伤皮肤；用等渗盐水或温开水清洁造口及其周围皮肤，用清洁柔软的毛巾或纱布轻柔擦拭并抹干，测量造大小、形状，裁剪合适的造口底盘，开口一般比造口大 1~2mm 即可；同时观察造口黏膜情况，有异常情况及时处理：如造口局部有出血或皮肤有过敏、溃破情况，可先用造口护肤粉适量喷洒，再用纸巾将多余的保护粉扫除。撕去底盘粘胶保护纸，按照造口位置由下而上将一件式或二件式造口袋底盘紧密贴在造口周围皮肤上，关闭造口袋底部排放口。如为二件式造口袋，贴好底盘后，对准连接环，手指沿着连接环由下而上将袋子与底盘按紧，当听到轻轻的"咔嗒"声，说明袋子与底盘已安全连接好。如果有锁扣的造口袋，安装前使锁扣处于开启状态，装上袋子后，两指捏紧锁扣，然后轻拉袋子，检查是否扣牢。③造口袋的清洁：当造口袋内充满三分之一的排泄物时，须及时更换清洁袋。用等渗盐水或温开水清洁皮肤，擦干后涂上皮肤保护膜，以保护皮肤，防止局部炎症、糜烂；同时观察造口周围皮肤有无湿疹、充血、水泡、破溃等。

4）培养患者的自理能力：与患者及家属共同讨论进行造口护理时可能出现的问题及解决方法，并适时予以鼓励，增强其自信心，促使其逐步获得独立护理造口的能力；在进行造口护理时，鼓励家属在旁边协助，以消除其厌恶情绪。当患者及家属熟练掌握造口护理技术后，应进一步引导其自我认可，以逐渐恢复正常生活、参加适量的运动和社交活动。

5）饮食指导：造口患者无须忌食，均衡饮食即可。但要注意以下几点：①进食易消化的饮食，防止因饮食不洁导致食物中毒或细菌性肠炎等引起腹泻；②调节饮食结构，少食洋葱、大蒜、豆类、碳酸饮料等可产生刺激性气味或胀气的食物，以免因频繁更换造口袋影响日常生活和工作；③应以高蛋白、高热量、丰富维生素的少渣食物为主，以使大便成形；④避免食用导致便秘的食物。

（6）预防造口及其周围并发症

1）造口出血：多为肠造口黏膜与皮肤连接处的毛细血管及小静脉出血或肠系膜小动脉结扎线脱落所致。少量出血时，可用棉球或纱布稍加压迫止血，或用 1% 肾上腺素溶液浸湿的纱布压迫或用云南白药粉外敷；如肠系膜小动脉出血，应拆开 1~2 针黏膜皮肤缝线，找寻出血点加以钳扎，彻底止血。

2）造口缺血性坏死：往往发生在术后 24~48 小时。多由于损伤结肠边缘动脉，提出肠管时牵拉张力过大、扭曲及压迫肠系膜血管导致供血不足，造口孔太小或缝合过紧所致。所以，造口术后 48 小时内，要密切观察造口血运情况，如发现造口黏膜呈暗红色或紫色时，应及时通知医师，协助处理。

3）皮肤黏膜分离：常由于造口局部缺血性坏死、缝线脱落所致。对于分离表浅、渗液少的造口，用等渗盐水清洁后，可给予粉状水胶体涂上后再用防漏膏遮挡后贴上造口袋；如分离部分较深，渗液多宜选用藻酸盐敷料填塞再用防漏膏遮挡后贴上造口袋。

4）粪水性皮炎：多由于造口位置差、造口护理技术不恰当等导致大便长时间刺激皮肤所致。检查刺激源并去除原因，针对个体情况，指导患者使用合适的造口用品及采用正确的护理方法。

## 八、健康指导

（1）给予患者饮食指导：无须忌食，均衡饮食即可；多食新鲜蔬菜水果；少吃易产生气体和气味大的食物。

（2）指导结肠造口患者学会造口的自我护理及造口用品的正确使用方法。

（3）活动：为了保持身体健康及生理功能，可维持适度的运动，如游泳、跑步等。但要避免碰撞类及剧烈运动，如打篮球、踢足球、举重等。必要时在患者运动时要用造口腹带约束，以增加腹部支撑力。

（4）定期复查：出院后 3~6 个月复查一次，指导患者坚持术后治疗。造口患者最少每 3 个月复诊一次，由造口治疗师评估肠造口有无改变。

（5）其他同结肠癌护理。

（曾　丹）

# 第三节　痔

痔（hemorrhoid）是常见的肛肠疾病，任何年龄均可发病，但随年龄增长，发病率增高。

# 一、病因

常由多种因素引起，目前得到广泛认可的主要学说：

1. 肛垫下移学说　肛垫是位于肛管和直肠黏膜下的组织垫，起着肛门垫圈的作用，可协助肛管闭合，调节排便。正常情况下，肛垫在排便时被推挤下移，排便后可自行回缩至原位；若存在反复便秘、妊娠等引起腹内压增高的因素，则肛垫中的纤维间隔逐渐松弛，逐渐向远侧移位，并伴有静脉丛充血、扩张、融合，从而形成痔。

2. 静脉曲张学说　直肠静脉是门静脉的属支，其解剖特点是无静脉瓣，血液易于淤积而使静脉扩张，加之直肠上下静脉丛壁薄、位置表浅，末端直肠黏膜下组织松弛，都有利于静脉扩张。任何引起腹内压增高的因素，如经常便秘、妊娠、前列腺肥大及盆腔内巨大肿瘤等均可阻滞直肠静脉回流，导致血液淤滞、静脉扩张以及痔的形成。

此外，长期饮酒和进食大量刺激性食物可使局部充血；肛腺及肛周感染也可引起静脉周围炎使肛垫肥厚；营养不良可使局部组织萎缩无力；以上因素均可诱发痔的发生。

# 二、病理及分类

根据痔所在部位的不同可分为内痔（internal hemorrhoid）、外痔（external hemorrhoid）和混合痔（mixed hemorrhoid）。

1. 内痔　由齿状线上方的直肠上静脉丛形成，表面有直肠黏膜覆盖。内痔的好发部位为截石位3、7、11点处，基底较宽，常有便血及脱垂史。

2. 外痔　由齿状线下方的直肠下静脉丛形成，表面有肛管皮肤覆盖。常见的有血栓性外痔、结缔组织性外痔、静脉曲张性外痔及炎性外痔。

3. 混合痔　位于齿状线附近，由直肠上静脉和直肠下静脉丛之间彼此吻合相通的静脉丛形成。

# 三、临床表现

1. 内痔　主要表现为便血及痔块脱出。无痛性间歇性便血是其特点，便血较轻时表现为粪便表面附血或便纸带血，出血量小；严重者出现喷射状出血，长期出血患者可发生贫血；若发生痔脱出嵌顿，出现水肿、感染时，则有不同程度的疼痛。内痔分为4度：Ⅰ度：无明显自觉症状，排便时出血，便后出血自行停止，无痔块脱出；Ⅱ度：常有便血，排便时痔块脱出肛门外，排便后自行回复；Ⅲ度：偶有便血，排便时痔块脱出，或在劳累后、步行过久、咳嗽时也脱出，不能自行还纳，需用手辅助；Ⅳ度：偶有便血，痔块长期脱出肛门外，不能还纳或还纳后又脱出。

2. 外痔　主要表现为肛门不适感、常有黏液分泌物流出、有时伴有局部瘙痒。若形成血栓性外痔，则有剧烈性疼痛，排便、咳嗽时加剧，数日后可减轻；在肛门表面可见红色或暗红色硬结，表面皮肤水肿、质硬、压痛明显。

3. 混合痔　兼有内痔和外痔的表现，严重时可呈环形脱出肛门，呈梅花状，又称环状痔；若发生嵌顿，可引起充血、水肿甚至坏死。

# 四、实验室及其他检查

肛门镜检查可确诊，不仅可见肛管齿状线附近突出的痔，还可观察到直肠黏膜有无充血、水肿、肿块等。

# 五、治疗要点

无症状痔无须治疗；有症状痔的治疗，目标在于减轻及消除症状而非根治。首选保守治疗，无效或不宜保守治疗时才考虑手术治疗。

1. 非手术治疗　如下所述。

（1）一般治疗：适用于初期无症状的痔。主要措施：①养成良好的饮食习惯，增加膳食纤维的摄入，改变不良的排便习惯，保持大便通畅；②便后热水坐浴改善局部血液循环；③肛门内注入消炎止痛的油膏或栓剂，以润滑肛管、促进炎症吸收、减轻疼痛；④血栓性外痔可先局部热敷，再外敷消炎止痛药物，若疼痛不缓解再行手术；⑤嵌顿痔初期，应尽早手法复位，将痔核还纳肛门内。

（2）注射疗法：用于Ⅱ、Ⅲ度出血性内痔的治疗效果较好。方法为将硬化剂注射入痔基底部的黏膜下层，产生无菌性炎症反应、组织纤维化，使痔核萎缩。

（3）胶圈套扎疗法：适用于Ⅱ、Ⅲ度内痔的治疗，通过器械在内痔根部套入一特制的胶圈，利用胶圈的弹性回缩力将痔的血液供应阻断，使痔缺血、坏死、脱落而治愈。

（4）红外线凝固治疗：适用于治疗Ⅰ、Ⅱ度内痔。通过红外线直接照射痔块的基底部，产生黏膜下纤维化，固定肛垫，减少脱出。术后常有少量出血，且复发率高，临床少用。

（5）多普勒超声引导下痔动脉结扎治疗：适用于Ⅱ、Ⅲ、Ⅳ度内痔。采用带有多普勒超声探头的直肠镜，于齿状线上方探测痔上方的动脉并进行结扎，通过阻断痔的血液供应达到缓解症状的目的。

（6）其他治疗：包括冷冻疗法、枯痔钉疗法等。

2. 手术治疗　当保守治疗不满意、痔核脱出严重、套扎治疗失败时，手术切除是最好的治疗方法。手术方法包括：痔单纯切除术、外剥内扎术、痔环行切除术、吻合器痔上黏膜环切术和血栓性外痔剥离术。

## 六、常见护理诊断/问题

1. 疼痛　与血栓形成、痔块嵌顿、术后创伤等有关。
2. 便秘　与不良饮食及排便习惯等有关。
3. 潜在并发症　尿潴留、贫血、肛门狭窄、创面出血、切口感染等。

## 七、护理措施

1. 非手术治疗的护理、术前护理　如下所述。

（1）饮食与活动：指导患者调整饮食结构，嘱患者多吃新鲜水果、蔬菜及含粗纤维食物，增加饮水量，少吃辛辣食物及少饮酒；保持规律的生活起居，养成定时排便的习惯，适当增加活动量，以促进肠蠕动，避免久站、久坐、久蹲。

（2）热水坐浴：保持局部清洁舒适，便后及时清洁，必要时可用温热水或1∶5 000的高锰酸钾溶液坐浴，温度控制在43～46℃，每次20～30分钟，每日2～3次。可有效改善局部血液循环，减轻疼痛症状，预防病情恶化及并发症。

（3）痔块回纳：嵌顿性痔应及早进行手法复位，注意动作轻柔，避免损伤；血栓性外痔者局部应用消炎止痛栓或软膏。

（4）纠正贫血：观察排便时有无出血，出血量、颜色、便血持续时间。长期反复出血会导致贫血，严重贫血者遵医嘱给予输血。患者在排便或坐浴时应有人陪护，以免因贫血头晕而跌倒受伤。

（5）术前准备：给予心理支持，缓解患者紧张情绪，指导患者进少渣饮食，术前排空大便，根据医嘱服用导泻剂，必要时灌肠，做好常规术前准备。

2. 术后护理　如下所述。

（1）病情观察：由于创面容易渗血或因结扎线脱落造成出血，需定时观察患者意识、面色、脉搏及血压变化，并观察伤口敷料是否干燥整洁，如有渗液、渗血，应记录其量和颜色，渗血较多时及时通知医生，协助处理。

（2）饮食及活动：术后1～2日应以无渣或少渣流食为主，如藕粉、莲子羹、稀粥、面条等。术后24小时后鼓励患者可在床上多翻身、活动四肢，预防压疮及下肢静脉血栓的形成，后期在病情许可的情况下，鼓励并协助患者下床活动，以促进肠蠕动的恢复，减轻腹胀，避免肠粘连。伤口愈合后可恢复正常工作、学习和劳动，但要避免久站或久坐。

（3）控制排便：告知患者术后早期会存在肛门下坠感或有便意，这是敷料刺激所致；术后3日内尽量避免解大便，促进伤口愈合，可于术后 48 小时内口服阿片酊以减少肠蠕动，控制排便。之后要保持大便通畅，防止用力排便，崩裂伤口。若有便秘，可口服液体石蜡或其他缓泻剂，但忌灌肠。

（4）疼痛护理：由于肛周神经末梢丰富，或因肛门括约肌痉挛、排便时粪便对创面的刺激、敷料填塞过紧等，所以大多数肛门手术患者创面疼痛剧烈，护理时应判断疼痛原因，给予相应处理，如使用止痛药、去除多余敷料，给予患者心理安慰，分散其注意力，以减轻疼痛。

（5）并发症的观察及护理

1）尿潴留：术后 24 小时内，每 4～6 小时嘱患者排尿一次。避免因手术、麻醉、肛门内敷料填塞过紧或术后伤口疼痛等因素造成尿潴留。若术后 8 小时患者仍未排尿且感下腹胀满、隆起时，可行诱导排尿，或肌内注射胺甲酰胆碱、针刺等，必要时给予导尿。

2）创面出血：术后 24 小时内，患者可在床上翻身、适当活动四肢等，但不宜过早下床，以免创面疼痛及出血。术后 24 小时之后可适当下床活动，逐渐延长活动时间，并指导患者进行轻体力活动。伤口愈合后可恢复正常工作、学习和劳动，但要避免久站或久坐。

3）术后切口感染：术前完善肠道准备；及时纠正贫血，提高机体免疫力；加强术后会阴部护理，保持肛门周围清洁，每次排便后可用 1：5 000 的高锰酸钾溶液温水坐浴。

4）肛门狭窄：多为术后瘢痕挛缩所致。术后应注意观察患者有无排便困难及大便变细，以排除肛门狭窄。为防止狭窄，术后 5～10 日内可行扩肛治疗。

## 八、健康指导

（1）养成良好的饮食和定时排便习惯，平时多吃新鲜蔬菜、水果，保持大便通畅。忌酒和辛辣食物。

（2）出院时如创面尚未完全愈合，应坚持每日温水坐浴，保持创面干净，促进伤口早日愈合。

（3）若出现排便困难，应及时去医院就诊，有肛门狭窄者行肛门扩张。

（程文凤）

# 第四节　肛裂

肛裂（anal fissure）是指齿状线以下肛管皮肤全层裂伤后形成的经久不愈的小溃疡，是一种常见的肛管疾病之一，多见于青、中年人。

## 一、病因

病因尚未明确，可能与多种因素有关，但直接的原因大多是由于慢性便秘、粪便干结导致排便时肛管及其皮肤层的损伤。肛裂好发部位为肛管后正中线，此处肛管外括约肌浅部在肛管后方形成的肛尾韧带较坚硬，伸缩性差，且排便时肛管后壁承受压力最大。

## 二、临床表现

急性肛裂大多病程短，裂口新鲜，边缘整齐，底浅、色红、无瘢痕；而慢性肛裂因反复发作、感染，基底深且不整齐，呈灰白色，质硬，边缘纤维化增厚。肛裂常为单发的纵行、梭形溃疡或感染裂口，裂口上端的肛瓣和肛乳头水肿，形成肥大肛乳头；下端皮肤因炎性水肿及静脉、淋巴回流受阻，形成袋状皮垂突出于肛门外，形似外痔，称"前哨痔"。肛裂、"前哨痔"、肥大肛乳头常同时存在，称肛裂"三联征"。

1. 症状　肛裂患者大多有长期便秘病史，典型的临床表现为疼痛、便秘和便血。

（1）疼痛：为肛裂主要症状，疼痛剧烈，有典型的周期性。由于排便时干硬粪块刺激神经末梢，立刻引起肛门烧灼样或刀割样疼痛，称为排便时疼痛；便后数分钟疼痛缓解，称疼痛间歇期。随后因肛门括约肌出现反射性痉挛，再次发生剧痛，时间较长，持续 30 分钟至数小时，直到括约肌疲劳、松弛后疼痛缓解，以上称肛裂疼痛周期。

（2）便秘：肛裂形成后患者因惧怕疼痛而不愿排便，故而加重便秘，粪便更加干结，便秘又可使肛裂加重，形成恶性循环。

（3）便血：由于排便时粪便擦伤溃疡面或撑开撕拉裂口，故创面常有少量出血，可见粪便表面有少量新鲜血迹或滴血，大出血少见。

2. 体征　典型体征是肛裂"三联征"，若在肛门检查时发现此体征，可明确诊断。已确诊者一般不宜行直肠指诊或肛门镜检查，以免增加患者痛苦，如确需检查时，需在局部麻醉下进行。

## 三、治疗要点

软化大便，保持大便通畅；解除肛门括约肌痉挛，缓解疼痛，中断恶性循环，促使创面愈合。

1. 非手术治疗　具体措施：服用通便药物，如口服缓泻剂或液状石蜡，润滑干硬的粪便；局部坐浴，用 1：5 000 的高锰酸钾溶液温热水坐浴，保持肛门周围清洁，改善局部血液循环，解除括约肌痉挛及其所致疼痛，促进炎症吸收；肛管扩张，方法为局部麻醉后，用示指和中指循序渐进、持续地扩张肛管，使括约肌松弛，疼痛消失，创面扩大，促进溃疡愈合。

2. 手术治疗　适用于经久不愈、非手术治疗无效且症状较重的陈旧性肛裂，手术方法包括肛裂切除术和肛管内括约肌切断术（internal anal sphincterotomy），现临床上已较少使用肛裂切除术。

## 四、常见护理诊断/问题

1. 疼痛　与排便时肛门扩张及肛管括约肌痉挛、手术创伤有关。
2. 便秘　与患者惧怕疼痛不愿排便有关。
3. 潜在并发症　出血、尿潴留、大便失禁等。

## 五、护理措施

1. 给予心理支持　向患者讲解肛裂相关知识，给予患者安慰及心理支持，鼓励患者克服因惧怕疼痛而不敢或不愿排便的情绪，使其能配合治疗。

2. 保持大便通畅　长期便秘是肛裂的主要原因，因此，应鼓励并指导患者养成每日定时排便的习惯，进行适量的户外锻炼，必要时可服用缓泻剂，服用缓泻剂，如液状石蜡、果导片等，也可选用中药大黄、番泻叶等泡茶饮用，以润滑、松软大便并促进排便。

3. 饮食调整　鼓励患者多饮水，增加膳食中新鲜水果、蔬菜及含粗纤维食物，少饮酒，少吃或忌食辛辣和刺激性食物，少食高热量零食，以促进胃肠蠕动，防止便秘。

4. 术后常见并发症的预防和护理　如下所述。

（1）切口出血：多发生于术后 1~7 天，多因术后便秘、猛烈咳嗽等导致创面裂口、出血。预防措施：保持大便通畅，防止便秘；注意保暖，预防感冒；避免腹内压升高的因素如剧烈咳嗽、用力排便等。同时观察伤口敷料是否有渗血，渗血较多时应紧急压迫止血并及时通知医生。

（2）尿潴留：鼓励患者术后尽早自行排尿，对尿潴留的患者应给予诱导排尿，或肌内注射胺甲酰胆碱、针刺等，必要时给予导尿。

（3）排便失禁：注意观察患者每天排便次数、量及性状。若有肛门括约肌松弛，可于术后第 3 天开始指导患者进行提肛运动；如为完全大便失禁，则应做好臀部皮肤护理，保持局部清洁、干燥，及时更换床单位，避免压疮发生，必要时行肛门成形手术。

其余参考痔围术期护理。

## 六、健康指导

（1）养成良好的饮食和定时排便习惯，平时多吃新鲜蔬菜、水果保持大便通畅。忌酒和辛辣食物。

（2）出院时如创面尚未完全愈合，应坚持每日热水坐浴，保持创面干净，促进伤口早日愈合。

（3）出院后发现异常，应及时去医院就诊。

（张丽杰）

# 第五节　肛瘘

肛瘘（anal fistula）是肛管或直肠与肛周皮肤相同的肉芽肿性管道，由内口、瘘管和外口三部分组成，是常见的直肠肛管疾病之一，多见于青壮年男性。

## 一、病因

肛瘘绝大多数由直肠肛管周围脓肿发展而来，多为化脓性感染所致。肛瘘有原发性内口、瘘管和外口。内口即原发感染灶，多在肛窦内及其附近，后正中线的两侧多见，也可在直肠下部或肛管的任何部位。外口即脓肿溃破处或切开引流的部位，内、外口之间由脓腔周围增生的纤维组织包绕的管道即瘘管，近管腔处有炎性肉芽组织。由于致病菌不断经内口进入，且外口皮肤愈合较快，常致引流不畅而发生假性愈并发再次形成脓肿；脓肿可从原外口溃破，也可从另处穿出形成新的外口，反复发作，可发展为瘘管迂曲、少数存在分支、有多个瘘口的复杂性肛瘘。

## 二、分类

1. 按瘘口与瘘管的数目分类　①单纯性肛瘘：只存在一个内口、一个瘘管和一个外口。②复杂性肛瘘：存在多个瘘口和瘘管，甚至有分支。

2. 按瘘管所在的位置分类　①低位肛瘘：瘘管位于肛管外括约肌深部以下，包括低位单纯性肛瘘和低位复杂性肛瘘。②高位肛瘘：瘘管位于外括约肌深部以上，包括高位单纯性肛瘘和高位复杂性肛瘘。

## 三、临床表现

1. 症状　肛门部潮湿、瘙痒，甚至出现湿疹。较大的高位肛瘘外口可排出粪便或气体。若外口假性愈合而暂时封闭时，脓液积存，可再次形成脓肿，出现局部红肿、胀痛等直肠肛管周围脓肿症状；脓肿破溃后脓液排出，则症状缓解。上述症状反复发作是肛瘘的特点。

2. 体征　①肛门视诊：可见肛门周围有单个或多个外口，呈乳头状突起或肉芽组织隆起，压之有少量脓性、血性或黏液性分泌物流出，可有压痛；②直肠指诊：在瘘管位置表浅时可以摸到硬结样内口和硬条索状瘘管，在内口处有轻度压痛。

## 四、实验室及其他检查

确定内口位置对肛瘘诊断非常重要，常用的辅助检查有：①X线造影：自瘘管内注入30%~40%碘油，进行碘油造影可明确瘘管分布，多用于高位及蹄铁形肛瘘。②内镜检查：肛门镜检查有时可发现内口。③特殊检查：若无法判断内口位置，可将白色纱条填入肛管及直肠下端，并从外口注入亚甲蓝溶液，根据染色部位确定内口。④实验室检查：当发生直肠肛管周围脓肿时，患者可出现血白细胞计数及中性粒细胞比例增高。

## 五、处理原则

肛瘘不能自愈，只能手术治疗（包括挂线疗法）以避免反复发作。原则是切开瘘管，敞开创面，促进愈合。手术方式包括：

1. 肛瘘切开术　适用于低位肛瘘。瘘管全部切开，并取出切口两侧边缘的瘢痕组织，保持引流通畅。

2. 肛瘘切除术　适用于低位单纯性肛瘘。全部切除瘘管壁直至健康组织，创面敞开，使其逐渐愈合。

— 166 —

3. 挂线疗法  适用于高位单纯性肛瘘。是利用橡皮筋或有腐蚀作用的药线的机械性压迫作用，使结扎处组织发生血运障碍而坏死，以缓慢切开肛瘘。优点是随着缓慢切割过程，其基底部创面已开始愈合，因此括约肌不会因过度收缩而发生移位，可有效避免术后肛门失禁。

## 六、常见护理诊断/问题

1. 急性疼痛  与肛周炎症及手术创伤有关。
2. 皮肤完整性受损  与肛周脓肿破溃穿透皮肤、皮肤瘙痒及手术治疗有关。
3. 潜在并发症  肛门狭窄、肛门失禁等。

## 七、护理措施

1. 挂线疗法护理  如下所述。

（1）温热水坐浴，缓解疼痛：术前及术后第 2 日开始每日早晚及便后采用 1 ∶ 5 000 的高锰酸钾溶液或中药坐浴，以缓解疼痛，促进局部炎症消退、吸收。

（2）饮食：挂线治疗前 1 日晚进半流食，术日晨可进流食。术后给予清淡、易消化食物，保持大便通畅。

（3）皮肤护理：保持肛周皮肤清洁、干燥，嘱患者局部皮肤瘙痒时不可搔抓，避免皮肤损伤和感染；术前清洁肛门及周围皮肤；术后每次排便后或换药前均用 1 ∶ 5 000 的高锰酸钾溶液温热水坐浴，创面换药至药线脱落后 1 周。

（4）术后并发症的预防及护理：定期进行直肠指诊，以便及时观察伤口愈合情况；为防止肛门狭窄，术后 5 ~ 10 日内可用示指扩肛，每日一次。肛门失禁的观察及护理：手术中如切断肛门直肠环，将造成肛门失禁，肛门失禁后粪便自行外溢，粪便及分泌物刺激肛周引起局部皮肤潮湿、糜烂。一旦发生应保持肛周清洁、干燥，局部涂氧化锌软膏保护，勤换内裤。轻度失禁者，手术 3 日起指导患者进行提肛运动。严重失禁者，行肛门成形术。

2. 围术期护理  同痔围术期护理。

## 八、健康指导

（1）术后由于创面容易渗血或结扎线脱落造成出血，故应注意观察伤口敷料渗液、渗血情况。嘱患者每 5 ~ 7 天到门诊收紧药线，脱落后局部可涂生肌散或抗生素软膏，以促进其愈合。

（2）扩肛或提肛运动：为防止肛门狭窄，术后 5 ~ 10 日内可用示指扩肛，每日一次；肛门括约肌松弛者，术后 3 日起可指导患者进行提肛运动。

（张丽杰）

# 第十一章

# 骨科疾病的护理

## 第一节　上肢骨折概述

常见的上肢骨折包括：锁骨骨折、肱骨外科颈骨折、肱骨干骨折、肱骨髁上骨折、尺桡骨骨折等。

### 一、上肢骨折的护理评估

1. 术前评估

（1）健康史：患者的年龄、受伤经过。既往有无骨骼病变，如肿瘤、炎症等；有无骨折、外伤史。

（2）身体状况

1）局部：骨折的类型及局部体征和患肢功能状况；患肢的外固定装置是否有效、夹板的松紧度是否适宜、石膏有无断裂；骨突部皮肤组织有无红肿、破溃；有无胶布过敏反应；骨牵引针处有无红肿及渗出等。

2）全身：生命体征是否平稳，有无合并其他部位损伤或并发症。

（3）心理－社会状况：评估患者及其家属对骨折的心理反应、认知状况、对骨折复位后康复知识的了解及支持程度。

2. 术后评估

（1）手术情况：麻醉和手术的方式、术中补液、输血情况等。

（2）康复状况：包括生命体征、引流状况、伤口愈合及功能恢复程度；有无并发症的发生。

（3）心理和认知状况：患者和家属对术后康复治疗的配合、活动及康复锻炼相关知识的了解程度及心理反应等。

### 二、上肢骨折的护理措施

石膏固定在骨科领域中，常被用作维持骨折固定。上肢骨折在骨折中占首位，一般采用石膏或小夹板固定。肱骨髁上骨折因为移位而引起肱动脉的损伤，造成损伤性动脉痉挛、血栓形成及缺血性肌挛缩等许多不良后果。这在儿童是多见的，需要高度警惕。骨筋膜室综合征患者切开减压术后伤肢应平放，防止手的动脉闭塞。切开复位内固定患者要观察切口渗血情况，局部有无红、肿、热等。强调对上肢骨折并发肌腱、神经损伤的患者，要观察手的功能恢复，指导患者做好患肢功能锻炼。

### 三、上肢骨折的健康教育

1. 营养指导　调整膳食结构，保证营养素的供给。

2. 功能锻炼　指导患者有计划和正确地进行功能锻炼，早期进行远端关节的功能锻炼，待快愈合时进行近端关节的功能锻炼。

3. 随访　遵医嘱定期复查，评估功能恢复情况。

（张丽杰）

# 第二节　锁骨骨折

锁骨为 1 个 S 形的长骨，横形位于胸部前上方，有 2 个弯曲，内侧 2/3 呈三棱棒形，向前凸起，外侧 1/3 扁平，凸向后方。其内侧端与胸骨柄构成胸锁关节，外侧端与肩峰形成肩锁关节，从而成为上肢与躯干之间联系的桥梁。锁骨骨折多发生于锁骨中、外 1/3 交界处，是常见的骨折之一，约占全身骨折的 6%。直接暴力和间接暴力均可造成锁骨骨折，但多为间接暴力，如跌倒时手掌着地或肘、肩着地，暴力均可传达至锁骨引起骨折。锁骨骨折可发生于各种年龄，但多见于儿童及青壮年，约有 2/3 为儿童患者，其中以幼儿多见。

## 一、临床表现

局部肿胀、疼痛，锁骨中外 1/3 畸形。肩关节活动受限，患肩下垂，患者常以健手扶托患肘以减轻因牵拉造成的疼痛。局部压痛，可摸到移位的骨折端，可触及异常活动与骨擦感。

## 二、辅助检查

1. 触摸检查　检查时，可扪及骨折端，有局限性压痛，有骨摩擦感。

2. X 线检查　上胸部的正位 X 线检查一般能发现骨折线，即可确诊。

3. CT 检查　无位移的骨折 X 线诊断困难时可行 CT 检查明确诊断。

## 三、治疗原则

1. 非手术治疗

（1）儿童青枝骨折及成年人的无移位骨折，用三角巾或颈腕吊带固定 3~6 周。

（2）有位移的中段骨折，采用手法复位，肩横"8"字绷带或棉捆"T"形板固定。儿童固定 2~3 周，成年人固定 4 周，粉碎骨折者固定 6 周。

2. 手术治疗　有以下情况者可考虑行切开复位内固定术。

（1）患者不能忍受横"8"字绷带固定的痛苦。

（2）复位后再移位，影响外观。

（3）并发神经、血管损伤。

（4）开放性骨折。

（5）陈旧骨折不愈合。

（6）锁骨外端骨折，并发喙锁韧带断裂。

## 四、护理评估

1. 健康史

（1）评估患者受伤的原因、时间；受伤的姿势；外力的方式、性质；骨折的轻重程度。

（2）评估患者受伤时的身体状况及病情发展情况。

（3）了解伤后急救处理措施。

2. 身体状况

（1）评估患者全身情况：评估意识、体温、脉搏、呼吸、血压等情况。观察有无休克和其他损伤。

（2）评估患者局部情况。

（3）评估牵引、石膏固定或夹板固定是否有效，观察有无胶布过敏反应、针眼感染、压疮、石膏变形或断裂，夹板或石膏固定的松紧度是否适宜等情况。

（4）评估患者自理能力、患肢活动范围及功能锻炼情况。

（5）评估开放性骨折或手术伤口有无出血、感染征象。

3. 心理 - 社会评估　由于损伤发生突然，给患者造成的痛苦大，而且患病时间长，并发症多，就需要患者及家属积极配合治疗。因此应评估患者的心理状况，了解患者及家属对疾病、治疗及预后的认知程度，家庭的经济承受能力，对患者的支持态度及其他的社会支持系统情况。

# 五、护理诊断

1. 有体液不足的危险　与创伤后出血有关。
2. 疼痛　与损伤、牵引有关。
3. 有周围组织灌注异常的危险　与神经血管损伤有关。
4. 有感染的危险　与损伤有关。
5. 躯体移动障碍　与骨折脱位、制动、固定有关。
6. 潜在并发症　脂肪栓塞综合征、骨筋膜室综合征、关节僵硬等。
7. 知识缺乏　缺乏康复锻炼知识。
8. 焦虑　与担忧骨折预后有关。

# 六、护理措施

1. 非手术治疗及术前护理

（1）饮食护理：给予高蛋白、高维生素、高钙及粗纤维饮食。

（2）心理护理：青少年及儿童锁骨骨折后，因担心肩部、胸部畸形，影响发育和美观，常会产生焦虑、烦躁心理。应告知其锁骨骨折只要不伴有锁骨下神经、血管损伤，即使是在叠位愈合，也不会影响患侧上肢的功能，局部畸形会随着时间的推移而减轻甚至消失，治疗效果较好，以消除患者心理障碍。

（3）体位护理：局部固定后，患者宜睡硬板床，取半卧位或平卧位，避免侧卧位，以防外固定松动。平卧时不用枕头，可在两肩胛间垫上一个窄枕，使两肩后伸外展；在患侧胸壁侧方垫枕，以免悬吊的患肢肘部及上臂下坠。患者初期对去枕不习惯，有时甚至自行改变卧位，应向其讲清治疗卧位的意义，使其接受并积极配合。告诉患者日间活动不要过多，尽量卧床休息，离床活动时用三角巾或前臂吊带将患肢悬吊于胸前，双手叉腰，保持挺胸、提肩姿势，可缓解对腋下神经、血管的压迫。

（4）病情观察：观察上肢皮肤颜色是否发白或青紫，温度是否降低，感觉是否麻木，如有上述现象，可能系"8"字绷带包扎过紧所致。应指导患者双手叉腰，尽量使双肩外展后伸，如症状仍不缓解，应报告医生适当调整绷带，直至症状消失。"8"字绷带包扎时禁忌做肩关节前屈、内收动作，以免腋部血管、神经受压。

（5）功能锻炼

1）早、中期：骨折急性损伤经处理后 2～3 日，损伤反应开始消退，肿胀和疼痛减轻，在无其他不宜活动的前提下，即可开始功能锻炼。

准备：仰卧于床上，两肩之间垫高，保持肩外展后伸位。

第 1 周：做伤肢近端与远端未被固定的关节所有轴位上的运动，如握拳、伸指、分指、屈伸、腕绕环、肘屈伸.前臂旋前、旋后等主动练习，幅度尽量大，逐渐增大力度。

第 2 周：增加肌肉的收缩练习，如捏小球、抗阻腕屈伸运动。

第 3 周：增加抗阻的肘屈伸与前臂旋前、旋后运动。

2）晚期：骨折基本愈合，外固定物去除后进入此期。此期锻炼的目的是恢复肩关节活动度，常用的方法有主动运动、被动运动、助力运动和关节主动牵伸运动。

第 1～2 日：患肢用三角巾或前臂吊带悬挂胸前站立位，身体向患侧侧屈，做肩前后摆动；身体向患侧侧屈并略向前倾，做肩内外摆动。应努力增大外展与后伸的运动幅度。

第 3～7 日：开始做肩关节各方向和各轴位的主动运动、助力运动和肩带肌的抗阻练习，如双手握体操棒或小哑铃，左右上肢互助做肩的前上举、侧后举和体后上举，每个动作 5～20 次。

第2周：增加肩外展和后伸主动牵伸，双手持棒上举，将棍棒放颈后，使肩外展、外旋，避免做大幅度和用大力的肩内收与前屈练习。

第3周：增加肩前屈主动牵伸，肩内外旋牵伸，双手持棒体后下垂将棍棒向上提，使肩内旋。

以上练习的幅度和运动量以不引起疼痛为宜。

2. 术后护理

（1）体位护理：患侧上肢用前臂吊带或三角巾悬吊于胸前，卧位时去枕，在肩胛区垫枕使两肩后伸，同时在患侧胸壁侧方垫枕，防止患侧上肢下坠，保持上臂及肘部与胸部处于平行位。

（2）症状护理

1）疼痛：疼痛影响睡眠时，适当给予镇痛、镇静剂。

2）伤口：观察伤口有无渗血、渗液情况。

（3）一般护理：协助患者洗漱、进食及排泄等，指导并鼓励患者做些力所能及的自理活动。

（4）功能锻炼：在术后固定期间，应主动进行手指握拳、腕关节的屈伸、肘关节屈伸及肩关节外展、外旋和后伸运动，不宜做肩前屈、内收的动作。

# 七、健康教育

（1）患者早期以卧床休息为主，可间断下床活动。

（2）向患者讲清去枕仰卧位的治疗意义。

（3）多食高蛋白、高维生素、含钙丰富、刺激性小的食物。

（4）告诉患者锁骨骨折以非手术治疗为主，即使手法复位有时难以达到解剖复位的要求，但骨折端重叠愈合后，不会影响上肢的功能，消除患者的疑虑。

（5）"8"字绷带或锁骨带固定后，嘱患者经常保持挺胸提肩的姿势，双手叉腰以缓解对双侧腋下神经、血管的压迫。

（6）强调功能锻炼的重要性。指导患者进行正确的功能锻炼。愈合期禁忌做肩前屈、内收动作，以免影响骨折愈合，并防止腋部血管、神经受压。伤口愈合良好，术后10天拆除缝线。

（7）出院指导

1）保持患侧肩部及上肢于有效固定位，并维持3周。

2）循序渐进地进行肩关节的锻炼。先练习肩关节每个方向的动作，再进行各个方向的综合练习，如肩关节环转运动、两臂做划船动作等。

3）如出现患肢麻木、手指颜色改变、温度低时需随时复查。术后1个月进行X线摄片复查，了解骨折愈合情况，内固定物于骨折完全愈合后取出。

4）术后1个月、3个月、6个月需进行X线摄片复查，了解骨折愈合情况。有内固定者，于骨折完全愈合后取出。对于手法复位外固定患者，如出现下列情况需随时复查：骨折处疼痛加剧、患肢麻木、手指颜色改变、温度低于或高于正常等。

（蒋小兵）

# 第三节　肱骨干骨折

肱骨干骨折是发生在肱骨外科颈下1~2cm至肱骨髁上2cm段内的骨折。直接暴力和间接暴力均可造成肱骨干骨折，直接暴力常由外侧打击肱骨干中段，致横形或粉碎性骨折。间接暴力常由于手部着地或肘部着地，力向上传导，加上身体倾倒所产生的剪式应力，导致中下1/3骨折。有时因投掷运动或"掰腕"也可导致中下1/3骨折，多为斜行或螺旋形骨折。肱骨干中、下1/3交界处后外侧有桡神经自内上斜向外下行走，此处骨折易伤及桡神经。肱骨干骨折常见于青年人和中年人，肱骨近端的骨折，尤其是嵌插和位移性骨折多见于老年人。

# 一、临床表现

1. 症状　患侧上臂出现疼痛、肿胀、皮下瘀斑，上肢活动障碍。
2. 体征　患侧上臂可见畸形、反常活动、骨摩擦感/骨擦音。若并发桡神经损伤，可出现患侧垂腕畸形，各手指掌指关节不能背伸，拇指不能伸直，前臂旋后障碍，手背桡侧皮肤感觉减退或消失。

# 二、辅助检查

X线正侧位片可显示骨折的部位和类型。X线片内应包括肩关节及肘关节，以排除关节内的骨折及脱位。还应常规检查上肢神经功能及肱动脉有无损伤。病理性骨折的患者，应行 CT 或 MRI 检查，以便进一步了解病变的性质及范围。

# 三、治疗原则

1. 无移位骨折　夹板或石膏固定 3~4 周。
2. 有移位的骨折　采用手法整复后行夹板固定或石膏外固定。成年人固定 6~8 周，儿童固定 3~5 周。肱骨中、下 1/3 骨折固定时间适当延长，X 线复查有足够骨痂生长之后，才能解除固定。
3. 手术治疗　适用于开放性骨折、陈旧性骨折不愈合或畸形愈合、手法复位失败者。对开放性骨折并发桡神经损伤者，可行手术切开复位、桡神经探查术；闭合性骨折并发桡神经损伤者，可先观察 2~3 个月，如无恢复迹象且有手术指征者，可手术探查。

# 四、护理评估

1. 健康史
(1) 评估患者受伤的原因、时间；受伤的姿势；外力的方式、性质；骨折的轻重程度。
(2) 评估患者受伤时的身体状况及病情发展情况。
(3) 了解伤后急救处理措施。
2. 身体状况
(1) 评估患者全身情况：评估意识、体温、脉搏、呼吸、血压等情况。观察有无休克和其他损伤。
(2) 评估患者局部情况。
(3) 评估牵引、石膏固定或夹板固定是否有效，观察有无胶布过敏反应、针眼感染、压疮、石膏变形或断裂，夹板或石膏固定的松紧度是否适宜等情况。
(4) 评估患者自理能力、患肢活动范围及功能锻炼情况。
(5) 评估开放性骨折或手术伤口有无出血、感染征象。
3. 心理 - 社会状况　由于损伤发生突然，给患者造成的痛苦大，而且患病时间长，并发症多，就需要患者及家属积极配合治疗。因此应评估患者的心理状况，了解患者及家属对疾病、治疗及预后的认知程度，家庭的经济承受能力，对患者的支持态度及其他的社会支持系统情况。

# 五、护理诊断

1. 有体液不足的危险　与创伤后出血有关。
2. 疼痛　与损伤、牵引有关。
3. 有周围组织灌注异常的危险　与神经血管损伤有关。
4. 有感染的危险　与损伤有关。
5. 躯体移动障碍　与骨折脱位、制动、固定有关。
6. 潜在并发症　脂肪栓塞综合征、骨筋膜室综合征、关节僵硬等。
7. 知识缺乏　缺乏康复锻炼知识。
8. 焦虑　与担忧骨折预后有关。

# 六、护理措施

1. 手术治疗及术前护理

（1）饮食护理：给予高蛋白、高热量、高维生素、含钙丰富的饮食，以利于骨折愈合。

（2）心理护理：肱骨干骨折，特别是伴有桡神经损伤时，患肢伸腕、伸指功能障碍，皮肤感觉减退，患者心理压力大，易产生悲观情绪。应向患者介绍神经损伤修复的特殊性，告知骨折端将按每天1mm 的速度由近端向远端生长，治疗周期长，短期内症状改善不明显，使患者有充分的思想准备，以预防不良情绪的产生。关注患者感觉和运动恢复的微小变化，并以此激励患者，使其看到希望。

（3）体位护理："U"形石膏托固定时可平卧，患侧肢体以枕垫起，保持复位的骨折不移动。悬垂石膏固定 2 周内只能取坐位或半卧位，以维持其下垂牵引作用。但下垂位或过度牵引，易引起骨折端分离，特别是中、下 1/3 处横行骨折，其远折端血供差，可致骨折延迟愈合或不愈合，需予以注意。

（4）皮肤护理：桡神经损伤后，引起支配区域皮肤营养改变，使皮肤萎缩干燥，弹性下降，容易受伤，而且损伤后伤口易形成溃疡。预防措施有：①每日用温水擦洗患肢，保持清洁，促进血液循环；②定时变换体位，避免皮肤受压引起压疮；③禁用热水袋，防止烫伤。

（5）观察病情：①夹板或石膏固定者，观察伤口及患肢的血运情况，如出现患肢青紫、肿胀、剧痛等，应立即报告医生处理；②伴有桡神经损伤者，应观察其感觉和运动功能恢复情况。通过检查汗腺功能，可了解自主神经恢复情况；③如骨折后远端皮肤苍白、皮温低，且摸不到动脉搏动，在排除夹板、石膏固定过紧的因素外，应考虑有肱动脉损伤的可能；如前臂肿胀严重，皮肤发绀、湿冷，则可能有肱静脉损伤。出现上述情况应及时报告医生处理。

（6）早、中期功能锻炼：骨折固定后立即进行上臂肌肉的早期舒缩活动，可加强两骨折端在纵轴上的压力，以利于愈合。握拳、腕屈伸及主动耸肩等动作每日 3 次，并根据骨折的部位，选择相应的锻炼方法。

1）肱骨干上 1/3 段骨折，骨折远端向外上移位：①第 8 日站立位，上身向健侧侧屈并前倾 30°，患肢在三角巾或前臂吊带支持下，自由下垂 10～20 秒，做 5～10 次；②第 15 日增加肩前后摆动 8～20 次，做伸肘的静力性收缩练习 5～10 次，抗阻肌力练习，指屈伸、握拳和腕屈伸练习，前臂旋前、旋后运动；③第 22 日增加身体上身向患侧侧屈，患肢在三角巾或吊带支持下左右摆动 8～20 次。

2）肱骨干中 1/3 段骨折，骨折远端向上、向内移位：①第 8 日站立位，上身向患侧侧屈并前倾约 30°，患肢在三角巾或吊带支持下，自由下垂 10～20 秒，做 5～10 次；②第 15 日增加肩前后摆动练习，做屈伸肘的静力性收缩练习 5～10 次。伴有桡神经损伤者，用弹性牵引装置固定腕关节功能位，用橡皮筋将掌指关节牵拉，进行手指的主动屈曲运动。在健肢的帮助下进行肩、肘关节的运动，健手握住患侧腕部，使患肢向前伸展，再屈肘后伸上臂。

3）肱骨干下 1/3 段骨折，此型骨折易造成骨折不愈合，更应重视早期锻炼：①第 3 日患肢三角巾胸前悬吊位，上身向患侧侧屈并前倾约 30°做患肢前后、左右摆动各 8～20 次；②第 15 日增加旋转肩关节运动，即身体向患侧倾斜，屈肘 90°，使上臂与地面垂直，以健手握患侧腕部，做划圆圈动作。双臂上举运动，即两手置于胸前，十指相扣，屈肘 45°，用健肢带动患肢，先使肘屈曲 120°，双上臂同时上举，再缓慢放回原处。

（7）晚期功能锻炼：去除固定后第 1 周可进行肩摆动练习，站立位上身向患侧侧屈并略前倾，患肢做前后、左右摆动，垂直轴做绕环运动；第 2 周用体操棒协助进行肩屈、伸、内收、外展、内旋、外旋练习，并做手爬墙练习，用拉橡皮带做肩屈、伸、内收、外展及肘屈等练习，以充分恢复肩带肌力。

2. 术后护理

（1）体位护理：内固定术后，使用外展架固定者，以半卧位为宜。平卧位时，可于患肢下垫一软枕，使之与身体平行，并减轻肿胀。

（2）疼痛的护理：①找出引起疼痛的原因：手术切口疼痛在术后 3 日内较剧烈，以后逐日递减。组织缺血引起的疼痛，表现为剧烈疼痛且呈进行性，肢体远端有缺血体征。手术 3 日后，如疼痛呈进行性加重或搏动性疼痛，伴皮肤红、肿、热，伤口有脓液渗出或有臭味，则多为继发感染引起。②手术切口疼痛可用镇痛药；缺血性疼痛需及时解除压迫，松解外固定物；如发生骨筋膜室综合征需及时切开减压；发现感染时报告医生处理伤口，并应用有效抗生素。③移动患者时，对损伤部位要重点托扶保护，缓慢移至舒适体位，以免引起或加重疼痛。

（3）预防血管痉挛：行神经修复和血管重建术后，可能出现血管痉挛。①避免一切不良刺激：严格卧床休息，石膏固定患肢2周；患肢保暖，保持室温25℃左右；不在患肢测量血压；镇痛；禁止吸烟。②1周内应用扩血管、抗凝药，保持血管的扩张状态。③密切观察患肢血液循环的变化：检查皮肤颜色、温度、毛细血管回流反应、肿胀或干瘪、伤口渗血等。

（4）功能锻炼：参见术前护理相关内容。

# 七、健康教育

（1）患者多食高蛋白、高维生素、含钙丰富、刺激性小的食物。

（2）患者需注意休息，保持心情愉快，勿急躁。

（3）肱骨干骨折的复位要求较其他部位骨折低，遗留20°以内的向前成角和30°以内的向外成角畸形并不影响功能；斜形骨折愈合即使有缩短2.5cm，也不会发现明显的异常。应向患者及家属讲解明确，以减轻心理负担。

（4）肱骨干骨折伴有桡神经损伤时，患肢伸腕、伸指功能障碍，短期内症状改善不明显，治疗周期长，患者心理压力大，易产生急躁悲观的情绪。可介绍治疗措施，对患者感觉和运动恢复的微小变化予以重视，并以此激励患者，主动配合治疗。

（5）对桡神经损伤后行外固定者，应确保外固定的稳定，以保持神经断端于松弛状态有利于恢复。悬吊石膏固定的患者2周内不能平卧，只能取坐位或半卧位。并向患者讲解该体位的治疗意义。

（6）手法复位行外固定患者，指导其进行肌肉等长收缩训练，握拳伸掌运动，可加强两骨折端在纵轴上的压力，有利于愈合。

（7）出院指导

1）伴桡神经损伤者，口服营养神经药物并配合理疗1～2个月。

2）告知患者出院后继续功能锻炼的意义及方法，指导患者出院后继续上肢功能锻炼。防止出现两种倾向：一种是放任自流，不加强锻炼；另一种是过于急躁，活动幅度过大，力量过猛，造成软组织损伤。

3）复查指征及时间：术后1个月、3个月、6个月需进行X线摄片复查，了解骨折愈合情况。有内固定者，于骨折完全愈合后取出。对于手法复位外固定患者，如出现下列情况需随时复查：骨折处疼痛加剧，患肢麻木，手指颜色改变，温度低于或高于正常等。

（蒋小兵）

# 第四节　肱骨髁上骨折

肱骨髁上骨折是指肱骨干与肱骨髁交界处发生的骨折。肱骨远端呈前后扁平状，前有冠状窝，后有鹰嘴窝，两窝之间仅为一薄层骨质，此处最易发生骨折，约占全身骨折的11.1%，占肘部骨折的50%～60%。肱骨髁上骨折多发生于10岁以下儿童。在肱骨髁内前方有肱动脉和正中神经，肱骨髁的内侧和外侧分别有尺神经和桡神经，骨折断端向前移位或侧方移位时可损伤相应神经和血管。在儿童期，肱骨下端有骺软骨，若骨折线穿过骺板，有可能影响骨骺发育，导致肘内翻或外翻畸形。严重者需要手术矫正。

# 一、临床表现

1. 症状　受伤后肘部出现疼痛、肿胀和功能障碍，肘后凸起，患肢处于半屈曲位，可有皮下瘀斑。

2. 体征　局部明显压痛和肿胀，有骨摩擦音及反常活动，肘部可扪到骨折断端，肘后三角关系正常。若正中神经、尺神经或桡神经受损，可有手臂感觉异常和运动功能障碍。若肱动脉挫伤或受压，可因前臂缺血而表现为局部肿胀、剧痛、皮肤苍白、发凉、麻木，桡动脉搏动减弱或消失，被动伸指疼痛等。由于肘后方软组织较少，骨折断端锐利，屈曲型骨折端可刺破皮肤形成开放骨折。

## 二、辅助检查

肘部正、侧位 X 线拍片能够确定骨折的存在并判断骨折移位情况。

## 三、治疗原则

1. 切开复位内固定　手法复位失败或有神经血管损伤者，在切开直视下复位后做内固定。

2. 手法复位外固定　对受伤时间短，局部肿胀轻，没有血液循环障碍者，可进行手法复位外固定。复位后用后侧石膏托在屈肘位固定 4~5 周，屈肘角度以能清晰地扪到桡动脉搏动，无感觉运动障碍为宜。伤后时间较长，局部组织损伤严重，出现骨折部严重肿胀时，应卧床休息，抬高患肢，或用尺骨鹰嘴悬吊牵引，牵引重量 1~2kg，同时加强手指活动，待 3~5 日肿胀消退后进行手法复位。

3. 康复治疗　复位固定后应严密观察肢体血液循环及手的感觉、运动功能，同时进行功能锻炼。

伸直型肱骨髁上骨折由于近折端向前下移位，极易压迫或刺破肱动脉，加上损伤后的组织反应使局部严重肿胀，均会影响远端肢体血液循环，导致前臂骨筋膜室综合征。因此在治疗过程中，一旦确定骨筋膜室高压存在，应紧急手术，切开前臂掌、背侧深筋膜，充分减压，辅以脱水剂、扩血管药等治疗，则可能预防前臂缺血性肌挛缩的发生。

若儿童骨折的桡侧或尺侧移位未被纠正，或并发了骨骺损伤，则骨折愈合后可出现肘内翻或外翻畸形。不严重的畸形可在儿童生长发育过程中逐渐得到纠正。若随着生长发育，畸形有加重的趋势且有功能障碍者，可在 12~14 岁时做肱骨下端截骨矫正术。

## 四、护理评估

1. 健康史

（1）评估患者受伤的原因、时间；受伤的姿势；外力的方式、性质；骨折的轻重程度。

（2）评估患者受伤时的身体状况及病情发展情况。

（3）了解伤后急救处理措施。

2. 身体状况

（1）评估患者全身情况：评估意识、体温、脉搏、呼吸、血压等情况。观察有无休克和其他损伤。

（2）评估患者局部情况。

（3）评估牵引、石膏固定或夹板固定是否有效，观察有无胶布过敏反应、针眼感染、压疮、石膏变形或断裂，夹板或石膏固定的松紧度是否适宜等情况。

（4）评估患者自理能力、患肢活动范围及功能锻炼情况。

（5）评估开放性骨折或手术伤口有无出血、感染征象。

3. 心理-社会状况　由于损伤发生突然，给患者造成的痛苦大，而且患病时间长，并发症多，就需要患者及家属积极配合治疗。因此应评估患者的心理状况，了解患者及家属对疾病、治疗及预后的认知程度，家庭的经济承受能力，对患者的支持态度及其他的社会支持系统情况。

## 五、护理诊断

1. 有体液不足的危险　与创伤后出血有关。

2. 疼痛　与损伤、牵引有关。

3. 有周围组织灌注异常的危险　与神经、血管损伤有关。

4. 有感染的危险　与损伤有关。

5. 躯体移动障碍　与骨折脱位、制动、固定有关。

6. 潜在并发症　脂肪栓塞综合征、骨筋膜室综合征、关节僵硬等。

7. 知识缺乏　缺乏康复锻炼知识。

8. 焦虑　与担忧骨折预后有关。

# 六、护理措施

1. 非手术治疗及术前护理

（1）心理护理：因儿童语言表达能力差，不能准确叙述自己的不适及要求，应关心爱护患儿，及时了解他们的痛苦与需要。

（2）饮食护理：给予高蛋白、高维生素、含钙丰富的饮食，注意食物的色、香、味，增加患儿食欲。

（3）体位护理：行长臂石膏托固定后，平卧时患肢垫枕与躯干平行，离床活动时，用三角巾悬吊前臂于胸前。行尺骨鹰嘴持续骨牵引治疗时，应取平卧位适当支撑患肢，减少疲劳感。

（4）并发症的护理

1）骨筋膜室综合征：是由于外固定过紧或肢体高度肿胀而致骨筋膜室内高压，前臂组织血液灌流不足引起。当患儿啼哭时，应引起高度重视，密切观察是否有"5P"征征象。①剧烈疼痛（painlessness）：一般镇痛剂不能缓解。如至晚期，缺血严重，神经麻痹即转为无痛。②苍白或发绀（pallor）。③肌肉麻痹（paralysis）：患肢进行性肿胀，肌腹处发硬，压痛明显；手指处于屈曲位，主动或被动牵伸手指时疼痛加剧。④感觉异常（paresthesia）：患肢出现套状感觉减退或消失。⑤无脉（pulselessness）：桡动脉搏动减弱或消失。

如出现上述表现，应立即松开所有包扎的石膏、绷带和敷料，并立即报告医生，紧急手术切开减压。

2）肘内翻畸形：是由于骨折固定不良、远折端内旋、两断端形成交叉、远端受重力影响向内倾斜而形成。在护理上应保持有效的固定，如伸直尺偏型骨折，应维持屈肘90°、前臂旋前位固定，动态观察，若发现有尺偏时，立即纠正。

3）肘关节僵直：是由于过度的被动牵拉和反复被动活动引起的。因此，在行尺骨鹰嘴牵引时，不要随意增加牵引重量，严格把握牵引时限；肘关节功能锻炼时，以主动活动为主，被动活动以患者不感疼痛为宜。

（5）功能锻炼：功能锻炼的方法力求简单，使患者易于学习和坚持。

1）复位及固定当日开始做握拳、屈伸手指练习。第2天增加腕关节屈伸练习，患肢三角巾胸前悬挂位，做肩前、后、左、右摆动练习。1周后增加肩部主动练习，包括肩屈、伸、内收、外展与耸肩，并逐渐增加其运动幅度。

2）3周后去除固定，主动进行肘关节屈、伸练习，前臂旋前和旋后练习。伸展型骨折着重恢复屈曲活动度，屈曲型骨折则增加伸展活动度。禁止被动反复粗暴屈、伸肘关节，以避免形成骨化性肌炎。

2. 术后护理

（1）维持有效固定：经常观察患者，查看固定位置有无变动，有无局部压迫症状，保持患肢于功能位置。如果肘关节屈曲角度过大，影响桡动脉正常搏动，应适当将肘关节伸直后再固定。

（2）功能锻炼：参见非手术治疗相关内容。

# 七、健康教育

1. 饮食　高蛋白、高热量、含钙丰富且易消化的饮食，多食蔬菜及水果。

2. 休息　与体位行长臂石膏托固定后，卧床时患肢垫枕与躯干平行；离床活动时，用三角巾或前臂吊带悬吊于胸前。

3. 功能锻炼　家长应督促并指导患儿按计划进行功能锻炼，最大限度地恢复患肢功能。

4. 复查的指征及时间　石膏固定后，如患肢皮肤发绀、发凉、剧烈疼痛或感觉异常，应立即就诊。自石膏固定之日起，2 周后复诊，分别在骨折后 1 个月、3 个月、6 个月复查 X 线片，了解骨折的愈合情况，以便及时调整固定，防止畸形愈合。

（蒋小兵）

# 第五节　尺桡骨骨折

前臂骨由尺、桡两骨组成。尺桡骨干双骨折较多见，占各类骨折的 6%，以青少年多见；易并发前臂骨筋膜室综合征。尺桡骨骨折可由直接暴力、间接暴力、扭转暴力引起，有时导致骨折的暴力因素复杂，难以分析其确切的暴力因素。直接暴力多为重物砸伤、撞击伤和压轧伤。以横断、粉碎骨折或多段骨折居多，常并发较重的软组织损伤；间接暴力多因跌倒时，手掌着地，暴力沿桡骨干经骨间膜向近端传导，发生横形骨折或短斜骨折，残余暴力经骨间膜传向尺骨远端，造成较低位尺骨斜形骨折。扭转暴力多为前臂被旋转机器绞伤或跌倒时手掌着地，躯干过分朝一侧倾斜，在遭受传达暴力的同时，前臂又受到一种扭转外力，造成两骨的螺旋形或斜形骨折。骨折线方向是一致的。

## 一、临床表现

（1）有外伤史。

（2）伤后局部疼痛、肿胀、前臂活动功能丧失，有移位的完全骨折前臂有短缩、成角或旋转畸形，儿童青枝骨折则仅有成角畸形。检查局部压痛明显，有纵向叩击痛、骨擦音和反常活动。严重者可出现疼痛进行性加重、肢体肿胀、手指呈屈曲状态、皮肤苍白发凉、毛细血管充盈时间延长等骨筋膜室综合征的早期临床表现。

## 二、辅助检查

X 线检查包括肘关节和腕关节，可发现骨折的准确部位、类型和移位方向，以及是否并发桡骨小头脱位或尺骨小头脱位。尺骨上 1/3 骨干骨折并发桡骨小头脱位，称孟氏骨折。桡骨干下 1/3 骨折并发尺骨小头脱位，称盖氏骨折。

## 三、治疗原则

1. 手法复位外固定　重点在于矫正旋转位移，使骨间膜恢复其紧张度，骨间隙正常；复位后用小夹板或石膏托固定。

2. 手术切开复位内固定　有以下情况时考虑手术治疗：手法复位失败；受伤时间短、伤口污染不重的开放骨折；并发神经、血管、肌腱损伤；同侧肢体有多发性损伤；陈旧骨折畸形愈合或交叉愈合，影响功能。可切开用钢板螺丝钉或髓内钉固定。

3. 康复治疗　无论手法复位外固定或切开复位内固定，术后均应进行康复治疗。

## 四、护理评估

1. 健康史

（1）评估患者受伤的原因、时间；受伤的姿势；外力的方式、性质；骨折的轻重程度。

（2）评估患者受伤时的身体状况及病情发展情况。

（3）了解伤后急救处理措施。

2. 身体状况

（1）评估患儿全身情况：评估意识、体温、脉搏、呼吸、血压等情况。观察有无休克和其他损伤。

（2）评估患儿局部情况。

（3）评估牵引、石膏固定或夹板固定是否有效，观察有无胶布过敏反应、针眼感染、压疮、石膏变形或断裂，夹板或石膏固定的松紧度是否适宜等情况。

（4）评估患儿自理能力、患肢活动范围及功能锻炼情况。

（5）评估开放性骨折或手术伤口有无出血、感染征象。

3. 心理－社会状况　由于损伤发生突然，给患儿造成的痛苦大，而且患病时间长，并发症多，就需要患儿及家属积极配合治疗。因此应评估患儿的心理状况，了解患儿及家属对疾病、治疗及预后的认知程度，家庭的经济承受能力，对患儿的支持态度及其他的社会支持系统情况。

## 五、护理诊断

1. 有体液不足的危险　与创伤后出血有关。

2. 疼痛　与损伤、牵引有关。

3. 有周围组织灌注异常的危险　与神经血管损伤有关。

4. 有感染的危险　与损伤有关。

5. 躯体移动障碍　与骨折脱位、制动、固定有关。

6. 潜在并发症　脂肪栓塞综合征、骨筋膜室综合征、关节僵硬等。

7. 知识缺乏　缺乏康复锻炼知识。

8. 焦虑　与担忧骨折预后有关。

## 六、护理措施

1. 术前护理

（1）病情观察：严密观察患者生命体征的变化，包括体温、血压、脉搏、呼吸，并准确记录生命体征。开放骨折的患者需观察出血情况，如有进行性出血应及时通知并配合医生处理。严密观察肢体肿胀程度、感觉、运动功能及血液循环情况，警惕骨筋膜室综合征的发生。

（2）协助患者做好术前检查：如影像学检查、心电图检查、X线胸片、血液检查、尿便检查等。

（3）基础护理：协助患者生活护理，指导并鼓励患者做些力所能及的自理活动。

（4）做好术前指导

1）备皮、洗澡、更衣，抗生素皮试等。

2）术前1天晚22：00后嘱患者禁食、禁水，术晨取下义齿，贵重物品交家属保管等。

3）嘱患者保持情绪稳定，避免过度紧张焦虑，必要时遵医嘱给予镇静药物，以保证充足的睡眠。

（5）饮食护理：给予高蛋白、高维生素、高钙及粗纤维饮食。

（6）疼痛护理：评估疼痛程度，采取相应的措施。可采用局部冷敷、肢体固定等物理方法减轻伤肢肿胀，起到减轻疼痛的作用。必要时按医嘱给予镇痛药物，并注意观察药物效果及有无不良反应发生。

（7）体位护理及功能锻炼：在术后固定期间，除了必须以卧位保持复位和固定的患者外，均可下地活动。复位、固定后2周内，可做前臂及上臂肌舒缩、握拳、肩肘关节活动等。活动范围和频率逐渐加大。4周拆除外固定后，可做前臂旋转活动及用手推墙，使上、下骨折端产生纵轴挤压力。

（8）心理护理：护理人员应关心、体贴患者，日常生活中主动给予必要的帮助。督促鼓励患者自己料理生活。应尽量下床活动，自己逐步料理生活，做力所能及的事情，以增强患者信心。

2. 术后护理

（1）保持有效固定：钢板固定后，用长臂石膏托将患肢固定于肘关节屈曲90°、前臂中立位3～4周。髓内钉固定者，则用管型石膏固定4～6周。

（2）功能锻炼

1）早、中期：从复位固定后开始，2周内可进行前臂和上臂肌肉收缩活动。①第1日：用力握拳，充分屈伸拇指，对指、对掌。站立位前臂用三角巾悬吊胸前，做肩前、后、左、右摆动及水平方向的绕圈运动。②第4日：开始用健肢帮助患肢做肩前上举、侧上举及后伸动作。③第7日：增加患肢肩部主动屈、伸、内收、外展运动。手指的抗阻练习，可以捏橡皮泥、拉橡皮筋或弹簧等。④第15日：增加肱二头肌等长收缩练习。用橡皮筋带做抗阻及肩前屈、后伸、外展、内收运动。3周内，禁忌做前臂旋转活动，以免干扰骨折的固定，影响骨折的愈合。⑤第30日：增加肱三头肌等长收缩练习，做用手推墙的动作，使两骨折端之间产生纵轴向挤压力。

2）晚期：从骨折基本愈合，外固定除去后开始。①第1日做肩、肘、腕与指关节的主动运动。用橡皮筋做阻力的肩屈、伸、外展、内收运动，阻力置于肘以上部位。手指的抗阻练习有捏握力器、拉橡皮筋等。②第4日增加肱二头肌抗阻肌力及等长、等张、等速收缩练习。③第8日增加前臂旋前、旋后的主动练习，助力练习，肱三头肌与腕屈伸肌群的抗阻肌力练习。有肩关节功能障碍时，做肩关节外旋与内旋的牵引，腕关节屈与伸的牵引。④第12日增加前臂旋前、旋后的肌力练习，可用等长、等张、等速收缩练习等方法。前臂旋前、旋后的牵引。⑤还可增加作业练习，如玩橡皮泥、玩积木、洗漱、进餐、穿脱衣服、上厕所、沐浴等，以训练手的灵活性和协调性。

## 七、健康教育

1. 心理指导　告诉患者及家属出院后继续功能锻炼的意义及方法。向患者宣传功能锻炼的重要意义，使患者真正认识其重要性，制定锻炼计划。锻炼要比骨折愈合的时间长，应使患者有充分的思想准备，做到持之以恒。

2. 功能锻炼　按计划进行功能锻炼，指导患者进行握伸拳练习和肘肩关节运动，最大限度地恢复患肢功能。4周后可进行各关节的全面运动。

3. 饮食调理　多食高蛋白、高维生素、含钙丰富且易消化、刺激性小的食物，多食蔬菜及水果。

4. 休息　注意休息，保持心情愉快，勿急躁。与体位行长臂石膏托固定后，卧床时患肢垫枕与躯干平行，头肩部抬高；离床活动时，用三角巾或前臂吊带将患肢悬吊于胸前。

5. 复查时间及指征　术后1个月、3个月、6个月需进行X线摄片复查，了解骨折的愈合情况以便及时调整固定，防止畸形愈合。有内固定者，于骨折完全愈合后取出。对于手法复位外固定患者，如出现下列情况需随时复查：骨折处疼痛加剧，患肢麻木，手指颜色改变，温度低于或高于正常等。

（蒋小兵）

# 第六节　桡骨远端骨折

桡骨远端骨折指发生在桡骨远端，距关节面3cm以内的骨折。临床上最常见，占全身骨折的6.7%～11%，占腕部骨折的第一位，多见于老年人，尤其是女性。

## 一、临床表现

1. 症状　伤后腕关节局部疼痛和皮下瘀斑、肿胀、功能障碍。

2. 体征　患侧腕部压痛明显，腕关节活动受限。伸直型骨折由于远折端向背侧移位，从侧面看腕关节呈"银叉"畸形；又由于其远折端向桡侧移位，从正面看呈"枪刺样"畸形。屈曲型骨折者受伤后腕部出现下垂畸形。

## 二、辅助检查

X线片可见典型移位。伸直型骨折者可见骨折远端向背侧和桡侧移位；屈曲型骨折者可见骨折远端向掌侧和桡侧移位。由于屈曲型骨折与伸直型骨折移位方向相反，也称为反Colles骨折。骨折还可并发下尺桡关节损伤、尺骨茎突骨折和三角纤维软骨损伤。

## 三、治疗原则

1. 手法复位外固定　对伸直型骨折者，手法复位后在旋前、屈腕、尺偏位用超腕关节石膏绷带固定或小夹板固定 2 周。水肿消退后,在腕关节中立位改用前臂管型石膏或继续用小夹板固定。屈曲型骨折的处理原则基本相同,复位手法相反。

2. 切开复位内固定　严重粉碎性骨折移位明显、手法复位失败或复位后外固定不能维持复位者,可行切开复位,用松质骨螺钉、T 形钢板或钢针固定。

# 四、护理评估

1. 健康史　评估患者,尤其是中老年妇女,是否有跌倒摔伤史。了解受伤时的姿势,跌倒时是手掌撑地还是手背着地,以便估计骨折的类型。

2. 身体状况

(1) 一般状况:评估循环、营养、感觉、排泄和精神状况。

(2) 肢体局部情况:望诊:腕关节是否肿胀,前臂旋前时,是否有"餐叉样"或"枪刺刀样"畸形。触诊:在腕背的伸肌腱下是否可触及远折段尖端,在腕掌屈肌腱下是否可触及近折段尖端,早期是否有血管扩张所致的皮温升高、水肿、多汗。晚期是否有血管收缩所致的皮温低、汗毛脱落、手指僵硬,以判断是否发生 Sudeck 萎缩。量诊:患肢前臂是否较健侧缩短,腕部是否较对侧增宽。

# 五、护理诊断

有外周神经血管功能障碍的危险:与骨和软组织损伤、外固定不当有关。

# 六、护理措施

1. 非手术治疗及术前护理

(1) 心理护理:因骨折固定而限制了手的活动,给生活带来不便,易产生焦虑和烦躁心理。应主动关心、体贴他们,帮助其完成部分自理活动。

(2) 饮食护理:宜进食高蛋白、高热量、含钙丰富的、易消化的食物,多饮水、多食蔬菜和水果,防止便秘。

(3) 维持有效的固定:夹板和石膏固定松紧应适宜,特别是肿胀高峰期和消退后,应随时加以调整。过紧,将影响患肢的血液循环;过松,达不到固定的作用。维持远端骨折段掌屈尺偏位,患肢抬高,减轻肿胀。

(4) 预防急性骨萎缩:Sudeck 萎缩的典型症状是疼痛和血管舒缩紊乱所致的皮肤改变,晚期可致手指肿胀,关节僵硬。一旦发生,治疗十分困难,应以预防为主。骨折后,早期应抬高患肢,加强功能锻炼。当出现疼痛、皮温升高或降低、多汗或脱毛等症状时,可进行对症处理,同时加强皮肤护理,防止溃疡形成。还可做理疗,必要时进行交感神经封闭。

(5) 功能锻炼:复位固定早期即应进行手指屈伸和握拳活动及肩、肘关节活动。由于远端骨折段常向背侧和桡侧移位,因此,2 周内禁忌做腕背伸和桡侧偏斜活动,以防复位的骨折端再移位。2～3 周行功能位固定后,进行腕关节背伸和桡侧偏斜及前臂旋转活动。4～6 周全部固定解除后,可做腕关节屈、伸、旋转及尺、桡侧偏斜活动。

2. 术后护理

(1) 体位与固定:患肢前臂石膏托固定,平卧时以枕垫起;离床活动时用三角巾或前臂吊带悬挂于胸前。

(2) 观察伤口及患肢的血运情况。

(3) 加强功能锻炼:早、中期手术当日或手术后次日,做肩部悬吊位摆动练习。术后 2～3 日后做肩、肘关节主动运动,手指屈伸、对指、对掌主动练习,逐日增加动作幅度及强度。术后第 2～3 周,做手握拳屈腕肌静力收缩练习。术后第 3 周增加屈指、对指、对掌的抗阻练习,捏橡皮泥或拉橡皮筋。晚期开始腕部的屈、伸主动练习,腕屈曲抗阻练习。3～4 日后增加前臂旋前、旋后练习,两手相对进行腕关节屈伸练习,手掌平放于桌面向下用力,做腕关节背伸抗阻练习。1 周后增加前臂旋转抗阻练习和腕背伸牵引。10 日后增加前臂旋前牵引。2 周后增加前臂旋后牵引。

# 七、健康教育

1. 向患者介绍疾病相关知识　桡骨下端为骨松质，血供丰富，骨折愈合快。但 Colles 骨折靠近腕关节，愈合不好易影响腕关节的功能，应给予重视。

2. 做好心理安慰　因骨折后固定而限制了手的活动，造成自理能力缺陷，给患者造成很大压力，特别是中老年妇女更易产生焦虑和烦躁心理。应体谅患者的心情，通过各种方法帮助患者完成部分和全部自理活动。

3. 做好饮食调养　多食高蛋白、高热量、含钙丰富、易消化的饮食，多食蔬菜、水果。

4. 向患者介绍功能锻炼的方法及注意点　积极进行手指及肩、肘关节活动的锻炼。由于远侧骨折段常向背侧和桡侧移位，因此，2 周内不做腕背伸和桡偏活动，以防止复位的骨折端再移位，2 周后进行腕关节活动，并逐渐做前臂旋转活动。

5. 注意休息与体位　石膏固定的患者，卧位时将患肢垫高，以利静脉和淋巴回流；离床活动时用三角巾或前臂吊带将患肢悬挂于胸前，勿下垂和随步行而甩动，以免造成复位的骨折再移动。

6. 出院健康教育

（1）保持正确的体位，维持有效的固定。

（2）严格按锻炼计划进行功能锻炼。

（3）复查指征和时间：当固定的肢体皮肤发绀或苍白、感觉过敏或消退、肿胀和麻木等，立即来院就诊。如患者的石膏固定是维持在掌屈尺偏位，则自固定之日算起，2～3 周来复诊，更换石膏托固定于功能位，再过 2～3 周拆除石膏。骨折后 1 个月、3 个月、6 个月来医院复查 X 线片，了解骨折愈合情况，以便早期发现异常及时调整石膏固定，避免畸形愈合。

（李淑君）

# 第七节　下肢骨折概述

常见的下肢骨折包括：股骨颈骨折、股骨粗隆间骨折、股骨干骨折、胫骨平台骨折、胫腓骨骨折、踝关节骨折及足部骨折。

# 一、护理评估

1. 术前评估

（1）健康史：评估患者的年龄、受伤经过。既往有无骨骼病变，如肿瘤、炎症等；有无骨折、外伤史。

（2）身体状况

1）局部：骨折的类型及局部体征和患肢功能状况；患肢的外固定装置是否有效、夹板的松紧度是否适宜、石膏有无断裂；骨突部皮肤组织有无红肿、破溃；有无胶布过敏反应；骨牵引针处有无红肿及渗出等。

2）全身：生命体征是否平稳，有无合并其他部位损伤或并发症。

（3）心理－社会状况：评估患者及其家属对骨折的心理反应、认知状况，评估其对骨折复位后康复知识的了解及支持程度。

2. 术后评估

（1）手术情况：麻醉和手术的方式、术中补液、输血情况等。

（2）康复状况：包括生命体征、引流状况、伤口愈合及功能恢复程度；有无并发症的发生。

（3）心理和认知状况：患者和家属对术后康复治疗的配合、活动及康复锻炼相关知识的了解程度及心理反应等。

## 二、护理措施

1. 下肢骨折夹板石膏固定护理　整复完毕后，将患肢放置在正确的位置，适当抬高患肢，用沙袋固定左右，防止因患肢重力而致骨折移位，石膏干硬后才能搬动患者，要保持石膏清洁，并随时观察绷带的松紧程度，一般在固定后4天内，可能肢体肿胀加剧，或石膏、夹板固定的松紧度不妥，导致血运不畅，应及时报告医生予以调整。

2. 下肢骨折牵引的护理

（1）皮牵引：多用于无移位骨折或儿童。牵引重量为体重的1/13~1/12。应注意观察胶布及绷带有无松散或脱落，观察有无胶布过敏。4岁以下儿童股骨骨折时，双腿悬吊牵引，臀部必须离开床面。

（2）骨牵引：在下肢骨折使用率最高，主要用于骨折的复位和维持复位的稳定。牵引重量约等于人体重量的1/7。牵引重量不可随意增减，骨折复位后重量要相应减少做维持牵引。牵引重量不够，骨折断端重叠，重量过重会造成骨折断端分离，骨不连续或骨折延迟愈合。

牵引过程中应指导和督促患者功能锻炼，防止肌肉萎缩，关节僵直。

## 三、健康教育

1. 营养指导　调整膳食结构，保证营养素的供给。

2. 功能锻炼　指导患者有计划和正确地进行功能锻炼（参见以下各种下肢骨折的功能锻炼），早期进行远端关节的功能锻炼，待快愈合时进行近端关节的功能锻炼。

3. 随访　遵医嘱定期复查，评估功能恢复情况。

（李淑君）

# 第八节　股骨颈骨折

股骨颈骨折是指股骨头下端至股骨颈基底部之间的骨折。多发生在中老年人，与骨质疏松导致的骨质量下降有关。患者的平均年龄在60岁以上，年龄越大，骨折愈合越困难。骨折部位常承受较大的剪力，骨折不愈合率较高，为10%~20%。由于股骨头血液供应的特殊性，骨折时易使主要供血来源阻断，不但影响骨折愈合，且有可能发生股骨头缺血坏死及塌陷的不良后果，发生率为20%~40%。

## 一、病因与分类

股骨颈骨折的发生常与骨质疏松导致骨质量下降有关，使患者在遭受轻微扭转暴力时即发生骨折。患者多在走路时滑倒，身体发生扭转倒地，间接暴力传导致股骨颈发生骨折。青少年股骨颈骨折较少见，常需较大暴力才会引起，且多为不稳定型。

1. 按骨折线部位分类　按骨折线部位可分为：①股骨头下骨折；②经股骨颈骨折；③股骨颈基底骨折。前两者属于关节囊内骨折，由于股骨头的血液供应大部分中断，因而骨折不易愈合和易造成股骨头缺血坏死。基底骨折由于两骨折端的血液循环良好而较易愈合。

2. 按X线表现分类

（1）内收骨折：远端骨折线与两侧髂嵴连线的夹角（Pauwels角）大于50°。由于骨折面接触较少，容易再移位，故属于不稳定性骨折。

（2）外展骨折：远端骨折线与两侧髂嵴连线的夹角小于30°。由于骨折面接触多，不容易再移位，故属于稳定性骨折。

3. 按移位程度分类　常采用Garden分型，可分为：

（1）不完全骨折。

（2）完全骨折但不移位。

（3）完全骨折，部分移位且股骨头与股骨颈有接触。

（4）完全移位的骨折。

## 二、临床表现

1. 症状　中老年人有摔倒受伤史，伤后感髋部疼痛，下肢活动受限，不能站立和行走。嵌插骨折患者受伤后仍能行走，但数日后髋部疼痛逐渐加重，活动后更痛，甚至完全不能行走，提示可能由受伤时的稳定骨折发展为不稳定骨折。

2. 体征　患肢缩短，出现外旋畸形，一般在 45°~60°。患侧大转子突出，局部压痛和轴向叩击痛。患者较少出现髋部肿胀和瘀斑。

## 三、辅助检查

髋部正侧位 X 线片可明确骨折的部位、类型、移位情况，是选择治疗方法的重要依据。

## 四、治疗原则

1. 非手术治疗　无明显移位的骨折、外展型或嵌插型等稳定性骨折者，年龄过大、全身情况差或并发有严重心、肺、肾、肝等功能障碍者，可选择非手术治疗。患者可穿防旋鞋，下肢 30° 外展中立位皮肤牵引，卧床 6~8 周。对全身情况很差的高龄患者应以挽救生命和治疗并发症为主，骨折可不进行特殊治疗。尽管可能发生骨折不愈合，但患者仍能扶拐行走。

2. 手术治疗　对内收型骨折和有移位的骨折，65 岁以上老年人的股骨头下型骨折、青少年股骨颈骨折、股骨颈陈旧骨折不愈合以及影响功能的畸形愈合等，应采用手术治疗。

（1）闭合复位内固定：对所有类型股骨颈骨折患者均可进行闭合复位内固定术。闭合复位成功后，在股骨外侧打入多根空心加压螺钉内固定或动力髋钉板固定。

（2）切开复位内固定：：对闭合复位困难或复位失败者可行切开复位内固定术。经切口在直视下复位，用加压螺钉。

（3）人工关节置换术：对全身情况尚好的高龄患者股骨头下型骨折，已并发骨关节炎或股骨头坏死者，可选择单纯人工股骨头置换术或全髋关节置换术。

## 五、护理评估

1. 健康史

（1）评估患者受伤的原因、时间；受伤的姿势；外力的方式、性质；骨折的轻重程度。

（2）评估患者受伤时的身体状况及病情发展情况。

（3）了解伤后急救处理措施。

2. 身体状况

（1）评估患者全身情况：评估意识、体温、脉搏、呼吸、血压等情况。观察有无休克和其他损伤。

（2）评估患者局部情况。

（3）评估牵引、石膏固定或夹板固定是否有效，观察有无胶布过敏反应、针眼感染、压疮、石膏变形或断裂，夹板或石膏固定的松紧度是否适宜等情况。

（4）评估患者自理能力、患肢活动范围及功能锻炼情况。

（5）评估开放性骨折或手术伤口有无出血、感染征象。

3. 心理 - 社会状况　由于损伤发生突然，给患者造成的痛苦大，而且病程时间长，并发症多，就需要患者及家属积极配合治疗。因此应评估患者的心理状况，了解患者及家属对疾病、治疗及预后的认知程度，家庭的经济承受能力，对患者的支持态度及其他的社会支持系统情况。

## 六、护理诊断

1. 有体液不足的危险　与创伤后出血有关。

2. 疼痛　与损伤、牵引有关。

3. 有周围组织灌注异常的危险　与神经血管损伤有关。

4. 有感染的危险　与损伤有关。

5. 躯体移动障碍　与骨折脱位、制动、固定有关。

6. 潜在并发症　脂肪栓塞综合征、骨筋膜室综合征、关节僵硬等。

7. 知识缺乏　缺乏康复锻炼知识。

8. 焦虑　与担忧骨折预后有关。

# 七、护理措施

1. 体位护理　向患者及家属说明保持正确体位是治疗骨折的重要措施之一，以取得配合。平卧硬板床，患肢取外展 30° 中立位，脚穿"丁"字鞋，限制外旋。在两大腿之间放一个枕头，防止患肢内收。

2. 密切观察病情变化

（1）老年人生理功能退化，由于创伤的刺激，可诱发或加重心脏病、高血压、糖尿病，发生脑血管意外，所以应多巡视，尤其是夜间。若患者出现头痛、头晕、四肢麻木、表情异常、健肢活动障碍、心前区疼痛、脉搏细速、血压下降等症状，及时报告医生紧急处理。

（2）观察患肢血液循环的变化，包括患肢的颜色、温度、肿胀程度、感觉等，如发现患肢苍白、湿冷、发绀、疼痛、感觉减退及麻木，立即通知医生。

3. 基础护理　协助患者洗漱、进食及排泄等，指导并鼓励患者做些力所能及的自理活动。

4. 饮食护理　给予高蛋白、高维生素、高钙及粗纤维饮食。

5. 维持有效牵引　患肢做皮牵引或骨牵引时，应使患肢与牵引力在同一轴线上，勿将被子压在绳索或患脚上，牵引重量为体重的 1/7；不能随意增减重量，牵引时间 8 ~ 12 周。有时牵引 5 ~ 7 天，使局部肌肉放松，为内固定手术做准备。

6. 功能锻炼及活动时间

（1）非手术治疗的患者：早期在床上做扩胸运动，患肢股四头肌等长收缩活动，踝关节的背屈、跖屈运动和足趾的屈、伸运动。肌肉收缩推动髌骨时，如固定不动，说明锻炼方法正确。牵引 4 ~ 6 周后，可以去掉牵引做直腿抬高运动，练习 7 ~ 10 天后，如果下肢肌力良好，3 个月后可扶拐杖下地行走，6 个月后，可弃拐杖行走。

（2）内固定术后，一般不需要外固定。疼痛消失后，即可在床上做下肢股四头肌的等长收缩运动，髋关节及膝关节的主动屈、伸运动。2 天后可扶患者床上坐起；5 ~ 7 天后，可坐轮椅下床活动；3 ~ 4 周后扶双拐下地，患肢不负重行走；3 个月后患肢稍负重；6 个月后可完全负重行走。

（3）植骨术后 4 周内必须平卧，禁止坐起和下床活动，以防髋关节活动过大造成移植的骨瓣脱落。4 ~ 6 周后可逐渐坐起、下床扶拐站立、不负重行走，3 个月后可负重行走。

（4）截骨术改变了下肢负重力线，增宽了负重面。术后以长腿石膏固定，早期不负重，8 ~ 10 周后，带石膏扶拐下地行走时，用一根长带兜住石膏腿挂在颈部，以免石膏下坠造成移位。12 周弃拐行走。

（5）人工股骨头置换术或全髋关节置换术

1）搬动患者时需将髋关节及患肢整个托起。指导患者使用牵引架上拉手抬起臀部，患肢保持水平位。防止内收及屈髋大于 90°，避免造成髋关节脱位。

2）鼓励患者早期床上功能锻炼。疼痛消失后，在床上练习股四头肌及臀肌的收缩运动，足的背屈、跖屈运动等，以增强髋关节周围肌肉的力量，以固定股骨头。2 周左右可扶拐下地行走，患肢不负重；6 周后可弃拐负重行走。

7. 并发症的观察与护理

（1）预防坠积性肺炎：教会患者正确的咳痰方法，鼓励自行排痰；卧床患者每 2 ~ 3 小时翻身叩背

1 次刺激患者将痰咳出；对张口呼吸者用 2 ~ 3 层湿纱布盖于口鼻部以湿润空气；借助吊环行引体向上练习，预防坠积性肺炎；对低效咳痰者每 2 ~ 3 小时给予翻身、叩背，刺激咳痰；痰液黏稠者给予雾化吸入，以稀释痰液。注意保暖，避免受凉。

（2）预防心脑血管意外及应激性溃疡：多巡视，尤其在夜间。若患者出现头痛、头晕、四肢麻木、表情异常（如口角偏斜）、健侧肢体活动障碍；心前区不适和疼痛、脉搏细速、血压下降；腹部不适、呕血、便血等症状，应及时报告医生紧急处理。

（3）预防深静脉血栓：肢体肿胀程度、肤色、温度、浅静脉充盈情况及感觉可反应下肢静脉回流情况；将患肢抬高 20° ~ 25°，避免患肢受压，尤其是避免腘窝受压，避免过度屈髋，以促进静脉回流；认真听取患者主诉，严密观察以上指标，必要时测双下肢同一平面周径，发现异常及时汇报、及时处理。

（4）预防压疮：年老体弱、长期卧床的患者，要特别注意受压部位皮肤，给予气垫床或垫海绵垫，同时教会患者引体向上练习方法预防压疮发生。

（5）预防泌尿系感染：指导患者每天饮水 1 500mL 以上。不能进食者，及时行肠外补充。定时清洗外阴、肛门，鼓励患者多饮水增加排泄，达到预防感染的目的。

（6）预防意外伤害：老年患者创伤后，有时出现精神障碍，护士应对每位患者进行评估，如有创伤性精神障碍发生者，应及时给予保护性措施，如加双侧床档和应用约束带等，防止坠床，意外拔管等。24 小时不间断看护。躁动严重者，遵医嘱给予药物治疗。

# 八、健康教育

1. 饮食调养　多进食含钙质的食物，防止骨质疏松，但应控制体重增加。

2. 活动安排　避免增加关节负荷量，如长时间站或坐、长途旅行、跑步、爬山等。

3. 日常生活　注意不坐矮凳或软沙发，不跷"二郎腿"，不盘腿，禁止蹲位，不侧身弯腰或过度前弯腰。下床方法：先移身体至健侧床边，健侧先离床并使足部着地，患肢外展屈髋小于 45°，由他人协助抬起上身，使患肢离床并使足部着地，再扶住助行器站立。上楼梯时，健肢先上，拐随其后或同时跟进。下楼梯时，拐先下，患肢随后，健肢最后，屈髋角度避免大于 90°。洗澡用淋浴不可用浴缸；如厕用坐便器不用蹲式。患者翻身两腿间应夹一个枕头，取物、下床的动作应避免内收屈髋。

4. 保守治疗

（1）患者可睡普通硬板床，患肢行皮牵引或骨牵引，保持外展中立位，限制外旋，勿将盖被压在绳索上，保持牵引有效。

（2）牵引时间 8 ~ 12 周，在牵引期间，应鼓励患者及早进行功能锻炼.患肢要积极训练股四头肌等长收缩活动，可推动髌骨，如固定不动说明方法正确。

（3）牵引 4 ~ 6 周后，可以去掉牵引在床上锻炼活动患肢。练习抬腿，锻炼股四头肌的活动。练习 7 ~ 10 天后，如果下肢肌力良好即可下地拄双拐行走，但患肢不负重，待 X 线摄片显示骨折完全愈合后，才能弃拐负重，一般需 3 ~ 4 个月。

5. 手术治疗

（1）术后第 1 天即可进行患肢的股四头肌收缩锻炼和踝泵运动，可以进行由上至下的肌肉按摩，以防止关节僵硬及静脉血栓。

（2）髋关节置换术后第 2 天可进行双下肢的股四头肌收缩锻炼及踝泵运动，每日 3 组，每组 20 次。

6. 功能锻炼

（1）术后 6 ~ 8 周内屈髋不应超过 90°，且以卧、站或行走为主，坐的时间尽量缩短。可以进行直腿抬高、髋关节的伸展及外展练习、单腿平衡站立练习，直至术侧下肢能单腿站立。

（2）患者使用助行器行走 6 周后再改为单拐或手杖辅助行走 4 周，然后逐渐弃拐行走。

7. 预防感染　关节局部出现红、肿、痛及不适，应及时复诊。

8. 随时复诊　遵医嘱定期复查，完全康复后，每年复诊 1 次。

（李淑君）

# 第九节 股骨干骨折

股骨干骨折是指转子下 2～5cm 的股骨骨折。青壮年和儿童常见，约占全身骨折的 6%。多由强大的直接暴力或间接暴力造成，直接暴力包括车辆撞击、机器挤压、重物击伤及火器伤等，引起股骨横断或粉碎性骨折；间接暴力多是高处跌下，产伤等所产生的杠杆作用及扭曲作用所致，常引起股骨的斜形或螺旋骨折。

## 一、病因与分类

股骨是人体最粗、最长、承受应力最大的管状骨，遭受强大暴力才能发生股骨干骨折，同时也使骨折后的愈合与重塑时间延长。直接暴力容易引起股骨干的横形或粉碎性骨折，同时有广泛软组织损伤；间接暴力常导致股骨干斜形或螺旋形骨折，周围软组织损伤较轻。

1. 股骨上 1/3 骨折　由于髂腰肌、臀中小肌和外旋肌的牵拉，使近折端向前、外及外旋方向移位；远折端则由于内收肌的牵拉而向内、后方向移位；由于股四头肌、阔筋膜张肌及内收肌的共同作用而有缩短畸形。

2. 股骨中 1/3 骨折　由于内收肌群的牵拉，可使骨折向外成角。

3. 股骨下 1/3 骨折　远折端由于腓肠肌的牵拉以及肢体的重力作用而向后方移位，压迫或损伤腘动脉、腘静脉、胫神经或腓总神经；又由于股前、外、内的肌肉牵拉的合力，使近折端向前上移位，形成短缩畸形。

股骨干骨折移位的方向除受肌肉牵拉影响外，还与暴力作用的方向和大小、肢体位置、急救搬运等多种因素有关。

## 二、临床表现

1. 症状　受伤后患肢疼痛、肿胀，远端肢体异常扭曲，不能站立和行走。

2. 体征　患肢明显畸形，可出现反常活动、骨擦音。单一股骨干骨折因失血量较多，可能出现休克前期表现；若并发多处骨折，或双侧股骨干骨折，发生休克的可能性很大，甚至可以出现休克表现。若骨折损伤腘动脉、腘静脉、胫神经或腓总神经，可出现远端肢体相应的血液循环、感觉和运动功能障碍。

## 三、辅助检查

1. X 线片　髋、膝关节的股骨全长正、侧位 X 线片可明确诊断并排除股骨颈骨折。

2. 血管造影　如末梢循环障碍，应考虑血管损伤的可能，必要时做血管造影。

## 四、治疗原则

1. 非手术治疗

（1）皮牵引：儿童股骨干骨折多采用手法复位、小夹板固定，皮肤牵引维持方法治疗。3 岁以下儿童则采用垂直悬吊皮肤牵引，即将双下肢向上悬吊，牵引重量应使臀部离开床面有患儿 1 拳大小的距离。

（2）骨牵引：成人股骨干骨折闭合复位后，可采用 Braun 架固定持续牵引，或 Thomas 架平衡持续牵引，一般需持续牵引 8～10 周。近几年也有采用手法复位、外固定器固定方法治疗。

2. 手术治疗　非手术疗法失败、多处骨折、并发神经血管损伤、老年人不宜长期卧床者、陈旧骨折不愈合或有功能障碍的畸形愈合等患者，可行切开复位内固定。加压钢板螺钉内固定是较常用的方法，带锁髓内钉固定是近几年出现的固定新方法。

# 五、护理评估

1. 健康史

（1）评估患者受伤的原因、时间；受伤的姿势；外力的方式、性质；骨折的轻重程度。

（2）评估患者受伤时的身体状况及病情发展情况。

（3）了解伤后急救处理措施。

2. 身体状况

（1）评估患者全身情况：评估意识、体温、脉搏、呼吸、血压等情况。观察有无休克和其他损伤。

（2）评估患者局部情况。

（3）评估牵引、石膏固定或夹板固定是否有效，观察有无胶布过敏反应、针眼感染、压疮、石膏变形或断裂，夹板或石膏固定的松紧度是否适宜等情况。

（4）评估患者自理能力、患肢活动范围及功能锻炼情况。

（5）评估开放性骨折或手术伤口有无出血、感染征象。

3. 心理－社会状况　由于损伤发生突然，给患者造成的痛苦大，而且患病时间长，并发症多，就需要患者及家属积极配合治疗。因此应评估患者的心理状况，了解患者及家属对疾病、治疗及预后的认知程度，家庭的经济承受能力，对患者的支持态度及其他的社会支持系统情况。

# 六、护理诊断

1. 有体液不足的危险　与创伤后出血有关。

2. 疼痛　与损伤、牵引有关。

3. 有周围组织灌注异常的危险　与神经血管损伤有关。

4. 有感染的危险　与损伤有关。

5. 躯体移动障碍　与骨折脱位、制动、固定有关。

6. 潜在并发症　脂肪栓塞综合征、骨筋膜室综合征、关节僵硬等。

7. 知识缺乏　缺乏康复锻炼知识。

8. 焦虑　与担忧骨折预后有关。

# 七、护理措施

1. 非手术治疗及术前护理

（1）心理护理：由于股骨干骨折多由强大的暴力所致，骨折时常伴有严重软组织损伤，大量出血、内脏损伤、颅脑损伤等可危及生命安全，患者多恐惧不安，应稳定患者的情绪，配合医生采取有效的抢救措施。

（2）饮食护理：高蛋白、高钙、高维生素饮食，需急诊手术者则禁食。

（3）体位护理：抬高患肢。

（4）病情观察

1）全身情况：包括神志、瞳孔、脉搏、呼吸、腹部情况以及失血征象。创伤初期应警惕颅脑、内脏损伤及休克发生。

2）肢体情况：观察患肢末梢血液循环、感觉和运动情况，尤其对于股骨下 1/3 骨折的患者，应注意有无刺伤或压迫腘动脉、静脉和神经征象。

（5）急救的护理：股骨干骨折的同时常伴有严重的软组织损伤、大量出血、内脏损伤等，常可危及生命。应详细了解健康史，进行必要的检查，全面了解病情，有的放矢地护理。创伤早期应注意有无颅脑、内脏损伤及休克的发生并详细记录；密切观察患者的神志、瞳孔、呼吸、血压、腹部症状和体征，发现异常情况立即通知医生并做出相应处理。

（6）小儿悬吊牵引的护理

1）小儿垂直悬吊牵引时应经常检查两足的血液循环和感觉有无异常，以防止并发症，因为牵引带容易向上移动而压迫腘窝处血管，严重时可产生小腿的缺血性挛缩；压迫足踝部，可出现皮肤破损、溃疡。因此，要密切观察被牵引肢体的血运，经常触摸患儿足部的温度及足背动脉的搏动，观察足趾的颜色，注意倾听小儿主诉，遇到小儿无故哭闹时要仔细查找原因，调整牵引带，预防血液循环障碍及皮肤破损。

2）悬吊牵引时臀部必须离开床面，以产生反牵引力。

3）两腿的牵引重量要相等，一般用 3~4kg 的重量牵引。

（7）成人骨牵引的护理

1）保持牵引有效效能：不能随意增减牵引重量，以免导致过度牵引或达不到牵引效果。在牵引过程中，要定时测量肢体长度和进行床旁 X 线检查，了解牵引重量是否合适。

2）定期测量下肢的长度和力线，以免造成过度牵引和骨端旋转。

3）注意骨牵引针是否有移位。若有移动，应消毒后调整，针眼处应每日用酒精消毒，针孔处形成血痂严禁去除。

4）随时注意肢端血液循环：包括皮肤颜色、皮肤温度、足背动脉搏动、毛细血管充盈情况、足趾活动情况以及患者的主诉，如有疼痛、麻木的感觉等，及时报告医生并做相应处理。

5）预防腓总神经损伤：在膝外侧腓骨头处垫以纱布或棉垫，防止腓总神经受压；经常检查足背伸肌的功能，询问患者有无异常感觉，以便及时处理。

6）因长期卧床，骶尾部易受压而发生压疮。应在受压部位垫以气圈、水波垫，定时按摩受压部位皮肤。保持床铺干燥、清洁，排尿、排便后会阴要擦洗干净。鼓励患者利用牵引架拉手抬起身体，使局部减轻压力。足跟要悬空，不可使托马斯带压迫足跟或跟腱，避免出现压疮。

（8）指导、督促患者进行功能锻炼

1）伤后 1~2 周内应练习患肢股四头肌等长收缩；同时被动活动髌骨（左右推动髌骨）；还应练习踝关节和足部其他小关节，乃至全身其他关节活动。

2）第 3 周健足踩床，双手撑床或吊架抬臀练习髋、膝关节活动，防止股间肌和膝关节粘连。

2. 术后护理

（1）饮食护理：鼓励进食促进骨折愈合的饮食，如排骨汤、牛奶、鸡蛋等。

（2）体位护理：抬高患肢。

（3）病情观察：监测生命体征、患肢及伤口局部情况。

（4）功能锻炼：方法参见术前。

# 八、健康教育

1. 体位　股骨中段以上骨折患者下床活动时，应始终保持患肢的外展位，以免因负重和内收肌的作用而发生继发性向外成角突起畸形。

2. 术后功能康复锻炼　耐心宣教术后功能康复的重要性，解除患者焦虑心理，增强患者信心，积极配合治疗。

（1）术后第 2 天开始股四头肌收缩锻炼、踝泵运动，促进肢体血液循环，有利于患肢消肿及预防下肢静脉血栓。

（2）术后第 3 天练习深呼吸，利用吊环抬起上半身，以锻炼上肢肌肉和扩胸运动，预防肺部感染；练习伸直膝关节，但膝关节屈曲应遵医嘱执行。

（3）术后 1 周可练习下地站立，逐步进行扶拐行走，患肢由不负重到一部分负重，最后全负重。由于股骨干骨折的愈合及重塑时间延长，因此需较长时间扶拐锻炼。扶拐方法的正确与否与发生继发性畸形、再损伤，甚至臂丛神经损伤等有密切关系。因此，应教会患者正确使用双拐。

3. 保守治疗康复锻炼

（1）行牵引治疗期间，指导患者进行股四头肌收缩锻炼及踝泵运动，20~30 次/组，3 组/日。

（2）去除牵引后，在床上全面锻炼膝关节和肌肉再下地行走，开始时患肢不能负重，需拄拐并注意保护以防跌伤，待适应下地行走后，再逐渐负重。

4. 出院指导

（1）生活规律，心情愉快，保证睡眠。

（2）避免感冒，室内经常通风换气，保持空气清新。

（3）鼓励患者进食高蛋白、高热量、高维生素饮食，多食粗纤维食物，避免大便秘结。指导患者多食含钙高的食物，如牛奶、海米、虾皮等以促进骨折愈合。

（4）出院 1 个月后复查。2~3 个月后行 X 线片复查。若骨折已骨性愈合，可酌情使用单拐而后弃拐行走。

（李淑君）

# 参考文献

［1］姚景鹏，吴瑛，陈垦．内科护理学．北京：北京大学医学出版社，2015.

［2］李娟．临床内科护理学．西安：西安交通大学出版社，2014.

［3］孟共林，李兵，金立军．内科护理学．北京：北京大学医学出版社，2016.

［4］赵艳伟．呼吸内科护理工作指南．北京：人民卫生出版社，2016.

［5］丁淑贞．心内科护理学．北京：中国协和医科大学出版社，2015.

［6］潘瑞红．专科护理技术操作规范．武汉：华中科技大学出版社，2016.

［7］游桂英，方进博．心血管内科护理手册．北京：科学出版社，2015.

［8］王爱平．现代临床护理学．北京：人民卫生出版社，2015.

［9］侯桂华，霍勇．心血管介入治疗护理实用技术．第2版．北京：北京大学医学出版社，2017.

［10］张铭光，杨小莉，唐承薇，等．消化内科护理手册．第2版．北京：科学出版社，2015.

［11］刁永书，文艳秋，陈林，等．肾脏内科护理手册．第2版．北京：科学出版社，2016.

［12］唐英姿，左右清．外科护理．上海：上海第二军医大学出版社，2016.

［13］强万敏，姜永亲．肿瘤护理学．天津：天津科技翻译出版公司，2016.

［14］郎红娟，侯芳．神经外科专科护士实用手册．北京：化学工业出版社，2016.

［15］龚仁蓉，张尔永，白阳静．胸心血管外科护理手册．北京：科学出版社，2016.

［16］李卡，许瑞华，龚姝．普外科护理手册．北京：科学出版社，2015.

［17］褚秀美，祝凯，魏丽丽．胸外科临床护理手册．北京：人民卫生出版社，2015.

［18］李俊华，曹文元．成人护理（上册）——内外科护理．北京：人民卫生出版社，2015.

［19］宁宁，朱红，陈佳丽．骨科护理手册．北京：科学出版社，2015.

［20］许蕊凤．实用骨科护理技术．北京：人民军医出版社，2015.

［21］刘梦清，余尚昆．外科护理学．北京：科学出版社，2016.